腎臓病薬物療法の知識・理論を
臨床に結びつけるトレーニング

腎薬ドリル

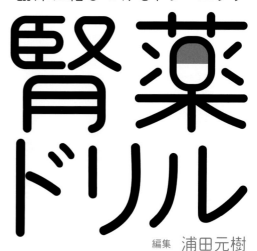

編集　浦田元樹

大野記念病院薬剤部 副部長

関西腎と薬剤研究会 会長

企画協力　関西腎と薬剤研究会

じほう

推薦のことば

現在，全国に27カ所ある「腎と薬剤研究会」のなかで，1999年に設立された元祖・関西腎薬の若手メンバーの一人ひとりが，驚くほど成長し，この「腎薬ドリル」が出版されることとなった。関西腎薬の現会長は，40歳を過ぎたばかりの浦田元樹先生で，執筆者16名も皆若い（と思う）。本書は，「ドリル」の名のとおり，極めて臨床的な問題をこなすことで，実践的なトレーニングが可能となり，薬剤師としての能力を伸ばすことができる。臨床所見は，単に薬歴だけでは解決できないさまざまな要因・背景を含むため，実践編での正解は必ずしも一つにならないことがある。そう，臨床では完全な正解などない。現時点でのベストに近い正解に導いてくれる。また，執筆者の個性，薬剤師の気づきによって踏み込み方が異なる点で，多様性が興味深い。

本書の魅力は，ドリルよりも症例にあるとみた。執筆者が全員病院薬剤師だからこそできる症例の詳細が何ともありがたいのだ。薬歴だけでなく，詳細な病歴や家族歴，飲酒・喫煙，身体所見，検査値，臨床経過などの豊富な情報が満載なので，保険薬局薬剤師にとっても学び甲斐のある宝物になるであろう。そして解説は，簡潔・明快でわかりやすい。基礎編・実践編を補完するコラムは，最新情報をしっかりと身につけられる，読み応えのあるもので，これらのレベルは極めて高いこともつけ加えておこう。

腎臓病薬物療法において，日常臨床で疑問を感じたなら，難しい書物で調べる前に本書を開けばよいのだ。そして本書をすべて読んだ人は，初心者・初級者からいっきに中級者の入り口に立てると実感するだろう。もちろん，認定薬剤師の受験を目指している方にもおすすめだ。平田は，いままでにいろいろな書物の推薦文を書いてきたが，若い未知のメンバーによって書かれた本書を本当に気に入った。若い薬剤師たちが本書に感化され，CKD患者や高齢者の薬物適正使用が飛躍的に向上することを期待したい。もちろんベテラン薬剤師にとっても有用なことはいうまでもない。

I&H株式会社学術研修部

平田　純生

序

　腎臓病薬物療法の知識は，薬剤師が腎機能を考慮した薬物投与設計や薬剤性腎障害の回避などを支援するために不可欠です。成書を読めば，薬物動態の基礎から患者背景に応じた投与設計の方法まで，一通り必要な理論を学ぶことができます。さらに，各種ガイドラインを読めば，標準的な薬物療法や留意点を知ることもできます。しかしながら，このような知識を実際の症例にどのように使えばいいのか，判断に悩むこともあるのではないでしょうか。

　そこで，本書は，症例を用いて問題解決型学習を志向したドリルとしました。まずは，「基礎編」として，初学者でも取り組みやすいように典型的な症例での思考過程を通して，腎臓病薬物療法の理論を整理し，学習することを目指しました。続けて，「実践編」として，実臨床で遭遇するようなさまざまな要素が絡まった少し複雑な症例での思考過程を通して，理論の復習を行い，陥りやすいpitfall（落とし穴）や介入のTips（コツ）を学び，実臨床での妥当な判断や視点への気づきとしてもらうことを目指しました。

　本書の企画には，関西腎と薬剤研究会の先生方にご協力を頂きました。関西腎と薬剤研究会は，1999年に平田純生先生と木村健先生を発起人として設立された日本初の腎臓病薬物療法に特化した研究会です。その後，関西での取り組みは全国各地に広がり，そして日本腎臓病薬物療法学会へと発展しましたが，その約20年の間も，関西腎と薬剤研究会は先駆者として多くの先人たちのご尽力により，腎臓病薬物療法に関する研鑽を積んできました。その英知が，本書として結実しています。本書が，腎臓病薬物療法に携わる薬剤師の一助となり，適切な薬物療法の実践につながれば幸いです。

　最後に，ご多忙にもかかわらず，執筆や査読にご協力頂きました先生方に深謝申し上げます。

大野記念病院薬剤部 副部長
関西腎と薬剤研究会 会長

浦田　元樹

執筆者一覧

編　集

浦田　元樹　　大野記念病院薬剤部 副部長

　　　　　　　関西腎と薬剤研究会 会長

企画協力

関西腎と薬剤研究会

執筆者（執筆順）

浦田　元樹　　大野記念病院薬剤部

岡田　孝之　　西宮敬愛会病院薬剤部

植田　　徹　　JCHO大和郡山病院薬剤部

岩前瑠衣紗　　大阪暁明館病院薬剤科

浦嶋　和也　　JCHO星ヶ丘医療センター薬剤部

林　八恵子　　近江八幡市立総合医療センター薬剤部

増田　博也　　育和会記念病院薬剤部

的場　美香　　大阪はびきの医療センター薬局

森住　　誠　　大野記念病院薬剤部

角田　隆紀　　府中病院薬剤部

片岡　憲昭　　大阪医科薬科大学病院薬剤部

大橋　泰裕　　淡海医療センター薬剤部

岩川　真也　　大野記念病院薬剤部

吉田　拓弥　　白鷺病院薬剤科

高岸ひろみ　　井上病院薬剤科

中島　博美　　南奈良総合医療センター薬剤部

査読協力者

浦嶋　和也　　JCHO星ヶ丘医療センター薬剤部

小泉　祐一　　府中病院薬剤部

後藤　愛実　　大阪医科薬科大学病院薬剤部

酒井　孝征　　サカイ薬局

辻本　雅之　　京都薬科大学臨床薬学分野

古久保　拓　　白鷺病院薬剤科

山本　和宏　　神戸大学医学部附属病院薬剤部

腎薬ドリル
腎臓病薬物療法の知識・理論を臨床に結びつけるトレーニング

CONTENTS

Column

用語・略語一覧①

検査	略語	用語
生化学	TP	総タンパク
	Alb	アルブミン
	T-Bil	総ビリルビン
	AST	アスパラギン酸アミノトランスフェラーゼ
	ALT	アラニンアミノトランスフェラーゼ
	LD	乳酸デヒドロゲナーゼ
	γ-GTP	γ-グルタミルトランスフェラーゼ
	ALP	アルカリホスファターゼ
	TG	中性脂肪
	TC	総コレステロール
	HDL-C	HDL-コレステロール
	LDL-C	LDL-コレステロール
	UA	尿酸
	BUN	尿素窒素
	Cr	クレアチニン
	CysC	シスタチンC
	Na	ナトリウム
	K	カリウム
	Cl	クロール
	Ca	カルシウム
	P	リン
	CRP	C反応性タンパク
	FBG	空腹時血糖
	CBG	随時血糖
	HbA1c	ヘモグロビンA1c
	GA	グリコアルブミン
	FIRI	空腹時インスリン
	FCPR	空腹時C-ペプチド

検査	略語	用語
血液学	WBC	白血球数
	Neut	好中球
	Lymph	リンパ球
	Mono	単球
	Eosino	好酸球
	Baso	好塩基球
	RBC	赤血球数
	Hb	ヘモグロビン
	Ht	ヘマトクリット
	Plt	血小板
	PT-INR	プロトロンビン時間国際標準比

腎機能評価（eGFR/CCr）の計算

本書の問題にある腎機能評価の計算は，日本腎臓病薬物療法学会のホームページ（https://jsnp.org/egfr/）からも行うことができます。QRコードからアクセスしてみましょう。

用語・略語一覧②

略語	語句	用語
AKI	acute kidney injury	急性腎障害
ARC	augmented renal clearance	過大腎クリアランス
BI	Barthel Index	バーセルインデックス
BMI	Body Mass Index	ボディマス指数
CKD	chronic kidney disease	慢性腎臓病
CVD	cardiovascular disease	心血管疾患
DKD	diabetic kidney diseases	糖尿病性腎臓病
DKI	drug-induced kidney injury	薬剤性腎障害
eCCr	estimated creatinine clearance	推算クレアチニンクリアランス
eGFR	estimated glomerular filtration rate	推算糸球体濾過量
ESA	erythropoiesis stimulating agent	赤血球造血刺激因子製剤
Fe_{Na}	fractional excretion of sodium	ナトリウム排泄分画
GFR	glomerular filtration rate	糸球体濾過量
HD	hemodialysis	血液透析
HF	hemofiltration	血液濾過
IDMS	isotope dilution mass spectrometry	同位体希釈質量分析
MATE	multidrug and toxin extrusion protein	多剤・毒性化合物排泄タンパク質
MIC	minimum inhibitory concentration	最小発育阻止濃度
MMSE	Mini-Mental State Examination	ミニメンタルステート検査
MRSA	methicillin-resistant *Staphylococcus aureus*	メチシリン耐性黄色ブドウ球菌
OAT	organic anion transporter	有機アニオントランスポーター
OCT	organic cation transporter	有機カチオントランスポーター
PBR	protein binding rate	タンパク結合率
PK/PD	Pharmacokinetics/Pharmacodynamics	薬物動態学/薬力学
Q_B	quantity of blood flow	血液流量
Q_D	quantity of dialysate flow rate	透析液流量
RAS	renin-angiotensin system	レニン・アンジオテンシン系
SIRS	systemic inflammatory response syndrome	全身性炎症反応症候群

基礎編

Lesson 01〜09

典型的な症例問題で,
腎臓病薬物療法の
知識・理論を整理していきます。

Lesson 01 | 腎機能評価法の基本を学ぼう

今回の目標

☐ どのような腎機能評価法があるか理解する。
☐ 腎機能評価法に用いられる物質の特徴を理解する。

Case 1　健康診断で精密検査を指示された中年男性

患　者	48歳，男性
主　訴	なし
現病歴	会社の定期健康診断にて，昨年に引き続きCKD，高血圧，糖尿病，脂質異常症の可能性を指摘され，精密検査を指示された。
既往歴	アレルギー性鼻炎
家族歴	父：高血圧，糖尿病
飲酒・喫煙	飲酒：ビール大瓶1本/日，喫煙：なし
アレルギー・不耐性・薬物有害反応	ハウスダスト，スギ，ヒノキ，イネ，ブタクサ，ヨモギ

薬　歴
[1] レボセチリジン塩酸塩錠5mg　1回1錠　1日1回　就寝前
[2] フルチカゾンフランカルボン酸エステル点鼻液27.5μg　1回1噴霧　1日1回

身体所見	身長172cm，体重80.0kg，体表面積1.93m^2，腹囲89cm，BMI 27.0，血圧145/88mmHg
血液検査	TP 8.0g/dL, Alb 5.0g/dL, T-Bil 1.2mg/dL, AST 38U/L, ALT 45U/L, γ-GTP 105U/L, ALP 250U/L, LD 250U/L, TC 222mg/dL, TG 170mg/dL, HDL-C 38mg/dL, LDL-C 150mg/dL, FBG 128mg/dL, HbA1c 6.1%, UA 7.8mg/dL, CRP 0.2mg/dL, BUN 20mg/dL, Cr 1.3mg/dL, CysC 1.4mg/L, WBC 4,200/μL, RBC 450万/μL, Hb 16.2g/dL, Ht 42.0%, Plt 25.0万/μL
尿検査	尿蛋白（＋），潜血（－），尿糖（±）
臨床経過	かかりつけ医受診の結果，まずは，食事療法（節酒，減塩）および運動療法にて，体重を減量することとなった。

問1 （　）の中に入る適切な語句はどれか。

　（　①　）を点滴静注して算出する（　①　）クリアランスは，糸球体濾過量（GFR）を表すため，腎機能評価のgold standardとされる。（　①　）の溶解性は低いため調製に手間が必要であり，複数回の（　②　）をしなければならないなど，非常に煩雑な検査である。また，絶食や検査中の（　③　）など患者負担が大きい。

＜選択肢＞
ア．フェノールスルホンフタレイン，イ．イヌリン，ウ．点滴，エ．採血・採尿，オ．着座，カ．臥床

解答　①　　　　　　②　　　　　　③

問2 （　）の中に入る適切な語句はどれか。

　（　①　）の代替指標として，内因性物質である（　④　）が汎用される。（　④　）を用いた日本腎臓学会が作成した日本人のGFR推算式において，eGFRはCKDの重症度診断に用いるのに適した体表面積（　⑤　）m²に補正した値として算出される。

　本式を用いると，Case 1の患者のeGFRは，（　⑥　）mL/min/（　⑤　）m²と推算され，CKDステージは（　⑦　）となる（表1）。なお，（　④　）は，筋肉量の影響を受ける，尿細管にて（　⑧　）されるため相互作用を受けるなどの難点がある。

＜選択肢＞
キ．クレアチニン，ク．クレアチン，ケ．1.48，コ．1.73，サ．35，シ．48，ス．G3a，セ．G3b，ソ．再吸収，タ．分泌

解答　④　　　　　⑤　　　　　⑥　　　　　⑦　　　　　⑧

> 腎機能評価の計算は，日本腎臓病薬物療法学会のホームページからも行うことができます（https://jsnp.org/egfr/）。

表1　CKDの重症度分類

原疾患	蛋白尿区分		A1	A2	A3
糖尿病	尿アルブミン定量（mg/日） 尿アルブミン/Cr比（mg/gCr）		正常	微量 アルブミン尿	顕性 アルブミン尿
			30未満	30〜299	300以上
高血圧 腎炎 多発性嚢胞腎 移植腎 不明 その他	尿蛋白定量（g/日） 尿蛋白/Cr比（g/gCr）		正常	軽度蛋白尿	高度蛋白尿
			0.15未満	0.15〜0.49	0.50以上
GFR区分 (mL/min/ 1.73m²)	G1	正常または高値	≧90		
	G2	正常または軽度低下	60〜89		
	G3a	軽度〜中等度低下	45〜59		
	G3b	中等度〜高度低下	30〜44		
	G4	高度低下	15〜29		
	G5	末期腎不全（ESKD）	<15		

重症度は原疾患・GFR区分・蛋白尿区分を合わせたステージにより評価する。CKDの重症度は死亡，末期腎不全，心血管死発症のリスクを■のステージを基準に，▨，▨，■の順にステージが上昇するほどリスクは上昇する。

〔日本腎臓学会・編：CKD診療ガイド2012．東京医学社，2012より〕

問3　（　　）の中に入る適切な語句はどれか。

　（　①　）の代替指標として，筋肉量の影響を受けにくいなどの特徴のある内因性物質の（　⑨　）も用いられる。（　⑨　）を用いた日本腎臓学会が作成した日本人のGFR推算式を用いると，Case 1の患者のeGFRは，（　⑩　）mL/min/1.73m²と推算される。

　なお，（　⑨　）は，（　⑪　）機能や（　⑫　）の影響を受けるなどの難点がある。

<選択肢>

チ．システインC，　ツ．β_2-ミクログロブリン，　テ．49，　ト．53，　ナ．副甲状腺，ニ．甲状腺，　ヌ．副腎皮質ホルモン剤，　ネ．卵胞ホルモン剤

解答　⑨　　　　　　⑩　　　　　　　⑪　　　　　　⑫

問4 （　　）の中に入る適切な語句はどれか。

　薬物の投与設計では，古典的なCockcroft-Gault式（CG式）より推算（　⑬　）クリアランスを算出する方法も一般的である。CG式を用いると，Case 1の推算（　⑬　）クリアランスは，（　⑭　）mL/minと推算される。これらの腎機能を踏まえると，Case 1におけるレボセチリジンの推奨投与量は，（　⑮　）と考えられる。

＜選択肢＞

ノ．クレアチニン，ハ．クレアチン，ヒ．49，フ．79，ヘ．1日1回2.5mg，ホ．2日に1回2.5mg

解答　⑬　　　　　　　⑭　　　　　　　⑮

MEMO

● **日本人のGFR推算式（CysC）**
体表面積補正 eGFR ＝〔104× [CysC]$^{-1.019}$×0.996$^{[年齢（歳）]}$（女性は×0.929）〕－8
CysC：血清シスタチンC値

● **日本人のGFR推算式（Cr）**
体表面積補正 eGFR ＝194× [Cr]$^{-1.094}$× [年齢（歳）]$^{-0.287}$（女性は×0.739）
Cr：血清クレアチニン値

● **CG式を用いた腎機能評価**
eCCr ＝ (140 － [年齢（歳）]) × [体重（kg）] / (72× [Cr]) （女性は×0.85）

● **成人患者の腎機能に対応するレボセチリジンの用法・用量の目安（外国人データ）**

	CCr（mL/min）			
	≧80	50〜79	30〜49	10〜29
推奨用量	5mgを1日に1回	2.5mgを1日に1回	2.5mgを2日に1回	2.5mgを週に2回（3〜4日に1回）

〔グラクソ・スミスクライン株式会社：ザイザルOD錠2.5mg，5mg，添付文書（2020年2月作成，第1版）より〕

■ 問1の解答

①イ. イヌリン　②エ. 採血・採尿　③カ. 臥床

⚖ 理論の要点

　イヌリンクリアランスは，腎機能評価のgold standardであるが，非常に手間がかかり，患者負担を伴う検査である。

解説

腎機能評価のgold standard

　イヌリンは，生物学的活性をもたないため，体内に投与しても薬理作用を示しません。薬物動態としては，タンパクと結合しないため，タンパク結合率を考慮する必要がなく，体内で代謝されない（腎外クリアランス＝0）ので，消失経路は腎排泄のみです。そして，糸球体基底膜を自由に通過することができ，尿細管で再吸収も分泌もされません。つまり，測定されたイヌリンクリアランスは，糸球体濾過量（GFR）そのものを表します。そのため，イヌリンを点滴静注後に，採血・採尿を行い，イヌリンクリアランスを算出することが，腎機能評価のgold standardです（図1）。

　しかしながら，本検査は次のような問題点をはらんでいます。輸液量に加え，多量の飲水による水分負荷が必要です。イヌリンは，溶解性が低いため調製に手間がかかり，決められた時間に複数回実施する飲水・採血・採尿も煩雑です。また，絶食や検査中の臥床など患者負担が大きいことが問題となります。そのため，腎移植や治験など正確な腎機能評価が求められる限られた場面でしか使用されなくなりました。

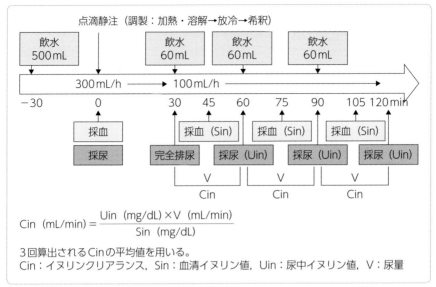

図1 イヌリンクリアランスによる腎機能測定

■ 問2の解答

④キ. クレアチニン　⑤コ. 1.73　⑥シ. 48　⑦ス. G3a
⑧タ. 分泌

理論の要点

　クレアチニン（Cr）は，汎用性の高いイヌリンの代替指標であるが，尿細管
分泌やクレアチン産生過程で受けるさまざまな影響に注意しなければならない。

解 説

Crを用いた日本人のGFR推算式

　イヌリンの代替指標として，利便性の高い内因性物質であるCrを用いたさま
ざまな腎機能推算式が提唱されています。わが国では，日本腎臓学会が作成した
日本人のGFR推算式が汎用されています[1]。eGFRはCKDの重症度分類（表1）

に用いるのに適した体表面積1.73m²に補正した体表面積補正eGFR（標準化eGFR）（mL/min/1.73m²）として算出されます。一部の抗菌薬や抗がん薬など体重あたり（mg/kg）もしくは体表面積あたり（mg/m²）で投与量が設定されている薬物は，標準化eGFR（mL/min/1.73m²）をそのまま用いることができます。しかしながら，投与量が固定量（mg/日）で設定されている薬物は，患者個々の腎機能を表す体表面積未補正eGFR（個別eGFR）（mL/min）を用いて投与設計を行う必要があります。

　Case 1では，標準化eGFRは48mL/min/1.73m²となり，CKDステージはG3aとなります。なお，体表面積が1.93m²であるため，個別eGFRは54mL/minとなります。

●日本人のGFR推算式（Cr）を用いたCase 1の腎機能評価

(1) 標準化eGFR＝194×[Cr]$^{-1.094}$×[年齢（歳）]$^{-0.287}$　（女性は×0.739）
　　　＝194×[1.3]$^{-1.094}$×[48]$^{-0.287}$＝48　(mL/min/1.73m²)

(2) 個別eGFR＝標準化eGFR×[体表面積（m²）]/1.73
　　　＝47.9×[1.93]/1.73＝54　(mL/min)

Cr：血清Cr値

　Crを腎機能評価の指標として用いる際には，いくつかの変動要因に注意しなければなりません（表2）[2]。Crは，ほとんどが骨格筋内に貯蔵されているクレアチンリン酸とクレアチンのそれぞれ代謝産物であるため，筋肉量の影響を受けます。低栄養状態（アミノ酸の摂取量低下）や肝不全などによりクレアチンの産生量が低下すれば，最終的に血清Cr値は低値となります。また，クレアチンは，イヌリンとほぼ同様の特徴をもっていますが，尿細管分泌されることが大きく異なります。脱水など虚血性の変化で生じる急性腎障害では，尿細管自体に障害は認められないためCrの尿細管分泌による代償機構が働き，GFRの低下に遅れて，血清Cr値は上昇していきます[3]。そのため，急性腎障害では，Crを用いた腎機能推算式を使用してはなりません。さらに，Crの尿細管分泌には，OAT2，OCT2，OCT3，MATE1，MATE2-Kのトランスポーターが介在する[4]とされ，これらのトランスポーターを阻害するシメチジン，トリメトプリムなどで腎障害に依らない血清Cr値の上昇が報告されています[5],[6]。

表2 血清Cr値の変動要因

低値になる要因
球形吸着炭服用者 女性，小児，超高齢者（加齢に伴う腎機能低下では高値になる） 極端な痩せ，栄養失調状態，長期臥床 筋ジストロフィーなどの筋萎縮性疾患 下肢切断患者など 妊娠 甲状腺機能亢進症 糖尿病初期 尿崩症 ARC

高値になる要因
RAS阻害薬服用者 トリメトプリム，シメチジンなどのCrの尿細管分泌阻害薬服用者（GFRには影響しない） 筋肉量が多い（アスリート，ボディビルダーなど） クレアチンサプリメント摂取後 大量の肉食後 尿路閉塞（尿管結石，前立腺肥大） Jaffe法による測定（0.2mg/dL程度高値だが，溶血・黄疸ではさらに高値になる） 先端巨大症

〔平田純生，他：日本腎臓病薬物療法学会誌，5：3-18, 2016より〕

■ 問3の解答

⑨チ．シスタチンC　　⑩ト．53　　⑪ニ．甲状腺
⑫ヌ．副腎皮質ホルモン剤

理論の要点

　シスタチンC（CysC）は，Crの難点を解消する代替指標であるが，CysCにも甲状腺機能や副腎皮質ホルモン剤の影響を受けるなど難点がある。

解説

CysCを用いた日本人のGFR推算式

　Crの難点を踏まえ，同じく内因性物質であるCysCを用いた腎機能推算式が

提案されています[7]。Case 1では，標準化eGFRは，53mL/min/1.73m^{2}となり，CKDの重症度分類のGFR区分では，やはりG3aとなります。

●日本人のGFR推算式（CysC）を用いたCase 1の腎機能評価

標準化eGFR＝[104×[Cys C]$^{-1.019}$×0.996$^{[年齢（歳）]}$（女性は×0.929)]－8

＝(104×[1.4]$^{-1.019}$×0.996$^{[48]}$)－8＝53（mL/min/1.73m^2)

CysC：血清CysC値

　CysCは，食事や炎症，年齢，性差，筋肉量などの影響を受けないとされます。血清Cr値は尿細管分泌によりGFRの低下が代償されるため，軽度のCKD患者を鋭敏に捉えられないのに比し，CysCは早期から上昇が認められるため，軽度～中等度のCKD患者を捉えるのに有用とされます。一方で，CysCは腎外クリアランスの存在により，血清CysC値は5～6mg/L程度で頭打ちとなるため，重度のCKD患者の評価には適しません。さらに，甲状腺機能や副腎皮質ホルモン剤，シクロスポリンなどの影響を受けます。そして，なにより現在（2021年3月時点）のところ，3カ月に1回しか診療報酬における保険請求が認められないため，頻繁に測定することができないのが難点です。

■ 問4の解答

⑬ノ．クレアチニン　⑭フ．79　⑮ヘ．1日1回2.5mg

Theory　理論の要点

　薬物の投与設計では，Cockcroft-Gault式（CG式）によるeCCrも一般的な指標である。

解説

CG式によるeCCr

　薬物の投与設計に関しては，CG式[8]よりeCCrを算出する方法も一般的です。Case 1のeCCrは以下のとおりになります。このeCCrの場合には，レボセチ

リジンの添付文書によると，1日1回2.5mgへの減量が推奨されます。肥満患者であるため，腎機能を過大評価している可能性があり，厳密には体重の補正が必要かもしれません（詳細はLesson 2参照）が，補正しても推奨される投与量に変わりありません。なお，実際の投与にあたっては，さまざまな患者背景を踏まえ，薬物によるリスクとベネフィットを評価することが必須です。その点は，実践編で大いに感じていただきたいと思います。Case 1で一端を示すならば，アレルギー物質から通年のアレルギーであり，継続した長期の服用を要する（蓄積や脱水などの一過性の腎機能低下で過量投与となり出現する有害事象の潜在的リスクがある）ため，自動車の運転など危険を伴う機械の操作をしないことを徹底して指導することです。

● CG式を用いたCase 1の腎機能評価

$$eCCr = (140 - [年齢（歳）]) \times [体重（kg）]/(72 \times [Cr])（女性は\times 0.85）$$
$$= (140 - [48]) \times [80]/(72 \times [1.3]) = 79（mL/min）$$

Cr：血清Cr値

［文献］

1) Matsuo S, et al：Revised equations for estimated GFR from serum creatinine in Japan. Am J Kidney Dis, 53：982-992, 2009

2) 平田純生, 他：患者腎機能の正確な評価の理論と実践. 日本腎臓病薬物療法学会誌, 5：3-18, 2016

3) Star RA：Treatment of acute renal failure. Kidney Int, 54：1817-1831, 1998

4) Chu X, et al：The complexities of interpreting reversible elevated serum creatinine levels in drug development：does a correlation with inhibition of renal transporters exist? Drug Metab Dispos, 44：1498-1509, 2016

5) Larsson R, et al：The effects of cimetidine（Tagamet）on renal function in patients with renal failure. Acta Med Scand, 208：27-31, 1980

6) Roy MT, et al：Effect of co-trimoxazole and sulfamethoxazole on serum creatinine in normal subjects. Ther Drug Monit, 4：77-79, 1982

7) Horio M, et al：GFR estimation using standardized serum cystatin C in Japan. Am J Kidney Dis, 61：197-203, 2013

8) Cockcroft DW, et al：Prediction of creatinine clearance from serum creatinine. Nephron, 16：31-41, 1976

（浦田元樹）

クレアチニンはどのように作られるの？

クレアチニン（Cr）は，クレアチンリン酸とクレアチンのそれぞれ代謝産物です。クレアチンリン酸とクレアチンは，体内量の95％が骨格筋に貯蔵されており，筋肉の活動に重要な役割を担っています。筋肉の活動でATPが消費されると，クレアチンリン酸が分解されATPを供給し，活動を持続させます。一方で，ATPが豊富な休息時にはクレアチンからクレアチンキナーゼによりクレアチンリン酸が合成され貯蔵されます。1日に消費されるクレアチンは2g程度とされますが，半分の1gは食事により体外摂取され，残りの1〜2gはグリシン，アルギニン，メチオニンのアミノ酸より，腎臓，肝臓を経て合成されます（図1）。

食事摂取量の低下が持続すると，クレアチンの摂取量が減るだけでなく，原料となるアミノ酸も不足するため，クレアチンはより低下し，最終的に血清Cr値は低値を示します。また，近年では，筋肉の増強を目的にクレアチンのサプリメントが話題となっていますので，過度なクレアチンの摂取により，血清Cr値が上昇することも考えられます。

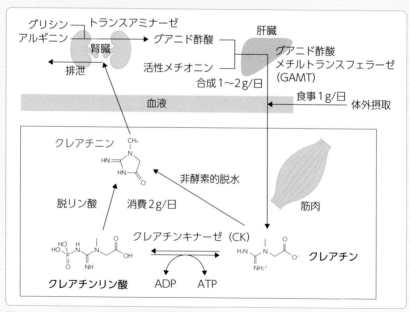

図1　クレアチニンの産生過程の模式図

クレアチンは，肝臓で合成されるため，肝不全（肝硬変）では合成能が低下することに加え，タンパク-エネルギー栄養障害により原料となるアミノ酸が不足するため，クレアチンはより低下し，最終的に血清Cr値は低値を示します。また，浮腫を伴う場合には，細胞外液量の増加により血清Cr値が希釈されることがあります。これらの要因により，肝硬変患者では血清Cr値が腎機能に構わず低値を示すことがあります。

クレアチンとクレアチンリン酸は，主に筋肉に貯蔵されているため，筋肉量の影響を受けます。筋肉量の著しく低下したフレイルやサルコペニア，筋ジストロフィーなどの筋疾患，四肢切断後の患者ではクレアチンとクレアチンリン酸が少ないため，腎機能に構わず血清Cr値が低値を示すことがあります。また，筋肉の活動量も影響します。定期的な運動習慣のある人は，運動習慣がない人や運動することを意識している人に比べ，血清Cr値が高いことが報告されています[1]。

■文献

1) Yoshida N, et al : The serum creatinine level might be associated with the onset of impaired fasting glucose: a community-based longitudinal cohort health checkup study. Intern Med, 58 : 505-510, 2019

（浦田元樹）

Lesson 02　患者体型に応じた腎機能評価法の注意点を学ぼう

□ 患者の背景を読み取るうえで必要な情報を収集・理解し，活用できる。

□ 標準体型でない患者に腎機能推算式を用いるうえでの注意点を理解する。

Case 1　神経障害性疼痛と診断された中年男性

患　者　55歳，男性，建設作業員

主　訴　腰痛，下肢のしびれ

現病歴　5年前の健康診断で高血圧を指摘され，月1回通院中。6カ月前から腰に痛みがあり，鎮痛薬が処方されるも軽減せず。2カ月前からは下肢のしびれも出現したため，メコバラミンが追加処方されていた。腰痛と下肢のしびれが続くため，休暇をとって受診。診察・検査の結果，神経障害性疼痛と診断された。

既往歴　高血圧

薬　歴

[1] アムロジピンOD錠5mg　　1回1錠　　1日1回　　朝食後

[2] セレコキシブ錠100mg　　1回1錠　　1日2回　　朝夕食後

[3] メコバラミン錠500μg　　1回1錠　　1日3回　　毎食後

身体所見　身長170cm，体重88.0kg，腹囲90cm，血圧150/92mmHg，体温36.5℃，脈拍数65回/分

血液検査　TP 6.7g/dL，Alb 4.0g/dL，T-Bil 0.8mg/dL，AST 19U/L，ALT 21U/L，γ-GTP 23U/L，ALP 112U/L，FBG 111mg/dL，UA 5.9mg/dL，CRP 0.06mg/dL，BUN 18.0mg/dL，Cr 1.2mg/dL，CysC 1.4mg/L，WBC 5,900/μL，RBC 500万/μL，Hb 16.0g/dL，Ht 47.2%，Plt 27.5万/μL

臨床経過　神経障害性疼痛に対し，ミロガバリンが投与されることになった。

問1 （　　）の中に入る適切な語句はどれか。

　Case 1の患者において，身長と体重からDu Boisの式を用いて体表面積を求めると（　①　）m^2，Body Mass Index（BMI）を計算すると（　②　）となり，これらの結果から肥満患者と判断できる。

　肥満患者の腎機能評価に，Cockcroft-Gault式（CG式）を用いて推算クレアチニンクリアランス（eCCr）を算出する場合に，実測体重をあてはめると腎機能が過大評価になるため，（　③　）体重もしくは（　④　）体重を代入する。ただし，（　③　）体重のほうが（　④　）体重よりも低く算出されるため，腎機能が過小評価されることがある。

　一方で，CrやシスタチンC（CysC）を用いた日本人のGFR推算式より導かれる体表面積未補正eGFR（個別eGFR）は，身長も考慮されているため，肥満の影響を受けにくい。また，若年者において，CG式を用いて算出したeCCrを（　⑤　）倍すると，Crを用いたeGFR（個別eGFR$_{cr}$）に近似する。このため，この患者の個別eGFR$_{cr}$を（　⑤　）で除するとeCCrは（　⑥　）mL/minとなるため，Case 1におけるミロガバリンの初期用量は（　⑦　）と考えられる。

＜選択肢＞
ア．1.99，イ．1.49，ウ．22.5，エ．30.5，オ．標準，カ．理想，キ．補正，ク．美容，ケ．0.789，コ．0.715，サ．74，シ．58，ス．1回2.5mg 1日2回，セ．1回5mg 1日2回

解答　①　　　　　②　　　　　③　　　　　④　　　　　⑤

　　　　⑥　　　　　⑦

MEMO

●**Du Boisの式より体表面積の計算**
体表面積（m^2）＝[体重（kg）]$^{0.425}$×[身長（cm）]$^{0.725}$×0.007184
●**Body Mass Index（BMI）の計算**
BMI＝[体重（kg）]/[身長（m）]^2
●**個別eGFRの計算**
個別eGFR（mL/min）＝標準化eGFR（mL/min/1.73m^2）×[体表面積（m^2）]/1.73

●腎障害患者へのミロガバリンの投与量

		腎機能障害の程度（CCr：mL/min）		
		軽度 （90＞CCr≧60）	中等度 （60＞CCr≧30）	重度 （血液透析患者を含む） （30＞CCr）
1日投与量		10〜30mg	5〜15mg	2.5〜7.5mg
初期用量		1回5mg 1日2回	1回2.5mg 1日2回	1回2.5mg 1日1回
有効用量	最低用量	1回10mg 1日2回	1回5mg 1日2回	1回5mg 1日1回
	推奨用量	1回15mg 1日2回	1回7.5mg 1日2回	1回7.5mg 1日1回

〔第一三共株式会社；タリージェ錠，添付文書（2021年1月改訂，第1版）より〕

体表面積（Du Boisの式）や腎機能評価の計算は，日本腎臓病薬物療法学会のホームページからも行うことができます（https://jsnp.org/egfr/）。

Case 2　症候性てんかんと診断された80代の高齢女性

患　者　88歳，女性

主　訴　けいれん

現病歴　1年前に自宅で過ごしていたときに，急に呂律が回らなくなったため，救急搬送され入院となった。入院後に抗凝固療法を行い，回復期リハビリテーション病棟でのリハビリも終えた。しかし，認知症が進んでいたこともあり，自宅には戻らず療養型病院へ転院となった。現在は，食事以外はベッド上でほぼ過ごしている。食事・入浴・トイレ動作は介助を必要とし，歩行は不能で，車椅子での移動となっている。2日前より，睡眠中にけいれんがあり，診察・検査の結果，症候性てんかんと診断された。

既往歴　右脳梗塞

薬　歴

[1] ワルファリン錠1mg　　　　　　　1回1錠　1日1回　朝食後

[2] ランソプラゾールOD錠15mg　1回1錠　1日1回　朝食後

身体所見　身長160cm，体重35.0kg，BI 50点，血圧120/72mmHg，体温36.3℃，脈拍数70回/分

血液検査 TP 5.1g/dL, Alb 2.2g/dL, T-Bil 0.2mg/dL, AST 22U/L, ALT 25U/L, γ-GTP 23U/L, ALP 118U/L, FBG 102mg/dL, UA 3.0mg/dL, CRP 0.16mg/dL, BUN 12.0mg/dL, Cr 0.3mg/dL, CysC 1.2mg/L, WBC 3,500/μL, RBC 337万/μL, Hb 9.8g/dL, Ht 30.3%, Plt 22.7万/μL

臨床経過 症候性てんかんにて，レベチラセタムが投与されることになった。

問2 （　　）の中に入る適切な語句はどれか。

　Case 2の患者について，Du Boisの式を用いて体表面積を求めると（　⑧　）m^2，BMIを計算すると（　⑨　）となる。また，食事の時以外はベッド上でほぼ過ごしており，バーセルインデックス（BI）も50点と（　⑩　）が低い。さらに，血清Cr値0.3mg/dLと低いため，フレイルやサルコペニアを合併している痩せ型の高齢患者と判断できる。

　この患者に実測の血清Cr値を用いてCCrや個別eGFR$_{cr}$を算出すると，腎機能が（　⑪　）評価されてしまう。特に，個別eGFR$_{cr}$はCCrと比べてより（　⑪　）評価されやすい。また，筋肉量が少ない患者の血清Cr値0.6mg/dL未満の場合に，血清Cr値0.6mg/dLを代入するラウンドアップ法を用いると予測精度が向上するが，血清Cr値を一定値に切り上げることは科学的でない。一方で，CysCはCrと違い，筋肉量や性差，年齢の影響を受けにくいため，痩せた高齢者で筋肉量が少ない患者は個別eGFR$_{CysC}$を用いる。

　この患者の個別eGFR$_{CysC}$を推算すると（　⑫　）mL/minとなるため，Case 2におけるレベチラセタムの初期用量は（　⑬　）と考えられる。

＜選択肢＞
ソ．1.29, タ．1.59, チ．13.7, ツ．21.7, テ．認知度, ト．活動度,
ナ．過大, ニ．過小, ヌ．36, ネ．49, ノ．1回250mg 1日2回,
ハ．1回250mg 1日1回

解答　⑧　　　　　　　　⑨　　　　　　　⑩　　　　　　　⑪　　　　　　　⑫
　　　⑬

MEMO

●個別eGFR$_{CysC}$

個別eGFR$_{CysC}$(mL/min)＝標準化eGFR$_{CysC}$(mL/min/1.73m^2)×[体表面積（m^2)]/1.73

●成人腎機能障害患者へのレベチラセタムの投与量

CCr (mL/min)	≧80	≧50〜<80	≧30〜<50	<30	透析中の腎不全患者	血液透析後の補充用量
1日投与量	1,000〜3,000mg	1,000〜2,000mg	500〜1,500mg	500〜1,000mg	500〜1,000mg	
通常投与量	1回500mg 1日2回	1回500mg 1日2回	1回250mg 1日2回	1回250mg 1日2回	1回500mg 1日1回	250mg
最高投与量	1回1,500mg 1日2回	1回1,000mg 1日2回	1回750mg 1日2回	1回500mg 1日2回	1回1,000mg 1日1回	500mg

〔ユーシービージャパン株式会社：イーケプラ錠，添付文書（2021年5月改訂，第2版）より〕

問3（　　）の中に入る適切な語句はどれか。

　血清Cr値0.6mg/dL未満の患者すべてがフレイルやサルコペニアを合併している痩せ型の高齢患者ではない。同じ高齢者でも，介護不要で歩行可能および（　⑭　）を受けている高齢者は，個別eGFR$_{cr}$の予測性は極めて高い。一方，60歳未満の患者で感染症などの影響で（　⑮　）に陥っている場合は，血清Cr値0.6mg/dL未満であっても，過大腎クリアランス（ARC）により，腎機能が上昇していることがある。

　（　⑯　）では，Crの尿細管分泌の増加や尿へのタンパク漏出などにより低タンパク血症になった結果，浮腫が生じ体重が増加することで腎機能が過大評価されてしまうことがある。

＜選択肢＞

ヒ．経管栄養，フ．血液透析，へ．全身性炎症反応症候群（SIRS），
ホ．シックデイ，マ．睡眠時無呼吸症候群，ミ．ネフローゼ症候群

解答　⑭　　　　　　⑮　　　　　　⑯

■ 問1の解答

①ア. 1.99　　②エ. 30.5　　③カ. 理想　　④キ. 補正　　⑤ケ. 0.789

⑥サ. 74　　⑦セ. 1回5mg 1日2回

 理論の要点

　肥満患者の腎機能推算にCockcroft-Gault式（CG式）を用いる際は，実測体重は過大評価となるため，理想体重もしくは補正体重を代入する。Crを用いた体表面積未補正eGFR（個別eGFR$_{cr}$）は，身長も考慮されているため，実測体重を用いても，肥満の影響を受けにくい。なお，一般的に若年者では個別eGFR$_{cr}$を0.789で除することで，推算クレアチニンクリアランス（eCCr）に置き換えることができる。

解　説

体表面積と BMI を確認

　まずは，体表面積とBMIを確認します。体表面積は体重と身長からDu Boisの式[1]を用いて計算することができます。手計算が困難なため，日本腎臓病薬物療法学会のホームページ（https://jsnp.org/egfr/）を活用するのも一つの方法です。平均的な体格（例えば，身長170cm・体重63kgで体表面積が1.73m²）でない場合，薬物投与設計には，体格用量（mg/kg, mg/m²）の場合を除き，個別eGFR（mL/min）を用いるため，体表面積は毎回確認しておくとよいでしょう。

● **Du Boisの式より体表面積の計算**

体表面積（m²）＝[体重（kg）]$^{0.425}$×[身長（cm）]$^{0.725}$×0.007184

● **個別eGFRの計算**

個別eGFR（mL/min）＝標準化eGFR（mL/min/1.73m²）×[体表面積（m²）]/1.73

標準化eGFR；体表面積補正eGFR

 　BMIは，体重と身長から算出される肥満度を表す体格指数です。日本肥満学会の判定基準[2]によると，成人でBMIが25以上で肥満（1〜4度），18.5未満で低体重（痩せ型）と分類しています。

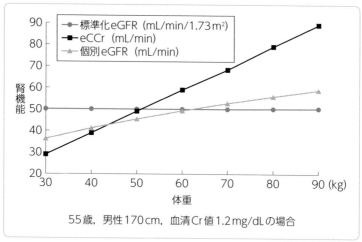

図1　**体重とeCCr・eGFRの関係**

 肥満患者の腎機能推算

　Case 1は体表面積1.99m²，BMIが30.5（肥満2度）のため肥満患者といえます。CG式[3]は，身長が考慮されていないため，体重が2倍になれば，eCCrも2倍に予測されてしまうという欠点があります（図1）。そのため，CG式で肥満患者のeCCrを求める際には，実測体重ではなく，理想体重[4]もしくは補正体重[5]を用います。ただし，理想体重のほうが補正体重よりも低く算出されるため，腎機能を過小評価してしまうことがあります。補正体重は，実測体重と理想体重の差に脂肪分だけでなく，筋肉などが40%程含まれている[6]との考えに基づいているためです。極端な肥満患者では，理想体重を用いるのがよいでしょう。

●**補正体重**

　補正体重（kg）＝理想体重（kg）＋{0.4×[実測体重（kg）−理想体重（kg）]}

●**理想体重**

①男性

　理想体重（kg）＝50.0＋2.3×{[身長（cm）−152.4]/2.54}

②女性

　理想体重（kg）＝45.5＋2.3×{[身長（cm）−152.4]/2.54}

　Case 1では，実測体重が88.0kg，理想体重65.9kg，補正体重74.8kgとなります。極端な肥満患者ではないため，補正体重を用いてeCCrを求めると，74mL/

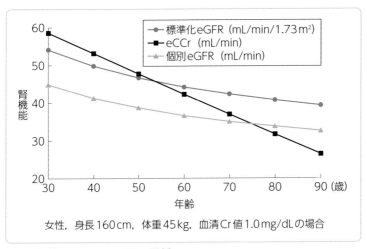

図2 年齢とeCCr・eGFRの関係

minとなります。一方で, CrやシスタチンC（CysC）を用いた日本人のGFR推算式[7), 8)]より導かれる個別eGFRは, 実測体重をそのまま用いても, 肥満の影響を受けにくいとされます（図1）。

また, CG式で示されるeCCrは, 個別eGFR$_{cr}$よりも高めに出るので, 0.789倍すると, 個別eGFR$_{cr}$として評価可能です[9)]。ただし, CG式では, 腎機能が毎年1mL/minずつ低下しますが, 日本人の腎機能は1年に1mL/minも低下しないことが知られており, 高齢者には補正係数0.789を用いるべきではありません（図2）。Case 1の個別eGFR$_{cr}$は58mL/minです。55歳で高齢者ではないため, 0.789で割ると個別eGFR$_{cr}$は74mL/minと推算され, 補正体重を用いたeCCrに近似します。

以上のことから, Case 1のeCCrは74mL/minとされ, 今回, 新たに処方されたミロガバリンの添付文書によると, 初期用量は1回5mgを1日2回が妥当と考えられます。

■ 問2の解答

⑧ソ. 1.29   ⑨チ. 13.7   ⑩ト. 活動度   ⑪ナ. 過大   ⑫ヌ. 36
⑬ノ. 1回250mg 1日2回

⚖ 理論の要点

　活動度が低下したフレイルやサルコペニアを合併した高齢患者にCG式や個別eGFR_{cr}を使用する際，実測Cr値を用いると過大評価してしまう。そのため，筋肉量の影響を受けにくいCysCを用いた個別eGFR（個別eGFR_{CysC}）を用いる。

解 説

筋肉量の少ない痩せ型患者の腎機能評価

　Case 2は体表面積1.29 m²，BMIが13.7のため，痩せ型患者です。Crは筋肉量の影響を受けやすいため，筋肉量の少ない痩せ型の患者では，腎機能によらず低値となることがあります。つまり，腎機能が低下していても，筋肉量が少ないために，本来の腎機能よりも良くみえてしまうことがあります。特に，高齢者の場合は，加齢により体脂肪率の増加，筋肉量の低下がみられる[10]ため，患者の体格と活動度を自身の目で確認することが必要です。

BIの活用

　客観的に活動度を評価する指標としてバーセルインデックス（Barthel Index；BI）[11]があります。BIは，食事や着替えなどの日常生活の能力を評価する検査方法で，評価項目は，表1に示す10項目で構成され，各項目を自立度に応じて15点・10点・5点・0点で採点します。100点満点で，点数が高いほど自立していることを表し，85点以上で自立，60点が部分自立とされています。活動度が低い患者の多くは寝たきりで，フレイルやサルコペニアを合併しています。Case 2はBIが50点と低く，活動度が低下していることがわかります。そのため，実測値の血清Cr値0.3 mg/dLを使ってCG式と日本人のGFR推算式で算出した，eCCr 76 mL/minおよび個別eGFR_{cr} 112 mL/minは過大評価している可能性があります（図3）。特に，個別eGFR_{cr}は，正常値の100 mL/minを超えており，eCCrよりも過大評価されている可能性が高いです。

　これらの患者で血清Cr値が0.6 mg/dL未満の場合に，血清Cr値0.6 mg/dLを代入するラウンドアップ法により，予測精度が向上することがあります。ただし，筋肉量が少ない患者の血清Cr値を一定値に切り上げることは科学的ではあ

表1 バーセルインデックス（BI）

項目	点数	採点基準
食事	10	自立，自助具などの装着可，標準的時間内に食べ終える
	5	部分介助（たとえば，おかずを切って細かくしてもらう）
	0	全介助
移乗	15	自立，ブレーキ，フットレストの操作も含む（非行自立も含む）
	10	軽度の部分介助または監視を要する
	5	座ることは可能であるがほぼ全介助
	0	全介助または不可能
整容	5	自立（洗面，整髪，歯磨き，ひげ剃り）
	0	部分介助または不可能
トイレ動作	10	自立（衣服の操作，後始末を含む，ポータブル便器などを使用している場合はその洗浄も含む）
	5	部分介助，体を支える，衣服，後始末に介助を要する
	0	全介助または不可能
入浴	5	自立
	0	部分介助または不可能
歩行	15	45m以上の歩行，補装具（車椅子，歩行器は除く）の使用の有無は問わず
	10	45m以上の介助歩行，歩行器の使用を含む
	5	歩行不能の場合，車椅子にて45m以上の操作可能
	0	上記以外
階段昇降	10	自立，手すりなどの使用の有無は問わない
	5	介助または監視を要する
	0	不能
着替え	10	自立，靴，ファスナー，装具の着脱を含む
	5	部分介助，標準的な時間内，半分以上は自分で行える
	0	上記以外
排便コントロール	10	失禁なし，浣腸，坐薬の取り扱いも可能
	5	ときに失禁あり，浣腸，坐薬の取り扱いに介助を要する者も含む
	0	上記以外
排尿コントロール	10	失禁なし，収尿器の取り扱いも可能
	5	ときに失禁あり，収尿器の取り扱いに介助を要する者も含む
	0	上記以外

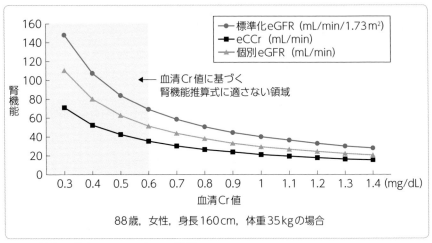

図3 血清Cr値とeCCr・eGFRの関係

りません。そのため，筋肉量の影響を受けにくい個別eGFR$_{CysC}$を用いる方法もあります。Case 2の個別eGFR$_{CysC}$は，37mL/minとなり，Crを用いたeCCrや個別eGFR$_{cr}$が過大評価であったことがうかがえます。今回，新たに処方されたレベチラセタムの添付文書の投与法はCCr別で記載されていますが，国際誕生が1999年であることを考え，個別eGFRに読み替えてあてはめる（詳細はLesson 3参照）と，Case 2の腎機能である個別eGFR$_{CysC}$ 37mL/minでは，初期用量として1回250mg 1日2回が妥当と考えられます。

■ 問3の解答

⑭ヒ．経管栄養　　⑮ヘ．全身性炎症反応症候群（SIRS）
⑯ミ．ネフローゼ症候群

理論の要点

　血清Cr値0.6mg/dL未満であっても，患者の病態や活動度によって，実測値をそのまま代入することがある。また，浮腫がある場合は，今の実測体重ではなく，浮腫が生じる前の実測体重を用いるのが適切と考えられる。

解説

高齢者の腎機能評価の注意点

　血清Cr値0.6mg/dL未満であっても，介護不要で歩行可能および経管栄養を受けている高齢者では，個別eGFR$_{CysC}$だけでなく，個別eGFR$_{cr}$の予測性も極めて高いことが知られています[12]。ただし，CysCは3カ月に1回しか測定できないため，腎機能が安定している症例は，血清Cr値の変化をみて腎機能を予測することも有効です。

　一方で，60歳未満の患者で感染症などの影響で全身性炎症反応症候群（SIRS）に陥っている場合は，血清Cr値0.6mg/dL未満であっても，筋肉量が低下しているのではなく，過大腎クリアランス（ARC）により，腎機能が亢進していることがあります[13]。この場合には，実測の血清Cr値にて腎機能を評価しなければなりません。

　また，ネフローゼ症候群のように，Crの尿細管分泌の増加や尿へのタンパク漏出などにより低タンパク血症になった結果，浮腫が生じて体重が増加することがあります。そのため，CG式で腎機能を推算する場合は，浮腫が起こる前の体重を代入するほうが適切と考えられます。さらに，実際の腎機能は低下しているのに，尿細管からのクレアチニン分泌量が増加するため血清Cr値の上昇は鈍く，実際よりも腎機能が保たれているとみなされてしまいます[14]。

［文献］

1) Du Bois D, et al：A formula to estimate the approximate surface area if height and weight be known 1916. Nutrition, 5：303-313, 1989
2) 日本肥満学会・編：肥満症診療ガイドライン2016. ライフサイエンス出版, 2016
3) Cockcroft DW, et al：Prediction of creatinine clearance from serum creatinine. Nephron, 16：31-41, 1976
4) Demirovic JA, et al：Estimation of creatinine clearance in morbidly obese patients. Am J Health Syst Pharm, 66：642-648, 2009
5) Bouquengneau A, et al：Creatinine-based equations for the adjustment of drug dosage in an obese population. Br J Clin Pharmacol, 81：349-361, 2016
6) Kutlu R, et al：Comparison of the body compositions in obese and nonobese individuals：Can learning body compositions motivate losing weight? Niger J Clin Pract, 20：82-87, 2017
7) Matsuo S, et al：Revised equations for estimated GFR from serum creatinine in Japan. Am J Kidney Dis, 53：982-992,2009

8) Horio M, et al：GFR estimation using standardized serum cystatin C in Japan. Am J Kidney Dis, 61：197-203, 2013

9) 今井圓裕：日本人に適合したGFR推算法. 日本臨牀, 66：1725-1729, 2008

10) Ginsberg G, et al：Pharmacokinetic and Pharmacodynamic Factors That Can Affect Sensitivity to Neurotoxic Sequelae in Elderly Individuals. Environ Health Perspect, 113：1243-1249, 2005

11) Mahoney FI, et al：FUNCTIONAL EVALUATION：THE BARTHEL INDEX. Md State Med J, 14：61-65, 1965

12) Kawakami M, et al：Modified serum creatinine-derived equations with muscle mass-adjusted estimation of renal function and serum cystatin C-derived estimated glomerular filtration rate in elderly individuals. Int J Clin Pharmacol Ther, 57：229-239, 2019

13) Udy AA, et al：Augmented renal clearance：implications for antibacterial dosing in the critically ill. Clin Pharmacokinet, 49：1-16, 2010

14) Branten AJ, et al：Serum creatinine is a poor marker of GFR in nephrotic syndrome. Nephrol Dial Transplant, 20：707-711, 2005

（岡田孝之）

Column 2

小児の腎機能評価はどのように推算したらいいの？

　小児の腎機能評価においては，Cockcroft-Gault式および日本人のGFR推算式のいずれも使用できません。そのため，小児CKDの「腎機能障害の診断」と「腎機能評価」の手引きに掲載されている下記の5つの式を活用してeGFRを算出します。

　血清Cr値に基づく小児のGFR推算式は，（**式1**）を用いて身長から血清Cr基準値を求めます。2歳以上19歳未満の場合は，（**式2**）[1]を使って体表面積補正（標準化）eGFR$_{Cr}$を算出します。生後3カ月以上2歳未満の場合は，（式2）で算出した標準化eGFR$_{Cr}$に（**式3**）[2]の係数を乗じます。いずれも，手計算が困難な5次式ですので，小児腎臓病学会の［小児CKD-eGFR計算］アプリを活用しましょう。アプリの使用が難しい場合は，2歳以上12歳未満に限って，身長と血清Cr値から算出できる（**式4**）[3]も使用できます。

●式1
血清Cr基準値（mg/dL）

男児：$-1.259Ht^5 + 7.815Ht^4 - 18.57Ht^3 + 21.39Ht^2 - 11.71Ht + 2.628$
女児：$-4.536Ht^5 + 27.16Ht^4 - 63.47Ht^3 + 72.43Ht^2 - 40.06Ht + 8.778$
Ht：身長（m）

●式2
5次式（2歳以上19歳未満）
身長をHt（m）として，式1より血清Cr基準値を算出し，それをもとに標準化eGFRを推算する。

$$標準化eGFR_{Cr}（mL/min/1.73m^2）= 110.2 \times \frac{血清Cr基準値（mg/dL）}{血清Cr実測値（mg/dL）} + 2.93$$

●式3
5次式（生後3カ月以上2歳未満）
式2で推算した標準化eGFRに以下の係数Rを乗じて算出する。

$R = 0.107 \times \ln[年齢（month）] + 0.656$

●式4
簡易式（2歳以上12歳未満）

$$標準化eGFR_{Cr}（mL/min/1.73m^2）= 0.35 \times \frac{[身長（m）]}{[Cr]} \times 100$$

次に，血清シスタチンC（CysC）値に基づく小児のeGFR推算式は，生後１カ月から18歳の場合（**式5**）[4]を使って標準化eGFR$_{CysC}$を算出します。ただし，１歳以下の乳幼児に使用する場合には，血清CysC高値になることに留意しておきましょう。

●**式5**
生後１カ月から18歳まで

$$標準化eGFR（mL/min/1.73m^2）= \frac{104.1}{[CysC]} - 7.80$$

小児CKD-eGFR計算のアプリは，日本腎臓病協会のホームページ（https://j-ka.or.jp/ckd/app.php）にアクセスしてダウンロードすることができます。

■文献
1) Uemura O, et al：Creatinine-based equations to estimate glomerular filtration rate in Japanese children and adolescents with chronic kidney disease. Clin Exp Nephrol, 18：626-633, 2014
2) Uemura O, et al：Creatinine-based estimated glomerular filtration rate for children younger than 2 years. Clin ExpNephrol, 22：483-484, 2018
3) Nagai T, et al：Creatinine-based equations to estimate glomerular filtration rate in Japanese children aged between 2 and 11 years old with chronic kidney disease. Clin Exp Nephrol, 17：877-881, 2013
4) Uemura O, et al：Cystatin C-based equation to estimate glomerular filtration rate in Japanese children and adolescents. Clin Exp Nephrol, 18：718-725, 2014

（岡田孝之）

Lesson 03　添付文書に記載されている腎機能の読み方を学ぼう

□ eCCr，体表面積補正eGFR，体表面積未補正eGFRの基本的な使い分けについて理解する。

□ Crの測定法であるJaffe法と酵素法の違いを理解する。

□ 添付文書に記載されている腎機能の解釈を理解する。

Case 1　入院中に帯状疱疹が指摘された高齢男性

患　者	77歳，男性
主　訴	右目周囲の掻痒感と疼痛

現病歴　腰椎脊柱管狭窄症で入院中に右目周囲に掻痒感とピリピリとした痛みを自覚。皮膚科受診となり，帯状疱疹と診断された。

既往歴　高血圧，高尿酸血症，睡眠時無呼吸症候群

薬　歴
[1]　アムロジピンOD錠5mg　　1回1錠　1日1回　朝食後すぐ
[2]　アジルサルタン錠20mg　　1回1錠　1日1回　朝食後すぐ
[3]　エサキセレノン錠2.5mg　　1回1錠　1日1回　朝食後すぐ
[4]　フェブキソスタット錠20mg　1回1錠　1日1回　朝食後すぐ

身体所見　身長162cm，体重61Kg，体表面積1.65m²，血圧134/84mmHg

血液検査　WBC 4,200/μL，RBC 503万/μL，Hb 16.2g/dL，PLT 17.3万/μL，Ht 48.9%，TP 6.4g/dL，Alb 3.5g/dL，AST 27IU/L，ALT 29IU/L，TC 169mg/dL，TG 132mg/dL，LDL-C109mg/dL，HDL-C 33mg/dL，BUN 20mg/dL，Cr 1.0mg/dL，Na 140mEq/L，K 4.2mEq/L，Cl 98mEq/L，FBG 105mg/dL，HbA1c 6.2%，CRP 0.68mg/dL

臨床経過　皮膚科受診後，帯状疱疹と診断されバラシクロビル錠と疼痛に対してミロガバリンベシル酸塩錠が開始となった。

問1 （　）の中に入る適切な語句はどれか。

　薬物の投与設計を行ううえで腎機能の評価は重要である。一般的に固定用量として（　①　）あたりの投与量で設定されている薬物は，個人の体格を考慮した腎機能評価である（　②　）や（　③　）を用いる。標準体格（体表面積 $1.73\,\mathrm{m^2}$）で腎機能を補正した（　④　）は，体格による腎機能の差異がないため，CKDの重症度分類に用いられる。しかしながら，一部の抗菌薬や抗がん薬など体格が考慮された（　⑤　）あたり，もしくは，（　⑥　）あたりで投与量が設定されている薬物は，（　④　）を用いて投与設計を行う。

　Case 1のエサキセレノンのように，有害事象を回避するための指標としてCKDの重症度により投与が規定されている薬物は（　④　）を用いる。

＜選択肢＞

ア．体表面積補正eGFR，イ．CCr，ウ．体重，エ．体表面積未補正eGFR，
オ．1日，カ．体表面積

解答　①＿＿＿＿＿　②＿＿＿＿＿　③＿＿＿＿＿　④＿＿＿＿＿　⑤＿＿＿＿＿
　　　⑥＿＿＿＿＿　（②，③／⑤，⑥は順不問）

問2 （　　）の中に入る適切な語句はどれか。

　Crの測定法には，（　⑦　）法と（　⑧　）法などが用いられている。（　⑦　）法は，（　⑧　）法と比較し血清Crだけでなく他の血清中の物質とも反応する。一方，（　⑧　）法は血清Cr値を正確に測定できるため，（　⑦　）法と比して血清Cr値が20〜30％（　⑨　）となる。現在の日本においては（　⑧　）法で測定が行われている。したがって，添付文書においてCCrで腎機能別投与法が記載されている場合，（　⑦　）法で治験が行われた薬物であれば，Cockcroft-Gault式（CG式）の血清Cr値に（　⑩　）を加えてeCCrを算出するか，（　⑪　）eGFRに読み替えて用いるのが妥当と考えられる。

＜選択肢＞

キ．酵素，ク．Jaffe，ケ．低値，コ．高値，サ．0.2，シ．0.6，
ス．体表面積未補正，セ．体表面積補正

解答　⑦　　　　　　　⑧　　　　　　　⑨　　　　　　　⑩　　　　　　　⑪

問3 （　　）の中に入る適切な語句はどれか。

　バラシクロビルは，腎機能による調整が必要な薬物である。添付文書にはCCr（mL/min）による腎機能別投与量が記載されているが，海外での臨床試験の時期からJaffe法に基づくCCrと考えられる。そのため，CG式の血清Cr値を補正し，Case 1のeCCrを（　⑫　）mL/minとして添付文書を参照すると，投与量は（　⑬　）となる。一方，ミロガバリンは，国内で実施された臨床試験も含まれるため，酵素法による血清Crの値をそのまま用いても問題ないと考えられる。そのため，Case 1のeCCrを（　⑭　）mL/minとして添付文書を参照すると初回投与量は（　⑮　）となる。

＜選択肢＞

ソ．53，タ．56，チ．45，ツ．61，テ．1回1,000mg 12時間毎，
ト．1回1,000mg 24時間毎，ナ．1回2.5mg 1日2回，ニ．1回5mg 1日2回

解答　⑫　　　　　　　⑬　　　　　　　⑭　　　　　　　⑮

MEMO

●CG式を用いた腎機能評価

$eCCr$ (mL/min) = (140 - [年齢（歳）]) × [体重（kg)] / (72 × [Cr]) （女性は×0.85)

Cr：血清Cr値

●バラシクロビルの腎機能別投与量

	CCr (mL/min)			
	≧50	30〜49	10〜29	<10
単純疱疹造血幹細胞移植における単純ヘルペスウイルス感染症（単純疱疹）の発症抑制	500mgを12時間毎	500mgを12時間毎	500mgを24時間毎	500mgを24時間毎
帯状疱疹水痘	1,000mgを8時間毎	1,000mgを12時間毎	1,000mgを24時間毎	500mgを24時間毎

〔グラクソ・スミスクライン株式会社：バルトレックス錠500，インタビューフォーム（2020年12月改訂，第1版）より〕

●ミロガバリンの腎機能別投与量

		腎機能障害の程度（CCr：mL/min)		
		軽度(90>CCr≧60)	中等度(60>CCr≧30)	重度（血液透析患者を含む）(30>CCr)
1日投与量		10〜30mg	5〜15mg	2.5〜7.5mg
初期用量		1回5mg 1日2回	1回2.5mg 1日2回	1回2.5mg 1日1回
有効用量	最低用量	1回10mg 1日2回	1回5mg 1日2回	1回5mg 1日1回
	推奨用量	1回15mg 1日2回	1回7.5mg 1日2回	1回7.5mg 1日1回

〔第一三共株式会社：タリージェ錠，添付文書（2021年1月作成，第1版）より〕

■ 問1の解答

①オ. 1日　②・③イ. CCr, エ. 体表面積未補正eGFR
④ア. 体表面積補正eGFR　⑤・⑥ウ. 体重, カ. 体表面積
(②, ③/⑤, ⑥は順不問)

理論の要点

　推算クレアチニンクリアランス（eCCr），体表面積補正（標準化）eGFR，体表面積未補正（個別）eGFRの使い分けを理解する。

解 説

eCCrと個別eGFR

　臨床では，血清Cr値を用いた腎機能推算値であるCockcroft-Gault式（CG式）[1]によるeCCrや日本人のGFR推算式[2]より算出する推算糸球体濾過量（eGFR）が汎用されています。eGFRには，標準化eGFR（mL/min/1.73m²）と，個別eGFR（mL/min）があります。

　固定用量（mg/日，mg/回など）で投与量が設定されている薬物の投与設計には，個人の腎機能を表すeCCr（mL/min）や個別eGFR（mL/min）を用います。個別eGFR（mL/min）は，個人の体格を考慮した腎機能推算値です。CG式によるeCCr（mL/min）で考慮されている体重に加え，身長も含まれているため，肥満による腎機能の過大評価がなく，より個人の腎機能を反映しているといえます。一方で，長期臥床高齢者のように，血清Cr値が低値の患者では，腎機能を過大評価することがあるので注意が必要です。

標準化eGFR（mL/min/1.73m²）

　標準化eGFR（mL/min/1.73m²）は，国際的に標準とされる体格（体表面積1.73m²）へ補正されています。体格による腎機能の差異をなくし標準的に腎機能を評価できるため，CKDの重症度分類に使用されます。そのため，標準的な体格の人以外に標準化eGFR（mL/min/1.73m²）は投与設計には使用できず，

薬物の投与設計には原則使用できません。1.73m²は身長170cm，体重63kgに相当することから，日本の女性や高齢者の多くで，このような体格にあてはまらないことからも想像できると思います。

ただし，一部の抗菌薬や抗がん薬などのように，投与量がmg/kgやmg/m²で設定されている場合は，標準化eGFR（mL/min/1.73m²）を用います。理由としては，投与量で体格が考慮されているため，腎機能の推算においても体格を考慮した個別eGFR（mL/min）やeCCr（mL/min）を用いると，二重補正となってしまい過小投与となる可能性があるためです。

また，固定用量で規定されている薬物でも，有害事象を回避するために標準化eGFR（mL/min/1.73m²）で投与設計を行う場合があります。例えば，Case 1のエサキセレノンは，固定用量で投与量が設定されている薬物です。肝代謝型の薬物であるため，腎機能低下による血中濃度の上昇はみられず[3]，血中濃度に依存的な副作用が起こる可能性は低いと考えられます。しかし，エサキセレノンは，有害事象として高K血症があり，腎機能が低下するとKの排泄遅延が起こり，相加的に高K血症の発症率が高くなるため，CKDの重症度を表す標準化eGFR（mL/min/1.73m²）で投与量が設定されていると考えられます。

■ 問2の解答

⑦ク．Jaffe　　⑧キ．酵素　　⑨ケ．低値　　⑩サ．0.2
⑪ス．体表面積未補正

Theory　理論の要点

Jaffe法と酵素法の違いを理解し，添付文書に記載されている腎機能別投与量の投与設計に活かす。

解説

Jaffe法と酵素法

血清Cr値の測定には，Jaffe法や酵素法などの測定法が用いられています。現在，日本では主に酵素法が用いられています。Jaffe法は血清Cr値だけでなく，

ピルビン酸など他の血清中の物質とも反応する[4]ため，酵素法のほうが正確性は高く，Jaffe法で測定した血清Cr値と比べ，値が0.2mg/dL程度低値となります。

2つの測定法ではこうした違いがあるため，添付文書に記載されている腎機能の取り扱いには注意が必要です。例えば，Jaffe法で治験が行われた薬物では，添付文書に記載されているCCrは，Jaffe法で測定された血清Cr値に基づくCCr（CCr_{jaffe}）となります。そこに，酵素法で測定された血清Crに基づくCCr（CCr_{enzyme}）を使用すると腎機能を過大評価し，過量投与となる可能性があります。そのため，酵素法で測定された血清Cr値に0.2を加えCCr_{jaffe}とするか，個別eGFR（mL/min）に読み替えて投与設計を行うことが妥当と考えられます。ただし，酵素法や同位体希釈質量分析（isotope dilution mass spectrometry；IDMS）に準じた血清Cr値の測定法を用いて治験が行われた薬物の添付文書に記載されているCCrは，CCr_{enzyme}となり0.2を加える必要はありません[5]。

CCr_{jaffe}の正常値は100mL/minとeGFRに近似します。一方，CCr_{enzyme}の正常値は100mL/minではなく，120〜130mL/minとGFRの正常値より1.2〜1.3倍高値となります。eGFRではなくCCrを用いた投与設計を行う場合には，この点についても留意しておく必要があります。

CCr_{jaffe} ≒ MDRD 式による個別 eGFR

薬物ごとにJaffe法または酵素法で測定したのかは，インタビューフォームなどに記載されているもの以外は，不明であることが多いのが現状です。一つの基準として，米国では1995年以降，酵素法に近い測定値が得られるcompensated-Jaffe法が広まっています[6]。そのため，1995年以前に欧米で開発された薬物はCCr_{jaffe}と考えられますが，薬物個々に判断していく必要があります。なお，米国では2010年12月31日よりJaffe法からIDMS法に準じた方法に全面的に変更となっています。

また，アメリカ食品医薬品局（FDA）は，2010年3月にCCr_{jaffe}≒IDMS-MDRD式（modification of diet in renal disease式）[7]により算出された標準化eGFR（mL/min/1.73m^2）と考えてよいとの見解を製薬企業向けに示しています。そのため，JAK阻害薬のバリシチニブのように腎機能別の投与量が固定用量で設定されていても，腎機能の指標が標準化eGFR（mL/min/1.73m^2）で記載されている薬物があります。その場合，標準体型であれば標準化eGFR（mL/min/1.73m^2）を用いても問題はありませんが，標準体型より大きく乖離した体格の場合では，

個別eGFR（mL/min）を用いるほうが妥当と考えられます[5]。なぜならば，標準体型との解離が大きいほど個人の腎機能との差が大きくなるためです。標準体型より体格が大きい人は，体表面積補正をすることで個人の腎機能を過小評価することになり，逆に，標準体型より体格が小さい人は過大評価することになります。

●IDMS-MDRD式

標準化eGFR（mL/min/1.73m²）=175×[Cr]$^{-1.154}$×[年齢（歳）]$^{-0.203}$×0.808（日本人）［×0.742（女性）］　　　　　　　　　　　　　Cr：血清Cr値

■ 問3の解答

⑫チ．45　　⑬テ．1回1,000mg 12時間毎　　⑭ソ．53
⑮ナ．1回2.5mg 1日2回

Theory　理論の要点

　実際に添付文書に記載されている腎機能別投与量について，血清Cr値の測定法を考慮したうえで，患者の腎機能より投与設計を行う。

解説

血清Cr値の測定法を考慮した投与設計

　Case 1で投与が開始となった薬物について実際に考えていきます。

　バラシクロビルは，投与量が固定用量で設定されており，腎機能の指標は，CCr（mL/min）で記載されています。バラシクロビルの日本における発売日は2000年ですが，国際誕生は1994年である[8]ため，CCr$_{jaffe}$と考えられます。そのため，CG式の血清Cr値に0.2を加えて，腎機能をeCCr 45mL/minとみなして考えると，添付文書より投与量は1回1,000mgを12時間毎になります。

　ミロガバリンは，2019年に発売開始となった薬物であり，CCr$_{enzyme}$での記載と考えられます。そのため，CG式の血清Cr値に0.2を加えずeCCr 53mL/minとし，添付文書より初回投与量は1回2.5mgを1日2回となります。

　以上のように，添付文書や書籍に記載されている腎機能別投与量について，血

清Cr値の測定法を考慮したうえで投与設計を行うことが重要です。

[文献]

1) Cockcroft DW, et al：Prediction of creatinine clearance from serum creatinine. Nephron, 16：31-41, 1976
2) Matsuo S, et al：Revised equations for estimated GFR from serum creatinine in Japan. Am J Kidney Dis, 53：982-992, 2009
3) 第一三共株式会社：ミネブロ錠2.5mg，インタビューフォーム（2021年2月改訂，第5版）
4) Horio M, et al：Comparison of Jaffe rate assay and enzymatic method for the measurement of creatinine clearance. Nihon Jinzo Gakkai Shi, 38：296-299, 1996
5) 日本腎臓病薬物療法学会・編：腎機能別薬剤投与量POCKET BOOK 第3版. じほう, 2020
6) 堀尾 勝：腎機能の評価. 日本内科学会誌. 96：159-165. 2007
7) Levey AS, Coresh J, et al：Using standardized serum creatinine values in the modi-cation of diet in renal disease study equation for estimating glomerular fitration rate. Ann Intern Med, 145：247-254, 2006
8) グラクソ・スミスクライン株式会社：バルトレックス錠500，インタビューフォーム（2021年3月改訂，第18版）
9) 第一三共株式会社：タリージェ錠，添付文書（2021年1月改訂，第1版）

（植田 徹）

Column 3

海外では，どのような腎機能推算式が使用されているの？

Cockcroft-Gault式[1]（CG式）よるCCrの算出が，最も古典的な腎機能推算の方法です。CG式は，男性のみのデータで構築された式であるため，女性での精度が低いこと，体表面積により補正されていないため，CKDの重症度判断には使いにくいことが問題です。そして，なにによりCr値がJaffe法による測定値で算出されているため，Cr値の測定精度の問題もあります。そこで，2006年にIDMS（isotope dilution mass spectrometry）によって標準化されたCr測定法を用いたGFRの推算式としてIDMS-MDRD式[2]が発表されました。しかしながら，IDMS-MDRD式は，腎機能正常域の若年者で腎機能を過小評価する問題があったため，2009年にCKD-EPI式[3]が発表されました。CKD-EPI式は，Cr値により異なる推算式を用い，腎機能正常域の正確度を改善しています。このように，国際的には，IDMS-MDRD式やCKD-EPI式が広く利用されていますが，両式ともに人種差を補正する必要があります。そこで，わが国ではより正確な式を求めて独自の式が作成され，腎機能推算式でもガラパゴス化しました。また，高齢者における推算式の精度低下は国際的にも問題であり，CrとシスタチンC（CysC）を用いたCKD-EPI式や70歳以上の高齢者を対象にしたBIS式[4]が報告されています（表1）。

■文献

1) Cockcroft DW, et al : Prediction of creatinine clearance from serum creatinine. Nephron, 16 : 31-41, 1976
2) Levey AS, et al : Using standardized serum creatinine values in the modification of diet in renal disease study equation for estimating glomerular filtration rate. Ann Intern Med, 145 : 247-254, 2006
3) Levey AS, et al : A new equation to estimate glomerular filtration rate. Ann Intern Med, 150 : 604-612, 2009
4) Schaeffner ES, et al : Two novel equations to estimate kidney function in persons aged 70 years or older. Ann Intern Med, 157 : 471-481, 2012

（浦田元樹）

表1　主な腎機能推算式

腎機能推算式	式
IDMS-MDRD式（Cr） • 世界的に広く使用されているeGFR式である。腎機能正常域の若年者で過小評価となる。 • 人種差を考慮（補正）する必要がある。	eGFR（mL/min/1.73m²）＝175×[Cr]$^{-1.154}$×[Age]$^{-0.203}$（女性は×0.742） 日本人では補正係数0.808を用いる。
CKD-EPI式（Cr） • IDMS-MDRD式の問題点を改善するため，血清Cr値により異なる推算式を用い，腎機能正常域の正確度を改善している。 • IDMS-MDRD式同様に人種差を考慮（補正）する必要がある。	男性　[Cr]≦0.9mg/dLの場合 　　eGFR（mL/min/1.73m²）＝141×（[Cr]/0.9）$^{-0.411}$×0.993$^{[Age]}$ 男性　[Cr]＞0.9mg/dLの場合 　　eGFR（mL/min/1.73m²）＝141×（[Cr]/0.9）$^{-1.209}$×0.993$^{[Age]}$ 女性　[Cr]≦0.7mg/dLの場合 　　eGFR（mL/min/1.73m²）＝144×（[Cr]/0.9）$^{-0.329}$×0.993$^{[Age]}$ 女性　[Cr]＞0.7mg/dLの場合 　　eGFR（mL/min/1.73m²）＝144×（[Cr]/0.9）$^{-1.209}$×0.993$^{[Age]}$ 日本人では補正係数0.813を用いる。
CKD-EPI式（CysC） • 筋肉量の影響を受けにくいCysCを用いたCKD-EPI式である。 • 高齢者においてより正確性が高いとされる。	[CysC]≦0.8mg/dLの場合 　eGFR（mL/min/1.73m²）＝133×（[CysC]/0.8）$^{-0.499}$×0.996$^{[Age]}$（女性は×0.932） [CysC]＞0.8mg/dLの場合 　eGFR（mL/min/1.73m²）＝133×（[CysC]/0.8）$^{-1.328}$×0.996$^{[Age]}$（女性は×0.932）
CKD-EPI式（CrとCysC） • CrとCysCを用いたCKD-EPI式の改良式である。 • CysCだけを用いる場合より，高齢者において正確性がさらに高まるとされる。	男性　[Cr]≦0.9mg/dL，[CysC]≦0.8mg/dLの場合 　　eGFR（mL/min/1.73m²）＝135×（[Cr]/0.9）$^{-0.207}$×（[CysC]/0.8）$^{-0.375}$×0.995$^{[Age]}$ 男性　[Cr]≦0.9mg/dL，[CysC]＞0.8mg/dLの場合 　　eGFR（mL/min/1.73m²）＝135×（[Cr]/0.9）$^{-0.207}$×（[CysC]/0.8）$^{-0.711}$×0.995$^{[Age]}$ 男性　[Cr]＞0.9mg/dL，[CysC]≦0.8mg/dLの場合 　　eGFR（mL/min/1.73m²）＝135×（[Cr]/0.9）$^{-0.601}$×（[CysC]/0.8）$^{-0.375}$×0.995$^{[Age]}$ 男性　[Cr]＞0.9mg/dL，[CysC]＞0.8mg/dLの場合 　　eGFR（mL/min/1.73m²）＝135×（[Cr]/0.9）$^{-0.601}$×（[CysC]/0.8）$^{-0.711}$×0.995$^{[Age]}$ 女性　[Cr]≦0.7mg/dL，[CysC]≦0.8mg/dLの場合 　　eGFR（mL/min/1.73m²）＝135×（[Cr]/0.7）$^{-0.248}$×（[CysC]/0.8）$^{-0.375}$×0.995$^{[Age]}$ 女性　[Cr]≦0.7mg/dL，[CysC]＞0.8mg/dLの場合 　　eGFR（mL/min/1.73m²）＝135×（[Cr]/0.7）$^{-0.248}$×（[CysC]/0.8）$^{-0.711}$×0.995$^{[Age]}$ 女性　[Cr]＞0.7mg/dL，[CysC]≦0.8mg/dLの場合 　　eGFR（mL/min/1.73m²）＝135×（[Cr]/0.7）$^{-0.601}$×（[CysC]/0.8）$^{-0.375}$×0.995$^{[Age]}$ 女性　[Cr]＞0.7mg/dL，[CysC]＞0.8mg/dLの場合 　　eGFR（mL/min/1.73m²）＝135×（[Cr]/0.7）$^{-0.601}$×（[CysC]/0.8）$^{-0.711}$×0.995$^{[Age]}$
BIS1式（Cr） • 70歳以上の高齢者を対象に考案されたeGFR式である。 • Crを用いたIDMS-MDRD式やCKD-EPI式に比べ，高齢者において予測精度が高いとされる。	eGFR（mL/min/1.73m²）＝3,736×[Cr]$^{-0.87}$×[Age]$^{-0.95}$（女性は×0.82）
BIS2式（CrとCysC） • CrとCysCの両方を用いたBIS1式の改良式である。 • 高齢者において正確性がさらに高まるとされる。	eGFR（mL/min/1.73m²）＝767×[CysC]$^{-0.69}$×[Cr]$^{-0.40}$×[Age]$^{-0.57}$（女性は×0.87）

BW：体重（kg），Age：年齢（歳）

Lesson 04 CKD患者で注意が必要な薬物の薬物動態を学ぼう

□ 腎機能低下時に注意が必要な薬物の特徴がわかる。

□ CKD患者の薬物動態の変化について理解する。

Case 1 低血糖で救急搬送された高齢男性

患　者 72歳，男性

主　訴 倦怠感，食欲不振

現病歴 数日前より倦怠感が増強，食欲不振あり。手や指の震え，脱力感，冷や汗などを認め，救急搬送された。糖尿病の既往あり，血糖値を測定したところ60mg/dLと低値であり，また血液検査より貧血を認め，入院となった。

既往歴 2型糖尿病，高尿酸血症，胃潰瘍，脳梗塞，てんかん

家族歴 特記事項なし

薬　歴

[1] ファモチジン錠20mg 　　　1回1錠　1日2回　朝夕食後

[2] アロプリノール錠100mg 　1回1錠　1日2回　朝夕食後

[3] グリメピリド錠1mg 　　　　1回2錠　1日1回　朝食後

[4] フェニトイン散10% 　　　　1回1g　　1日2回　朝夕食後

身体所見 身長163cm，体重45kg

血液検査 WBC 3,700/μL, RBC 236万/μL, Hb 7g/dL, Ht 25%, Plt 15.1万/μL, CRP 1.4mg/dL, TP 3.4g/dL, Alb 2.6g/dL, T-Bil 1.5mg/dL, AST 30U/L, ALT 63U/L, LD 135U/L, γ-GTP 50U/L, BUN 32mg/dL, Cr 1.5mg/dL, Na 130mEq/L, K 3.9mEq/L, Cl 97mEq/L, 総フェニトイン5μg/mL

問1 （　　）の中に入る適切な語句はどれか。

　一般的に，（　①　）薬物は，そのまま（　②　）として（　③　）から排泄され，（　④　）薬物は，主に（　⑤　）で代謝を受けて水溶性が高まり，胆管もしくは（　③　）を経由して排泄される。代謝物のなかには，活性を有する（　⑥　）が存在する。

　Case 1の患者は，Cockcroft-Gault式（CG式）による推算クレアチニンクリアランス（eCCr）が（　⑦　）mL/minであり，重度腎機能低下を認めている。そのため，尿中（　②　）排泄率が高い（　⑧　）と，（　⑥　）を有する（　⑨　），（　⑩　）の減量もしくは中止が必要である。

＜選択肢＞

ア．水溶性，イ．脂溶性，ウ．未変化体，エ．代謝物，オ．活性代謝物，カ．腎臓，キ．肝臓，ク．28，ケ．24，コ．アロプリノール，サ．グリメピリド，シ．ファモチジン

解答　①　　　　　　②　　　　　　③　　　　　　④　　　　　　⑤

　　　⑥　　　　　　⑦　　　　　　⑧　　　　　　⑨　　　　　　⑩

　　　（⑨，⑩は順不問）

MEMO

●CG式によるeCCrの計算

eCCr（mL/min）＝（140－[年齢（歳）]）×[体重（kg）]/（72×[Cr]）（女性は×0.85）

Cr：血清Cr値

問2 (　　) の中に入る適切な語句はどれか。

　CKD患者では，腎機能の低下だけでなく，さまざまな薬物動態の変動が認められる。

　通常，フェニトインの血漿タンパク結合率は，約90％である。しかしながら，Case 1のようなCKD患者では，低（　⑪　）血症によりフェニトインの血漿タンパク結合率が（　⑫　）している可能性がある。Case 1の総フェニトイン濃度は5μg/mLと低値であるが，（　⑬　）のフェニトイン濃度は有効域内の可能性があるため，安易に増量するのではなく，（　⑬　）のフェニトイン濃度を測定し評価することが必要である。

　また，低（　⑪　）血症による体液貯留があると，（　⑭　）薬物の分布容積が増大するため，投与量の調整が必要になることがある。

＜選択肢＞

ス．アルブミン，セ．α_1酸性糖タンパク質，ソ．増加，タ．低下，
チ．血漿タンパク結合型，ツ．血漿タンパク非結合型，テ．脂溶性，ト．水溶性

解答　⑪　　　　　　　⑫　　　　　　　⑬　　　　　　　⑭

■ 問1の解答

①ア. 水溶性　　②ウ. 未変化体　　③カ. 腎臓　　④イ. 脂溶性
⑤キ. 肝臓　　⑥オ. 活性代謝物　　⑦ク. 28　　⑧シ. ファモチジン
⑨・⑩コ. アロプリノール, サ. グリメピリド　（⑨, ⑩は順不問）

理論の要点

腎機能低下時には，活性をもった未変化体と活性代謝物の排泄遅延に注意する。

解 説

薬物の水溶性および脂溶性と消失臓器との関係性

　脂溶性の高い薬物は，未変化体のままでは，腎尿細管上皮細胞における受動拡散により再吸収されます。そのため，脂溶性薬物は，肝細胞内の代謝酵素の働きによる水酸化反応やグルクロン酸などが付加する抱合反応により，水溶性が高い代謝物として尿中や胆汁中へ排泄されます。一方，水溶性薬物は，受動拡散による再吸収の影響をほとんど受けないため，糸球体濾過された薬物*は，そのまま未変化体として腎臓から排泄されます（図1）。また，腎機能が低下すると，活

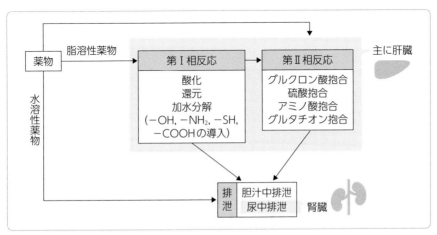

図1　薬物の代謝と排泄経路

表1 ファモチジンの腎機能別の投与量（1回20mg 1日2回投与を基準とする場合）

CCr (mL/min)	投与法
CCr≧60	1回20mg 1日2回
60>CCr>30	1回20mg 1日1回 1回10mg 1日2回
30≧CCr	1回20mg 2〜3日に1回 1回10mg 1日1回
透析患者	1回20mg 透析後1回 1回10mg 1日1回

〔LTLファーマ株式会社：ガスターD錠，添付文書（2019年8月改訂，第1版）より〕

性をもった未変化体または活性代謝物の排泄が遅延し，副作用が起こる可能性があり注意が必要です。

＊薬物の糸球体濾過量は，血漿タンパク結合率（結合率が高い薬物は糸球体濾過を受けにくい），および肝取り込みトランスポーターの寄与率〔有機アニオン輸送ポリペプチド（OATP）のようなトランスポーターの基質になる薬物は肝消失率が高くなりやすい〕にも影響されることに注意が必要です。

 ## 腎機能を考慮した臨床効果の検討

　Case 1の服用薬において，ファモチジンは，尿中未変化体排泄率が80％以上であり，腎機能にあわせた減量基準が添付文書に記載されています（表1）。Cockcroft-Gault式によるCase 1の推算クレアチニンクリアランス（eCCr）は28mL/minであり，1日投与量10mgへの減量が必要です。ファモチジンのようなヒスタミンH_2受容体拮抗薬は，抗コリン作用を有しており，せん妄や認知機能低下を引き起こすだけでなく，汎血球減少のような重篤な副作用を発現することがあります[1]。

　CKD患者においては，尿中未変化体排泄率が高い薬物だけでなく，活性代謝物が腎排泄される薬物にも注意が必要です。Case 1では，高尿酸血症治療薬のアロプリノール，およびスルホニル尿素（SU）薬のグリメピリドは，活性代謝

表2 アロプリノールの腎機能別の投与量

一般名	GFRまたはCCr (mL/min)					HD (血液透析) PD (腹膜透析)
	>80　70　　60　　50　　40　　30　　20　　10					
	正常または 軽度低下	軽度～ 中等度	中等度～ 高度	高度低下	末期 腎不全	
アロプリノール	1日200～300mgを分2～分3,食後	1日1回100mg。ただし,この用量では適正な尿酸値にコントロールできない場合が多い。		1日1回50mg。ただし,この用量では適正な尿酸値にコントロールできない場合が多い。		HD患者では1回100mgを週3回,毎HD後。CAPD患者では1日1回50mg。ただし,この用量では適正な尿酸値にコントロールできない場合が多い。

〔日本腎臓病薬物療法学会腎機能別薬剤投与方法一覧作成委員会・編：腎機能別薬剤投与量POCKET BOOK第3版.じほう,2020より〕

物を有する薬物です。

　CKD患者へのアロプリノールの過量投与は，汎血球減少や剥脱性皮膚炎，重篤な肝障害，腎障害のような致死的な副作用を起こすことがあります[2]。Case 1の腎機能では，このような副作用を回避するため，アロプリノールの投与量を1日1回50mgへの減量が推奨されます（表2）[3]。しかし，この投与量では，十分な臨床効果を得られない可能性があります。そのため，アロプリノールの投与量を減量後に，尿酸値が高値を示しているのであれば，フェブキソスタットへの変更を検討しても良いかもしれません。

　CKD患者へのSU薬の過量投与は，遷延性の低血糖を起こし，低K血症やQT延長を伴い，心血管病変の悪化を引き起こします[4]。そのため，グリメピリドは，CCr 30mL/min以下の腎機能の患者への投与は禁忌となっています。Case 1は，低血糖を起こしているため，速やかな投与中止が必要です。投与中止後に血糖値が上昇してくれば，腎機能に影響されにくい薬物や低血糖を起こしにくい薬物へ変更しても良いかもしれません。

表3　尿中未変化体排泄率が高い薬物の一例

薬効	薬物名	尿中未変化体排泄率（%）	気をつけたい副作用
抗菌薬	ゲンタマイシンなどのアミノ配糖体	80	聴力障害（第8脳神経障害），腎障害
	イミペネム	70	中枢神経症状
	レボフロキサシン	87	中枢神経症状，QT延長
	バンコマイシン	95	聴力障害（第8脳神経障害），腎障害
抗ウイルス薬	アシクロビル バラシクロビル	80	中枢神経症状，腎障害
	アマンタジン	90	中枢神経症状
H_2遮断薬	ファモチジンなど	80	中枢神経症状，骨髄抑制
代謝拮抗薬	メトトレキサート	90	骨髄抑制
抗不整脈薬	ピルシカイニド	80	心停止，意識障害
	シベンゾリン	60	不整脈，低血糖
強心配糖体	ジゴキシン	80	不整脈，ジギタリス中毒
神経性疼痛治療薬	プレガバリン	90	中枢神経症状
抗てんかん薬	ガバペンチン	100	中枢神経症状
躁病治療薬	炭酸リチウム	95	中枢神経症状，リチウム中毒
抗精神病薬	スルピリド	90	中枢神経症状
眼圧降下薬	アセタゾラミド	90	中枢神経症状
抗凝固薬	ダビガトラン	82	出血傾向

※尿中未変化体排泄率はおおよその平均値で記載した。

〔平田純生，他・編：腎不全と薬の使い方Q＆A 第2版．じほう，p108，2020より〕

尿中未変化体排泄率が高い薬物と活性代謝物を有する薬物

　Case 1の服用薬以外にも，尿中未変化体排泄率が高く，注意が必要な薬物はたくさんあります。実際に起こった副作用報告の事例をいくつか紹介します（表3）。帯状疱疹やヘルペスでよく処方されるバラシクロビルは，呂律困難や意識レベルの低下などが発現し救急搬送される事例[5]があり，製薬会社から「適正使用のお願い」が出されました。心房細動による脳卒中や塞栓症の予防に用いられる抗凝固薬のダビガトランは，重篤な出血による死亡例[6]があり「安全性速報」が出さ

表4 活性代謝物を有する薬物の一例

薬効	薬物名	活性代謝物	活性代謝物の作用
高尿酸血症治療薬	アロプリノール	オキシプリノール	剝脱性皮膚炎,汎血球減少など
SU薬	グリベンクラミド	4-トランス-OH体,3-シス-OH体	血糖降下作用の増強
	アセトヘキサミド	ヒドロキシヘキサミド	
	グリメピリド	ヒドロキシグリメピリド	
速効型インスリン分泌促進薬	ナテグリニド	M1代謝物	
抗不整脈薬	ジソピラミド	モノ-N-デアルキルジソピラミド	強力な抗コリン作用,低血糖
	プロカインアミド	N-アセチルプロカインアミド	抗不整脈作用の増強
	リドカイン	グリシネクスリダイド	痙攣などの中枢障害
麻薬性鎮痛薬	モルヒネ	モルヒネ-6-グルクロニド	傾眠傾向,鎮静作用の持続
ベンゾジアゼピン系睡眠・鎮静薬	ミダゾラム	α-ヒドロキシミダゾラム抱合体	傾眠傾向,鎮静作用の持続
非定型抗精神病薬	リスペリドン	9-OH体（パリペリドン）	傾眠傾向,鎮静作用の持続
脂質異常症治療薬	クロフィブラート	クロロフェノキシイソブチル酸	骨格筋障害の増強

〔平田純生, 他・編：腎不全と薬の使い方Q＆A 第2版. じほう, p309, 2020より〕

れました。つい最近では,抗不整脈薬のピルシカイニドが透析患者に通常用量処方され,死亡した事例が話題となっています。通常用量を処方されているため,問題ないだろうと調剤してしまうと,CKD患者では過量投与となってしまい,このような取り返しのつかない事態になりかねません。

　次に,活性代謝物を有する薬物について,CKD患者において認められた副作用の報告事例について紹介します（表4）。モルヒネは,CKD患者において活性代謝物の蓄積により,意識障害や鎮静作用の持続,呼吸抑制のような副作用がでることがあります。また,緩和医療でよく使用されるミダゾラムも同様に活性代謝物を有しており,鎮静作用が持続し,拮抗薬のフルマゼニルを投与した症例が報告されています[7]。

薬剤師は，CKD患者において，以上のような未変化体や活性代謝物の排泄遅延が，重篤な副作用を起こす可能性が高いことを意識し，腎機能にあわせた減量や同種・同効薬への変更など，副作用を回避するための方策を巡らして安全な薬物治療を行う必要があります。

　PMDAのホームページに，これまで報告のあった「副作用が疑われる症例報告に関する情報」が掲載されていますので，普段の業務にお役立てください（https://www.pmda.go.jp/safety/info-services/drugs/adr-info/suspected-adr/0005.html）。

■ 問2の解答

⑪ス．アルブミン　　⑫タ．低下　　⑬ツ．血漿タンパク非結合型
⑭ト．水溶性

理論の要点

　副作用の理由は，排泄遅延だけではない。その他の薬物動態の変動にも注意する。

解説

血中フェニトイン濃度の評価

　フェニトインは，CKD患者でも生じる低アルブミン血症により，血漿タンパク結合率が低下します。フェニトインの血漿タンパク結合率が低下すると，血漿タンパク非結合型の割合が増大し，組織再分布により肝臓への移行性も増大するため，フェニトインの消失が増大します。そのため，血漿タンパク結合型と非結合型を合わせたフェニトイン総濃度が低下します。一方で，非結合型のフェニトイン濃度は，タンパク結合率変動の影響を受けず，ほぼ一定に保たれます（図2）。また，非結合型のフェニトインの有効治療濃度域は，腎機能正常者も透析患者も$1\sim2\mu$g/mLとされています[2]。以上のことから，低アルブミン血症を併発している患者では，血中のフェニトインの総濃度が低値だという理由のみで投与量を増やすとフェニトイン中毒（目のかすみ，眼球振盪，歩調困難など）になる可能性があるので，非結合型の濃度を測定して評価することが重要です。TDMの際

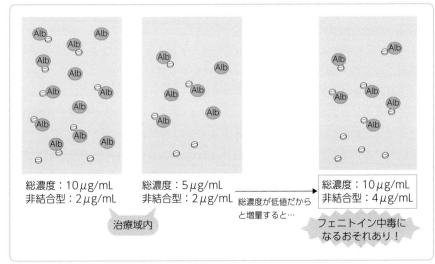

図2 低アルブミン血症時の血漿タンパク結合率と血中濃度の変化

は，その濃度が何を示しているか（総濃度なのか，非結合型濃度なのか），低アルブミン血症になっていないかなど，注意深く観察しましょう。

 ## 細胞間質液の増大および α_1 酸性糖タンパク質による非結合型薬物濃度の低下

　低アルブミン血症により，細胞間質液が増大し浮腫を生じると，主に細胞外液に分布する水溶性薬物の分布容積が大きくなることがあります。分布容積の増大は，ピーク濃度の低下を引き起こすため，濃度依存性抗菌薬が効果不十分となる場合は，投与方法の工夫（1回投与量の増量かつ投与間隔の延長）が必要です。一方，CKD患者では慢性的な炎症反応により，α_1 酸性糖タンパク質という塩基性薬物が結合する血漿タンパク質が増加しています。そのため，ジソピラミドやリドカインのような塩基性薬物の非結合型の割合が低下している可能性があります。

末期腎不全患者における肝代謝型薬物の血中濃度上昇

　末期腎不全患者では，尿毒症物質の影響により，デュロキセチン[8]やプロプラノロール[9]などのバイオアベイラビリティが上昇することが報告されています。

そのため，デュロキセチンは肝代謝型薬物にもかかわらず，重度腎障害患者（CCr≦30 mL/min）には投与禁忌となっています。デュロキセチンの過量投与は，セロトニン症候群のような重篤な副作用を起こすことがあるので注意が必要です。

　肝臓だけでなく腎臓でも物質代謝が行われています。ビタミンDの活性化の一つに腎臓が関与していることは有名ですが，インスリンも部分的に腎臓で代謝されていることはご存知でしょうか。インスリンは，その1/3が腎臓で代謝されています[2]。よって，末期腎不全患者ではインスリンの分解能が低下するため，過量投与による遷延性の低血糖を起こさないように，インスリンの投与量を減量する必要があります。また，モルヒネの50％が腎臓でグルクロン酸抱合を受けることが報告されています[10]。よって，モルヒネ投与時は，活性代謝物の蓄積だけでなく，モルヒネそのものの代謝遅延にも注意が必要です。

　　　　前述した薬物動態の変動と，注意しなければならない薬物をまとめました（図3）[2), 10)-12)]。個々の患者の病態を把握し，それぞれの薬物の特徴を知ることが，より安全で有効な薬物治療を可能とするでしょう。

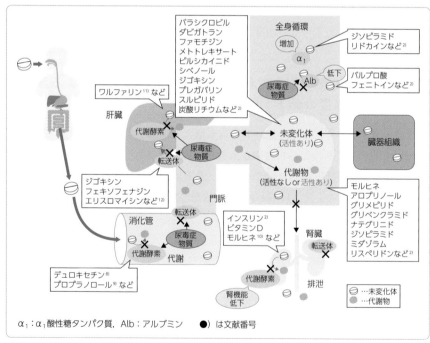

図3　末期腎不全患者における薬物動態の変動と注意が必要な薬物

〔筆者作成〕

[文献]

1) 川上美由希, 他：ファモチジンの蓄積による汎血球減少症が疑われた透析症例. 臨床薬理, 30：323-324, 1999

2) 平田純生, 他・編：腎不全と薬の使い方Q＆A 第2版. じほう, 2020

3) 日本腎臓病薬物療法学会腎機能別薬剤投与方法一覧作成委員会・編：腎機能別薬剤投与量 POCKET BOOK第3版. じほう, 2020

4) Tsujimoto T, et al：Vital signs, QT prolongation, and newly diagnosed cardiovascular disease during severe hypoglycemia in type 1 and type 2 diabetic patients. Diabetic Care, 37：217-225, 2014

5) 全日本民医連：副作用モニター情報〈415〉抗ウイルス剤バラシクロビルによる急性腎不全. 民医連新聞, 第1572号（2014年5月19日）(https://www.min-iren.gr.jp/?p=19526)

6) 日本ベーリンガーインゲルハイム株式会社：安全性速報：プラザキサカプセルによる重篤な出血について. 2011

7) Bauter TM, et al：Prolonged sedation due to accumulation of conjugated metabolites of midazolam. Lancet, 346：145-147, 1995

8) Lobo ED, et al：Effects of varying degrees of renal impairment on the pharmacokinetics of duloxetine：analysis of a single-dose phase I study and pooled steady-state data from phase II/III trials. Clin Pharmacokinet, 49：311-321, 2010

9) Bianchetti G, et al：Pharmacokinetics and effects of propranolol in terminal uraemic patients and in patients undergoing regular dialysis treatment. Clin Pharmacokinet, 1：373-384, 1976

10) Jacqz E, et al：Extrahepatic glucronidation of morphine in the dog. Drug Metab Dispos, 14：627-630, 1986

11) Albrecht D, et al：Pharmacokinetics of tecarfarin and warfarin in patients with severe chronic kidney disease. Thromb Haemost, 117：2026-2033, 2017

12) 辻本雅之, 他：末期腎不全時に腎外クリアランスが変動する薬剤とその要因. 日本腎臓病薬物療法学会誌, 1：3-13, 2012

（岩前瑠衣紗）

Column 4

尿毒症物質は薬物動態にどう影響するの？

　末期腎不全患者では，倦怠感，嘔気，食欲不振，頭痛のような尿毒症症状が出現します。尿毒症は，タンパク質や脂肪酸などの代謝産物であるインドキシル硫酸，インドール酢酸，3-カルボキシ4-メチル5-プロピル2-フランプロピオン酸（CMPF）のような尿毒症物質が蓄積することが原因とされます。これら尿毒症物質は，一部の薬物動態にも影響することが知られています。

　尿毒症物質は，アルブミンの薬物結合部位に結合したり[1]，アルブミンの構造変化を引き起こすことで[2]，薬物のタンパク結合率を低下させます。そのため，CKD患者では，低アルブミン血症だけでなく，尿毒症物質の蓄積によるタンパク結合率の低下にも注意が必要です。また，これらの尿毒症物質は，薬物の肝取り込みに関与する有機アニオン輸送ポリペプチド（OATP）のような薬物トランスポーター[3]やCYP2C9のような薬物代謝酵素[4]も機能低下させることが報告されています。

　デュロキセチンは，末期腎不全患者において，バイオアベイラビリティが増大し，血中濃度が上昇することが報告されており（図1）[5]，このメカニズムは，部分的に尿毒症物質による消化管の薬物代謝酵素の阻害に起因すると考えられています。そのため，重度の腎機能障害患者（CCr 30mL/min以下）には投与禁忌となっています。また，CKD患者では，ワルファリンによる出血傾向が増加するこ

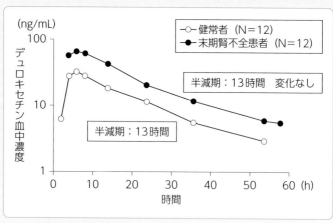

図1　末期腎不全患者におけるデュロキセチンの血中濃度推移
〔Lobo ED, et al：Clin Pharmacokinet, 49：311-321, 2010より〕

とが報告されています[6]。尿毒症物質の蓄積が，S-ワルファリンの代謝酵素である CYP2C9の活性を低下させることで，S-ワルファリンの血中濃度が上昇することが報告されています[7]。よって，CKD患者におけるCYP2C9の機能低下が，ワルファリンの出血傾向の要因の一つになっていると考えられます。トランスポーターや代謝酵素は肝臓だけでなく，消化管や腎臓などさまざまな場所にあります。特に，末期腎不全患者では，腎臓からの排泄遅延だけでなく，さまざまな薬物動態の変化が起こりうることを知っておきましょう。

■文献

1) Takamura N, et al：Need for pharmaceutical skill in using displacement of protein binding. Yakugaku Zasshi, 127：1805-1811, 2007

2) Varshney A, et al：Elimination of endogenous toxin, creatinine from blood plasma depends on albumin conformation：site specific uremic toxicity & impaired drug binding. PLoS One, 6：e17230, 2011

3) Tsujimoto M, et al：Effects of uremic serum and uremic toxins on hepatic uptake of digoxin. Ther Drug Monit, 30：576-582, 2008

4) Dreisbach AW, et al：The effect of chronic renal failure on drug metabolism and transport. Expert Opin Drug Metab Toxicol, 4：1065-1074, 2008

5) Lobo ED, et al：Effects of varying degrees of renal impairment on the pharmacokinetics of duloxetine：analysis of a single-dose phase I study and pooled steady-state data from phase II/III trials. Clin Pharmacokinet, 49：311-321, 2010

6) Jun M, et al：The association between kidney function and major bleeding in older adults with atrial fibrillation starting warfarin treatment：population based observational study. 350：h246, 2015

7) Albrecht D, et al：Pharmacokinetics of tecarfarin and warfarin in patients with severe chronic kidney disease. Thromb Haemost, 117：2026-2033, 2017

（岩前瑠衣紗）

Lesson 05 | CKD患者の投与設計の基本を学ぼう

今回の目標

□ 投与設計の基本的概念について理解する。
□ 透析性の高い薬物の特徴や考え方を理解する。

Case 1　MRSA感染症と診断された男性

患　者　60歳，男性

主　訴　発熱，全身倦怠感

現病歴　数日前より発熱，倦怠感を認め，炎症反応高値で入院となった。その後，MRSAが検出された。

既往歴　高血圧，骨折で入院（3カ月前）

家族歴　父：心不全

飲酒・喫煙　なし

アレルギー・不耐性・薬物有害反応　なし

薬　歴

[1] アムロジピン錠5mg　1回1錠　1日1回　朝食後

身体所見　身長170cm，体重55kg，体表面積1.63m²，血圧135/103mmHg

血液検査　TP 5.2g/dL, Alb 4.3g/dL, T-Bil 1.1mg/dL, AST 19U/L, ALT 10U/L, γ-GTP 19U/L, ALP 202U/L, HbA1c 4.7%, UA 7.1mg/dL, CRP 10.3mg/dL, BUN 26mg/dL, Cr 1.2mg/dL, WBC 9,600/μL, RBC 410万/μL, Hb 11.7g/dL, Plt 18.6万/μL, Na 139mEq/L, K 3.5mEq/L

腎機能推算値　体表面積補正（標準化）eGFR 49mL/min/1.73m²

細菌検査　血液培養MRSA（2+），WBC 100/HPF以上

臨床経過　MRSAによる肺炎の治療として，テイコプラニン注が開始されることとなった。

問1 （　　）の中に入る適切な語句はどれか。

　投与設計は，（　①　）投与量設計と（　②　）投与量設計に分けられる。また，もともと半減期が長い薬物や腎機能低下により半減期が延長している薬物は，（　③　）に達するまでの時間を要する。そのため，抗菌薬のように早期から十分な治療効果が必要とされる場合は，（　①　）投与を考慮する。（　①　）投与量は，腎機能低下のみでは変動しない薬物動態パラメータである（　④　）が決定因子となるため，腎機能低下患者であっても減量を必要としない薬物が多い。一方，（　②　）投与量は薬物の（　⑤　）に依存するため，腎排泄型薬物は腎機能に応じた調整が必要となる。

＜選択肢＞
ア．タンパク結合率，イ．分布容積，ウ．負荷，エ．維持，オ．全身クリアランス，カ．代謝酵素，キ．定常状態，ク．吸収速度

解答　①　　　　　　②　　　　　　③　　　　　　④　　　　　　⑤

問2 （　　）の中に入る適切な語句はどれか。

　腎排泄寄与率は尿中への（　⑥　）により代用可能と考えると，腎機能低下患者への1日投与量は，患者の腎機能（GFR, CCr）に応じて調整可能である。これは，（　⑦　）とよばれる。

　Case 1のテイコプラニン投与量は，（　⑦　）で検討する。テイコプラニンの尿中（　⑥　）を80％とすると，腎排泄寄与率は，（　⑧　）となる。腎機能正常者のGFRを100mL/minとして，Case 1の体表面積未補正（個別）eGFRは（　⑨　）mL/minと推定されるため，患者の全身クリアランスの低下率である投与量補正係数（R：1日投与量の減量率に相当）は（　⑩　）となる。

　抗菌薬TDMガイドラインの腎機能正常者の維持投与量は6.7mg/kgのため，補正投与量は6.7mg/kg×R＝（　⑪　）mg/kgとなり，通常投与間隔は24時間のため，補正投与間隔は（　⑫　）時間となる。

　Case 1の維持投与としては，（　⑪　）mg/kg×55kg＝（　⑬　）mgとなるため，1瓶200mg製剤の実臨床での投与を考慮すると（　⑭　）投与としておくことが望ましいと思われる。

＜選択肢＞

ケ．Cockcroft-Gault式，コ．Giusti-Hayton法，サ．未変化体排泄率，シ．タンパク結合率，ス．0.8，セ．46，ソ．49，タ．0.57，チ．3.8，ツ．6.7，テ．209，ト．200，ナ．42，ニ．72，ヌ．1.05瓶，ネ．1瓶

解答	⑥	⑦	⑧	⑨	⑩
	⑪	⑫	⑬	⑭	

MEMO

- 個別eGFR（mL/min）＝標準化eGFR×[体表面積（m²）]/1.73
- 投与量補正係数（R）＝1−腎排泄寄与率×〔1−患者のGFR/腎機能正常者のGFR（100）〕
  - 1回投与量の減量（投与間隔は通常）：補正投与量＝通常投与量×R
  - 投与間隔の延長（1回投与量は通常）：補正投与間隔＝通常投与間隔×1/R

Case 2 水分管理の透析コントロールのため入院となった患者

患　者	75歳，男性
主　訴	軽度倦怠感
現病歴	他院で血液透析（HD）を導入され，水分管理の透析コントロール目的で紹介入院となった。
既往歴	てんかん（部分発作）
家族歴	父：HD，母：高血圧
飲酒・喫煙	なし
アレルギー・不耐性・薬物有害反応	なし

薬　歴

[1] アムロジピン錠5mg 　　　　　　　　1回1錠　　1日1回　　朝食後
[2] オルメサルタン錠10mg 　　　　　　　1回1錠　　1日1回　　朝食後
[3] ビキサロマーカプセル250mg 　　　　1回2Cap　1日3回　　毎食直前
[4] ファレカルシトリオール錠0.3μg 　　 1回1錠　　1日1回　　朝食後
[5] レベチラセタム錠500mg 　　　　　　1回1錠　　1日1回　　夕食後

身体所見 　身長170cm，体重（ドライウェイト）57kg，体表面積1.66m^2，血圧121/97mmHg

血液検査 　TP 5.1g/dL，Alb 3.7g/dL，T-Bil 1.1mg/dL，AST 10U/L，ALT 13U/L，γ-GTP 22U/L，ALP 183U/L，HbA1c 4.3%，UA 5.7mg/dL，CRP 0.02mg/dL，BUN 40mg/dL，Cr 7.2mg/dL，WBC 5,400/μL，RBC 372万/μL，Hb 10.2g/dL，Plt 19.3万/μL，Na 135mEq/L，K 4.1mEq/L，Ca 9.0mg/dL，P 5.5mg/dL

問3 （　　）の中に入る適切な語句はどれか。

　血液透析患者では，薬物の透析性について考慮する必要がある。透析性の決定因子として特に重要であるのは，（　⑮　），（　⑯　），（　⑰　）である。一般的に，これらが（　⑱　）薬物は，血液透析で除去されにくい。血液透析で除去される薬物は，血液透析後に（　⑲　）が必要であり，逆に除去されにくい薬物は血液透析前に投与しても影響は少ないと考えられる。

　Case 2では，表1を参考にすると，理論的に血液透析後に（　⑲　）が必要な薬物は（　⑳　）であるが，（　⑲　）が必要かどうかは，患者の症状や状態，コンプライアンスなどを含めて総合的に考える。

＜選択肢＞

ノ. タンパク結合率，ハ. 半減期，ヒ. 分布容積，フ. 消失速度定数，ヘ. 分子量，ホ. 大きい，マ. 小さい，ミ. 補充投与，ム. アムロジピン，メ. レベチラセタム

解答　⑮＿＿＿＿＿　⑯＿＿＿＿＿　⑰＿＿＿＿＿　⑱＿＿＿＿＿　⑲＿＿＿＿＿

　　　⑳＿＿＿＿＿　　（⑮，⑯，⑰は順不問）

表1　Case 2の各薬剤の分布容積，尿中未変化体排泄率，タンパク結合率，分子量

薬剤名	分布容積	尿中未変化体排泄率	タンパク結合率	分子量
アムロジピン	16〜21L/kg	10%	92〜95%	567.05
オルメサルタン	0.24L/kg	11.6〜14.6%	99.6%	558.59
ビキサロマー	吸収されない	吸収されない	吸収されない	不溶性重化合物のため不明
ファレカルシトリオール	132.98L/body	3〜5%	98〜99%	524.58
レベチラセタム	0.54L/kg	56.3〜65.9%	10%未満	170.21

〔日本腎臓病薬物療法学会：腎機能別薬剤投与一覧／各薬剤添付文書より〕

■ 問1の解答

①ウ. 負荷　　②エ. 維持　　③キ. 定常状態　　④イ. 分布容積
⑤オ. 全身クリアランス

 ### 理論の要点

　急性疾患に用いる薬物（抗菌薬など）では，腎機能低下患者であっても負荷投
与を行い，腎機能に応じた維持投与量を検討する。

解 説

腎機能低下時の負荷投与量および維持投与量の考え方

　腎機能低下時に腎排泄型薬物の減量が必要なのは，消失が遅延し，定常状態の
血中濃度が上昇してしまい，副作用が発現しやすいためです。しかし，初回からの
減量は，必要な治療濃度域に到達するまでの時間がかかるため（図1）[1]，急性疾

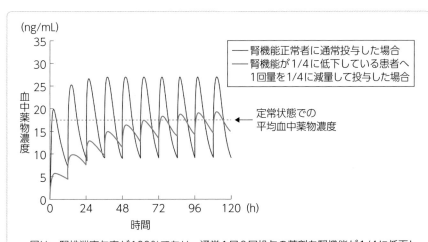

　図は，腎排泄寄与率が100％であり，通常1日2回投与の薬剤を腎機能が1/4に低下し
ている患者に投与した際の血中濃度推移である。初回投与から減量すると，定常状態に到
達する時間が延長することがわかる。

図1　**腎機能低下患者への投与量と定常状態との関係**
〔大野能之，他：日本腎臓病薬物療法学会誌，1：119-130, 2012より〕

患のようにすみやかに効果を得たい場合は不適切です。そこで，初期の投与量は減量せず（負荷投与），すみやかに治療濃度域へ到達させて治療効果を得ることを考えます。負荷投与時の血中濃度上昇は，基本的に分布容積により規定されるため，透析患者であっても腎機能正常者と大差ありません。ただし，溢水患者では，水溶性薬物の分布容積が上昇するため，初回投与量の増量が必要となります（分布容積増大に伴い，半減期がさらに延長するため，投与間隔を伸ばす必要があります）[2]。一方，維持投与量は，薬物の全身クリアランス，いわゆる薬物の消失能力の低下を考慮する必要があるため，腎機能に応じた投与設計が必要となります。

腎機能低下患者の投与設計は，負荷投与量と維持投与量のリスク・ベネフィットを考慮して決定することが最も重要です。例えば，抗菌薬では，感染症のコントロールと毒性の軽減が目的となります。効果をすみやかに得て，副作用を抑制できてこその適正使用であるといえます。

腎機能低下時の初回投与量で減量が推奨される薬物

腎機能低下患者において，維持投与量だけでなく初回投与量の減量も推奨されている薬物があります。その代表はプレガバリンであり，腎機能正常者では150mg/日から開始とされていますが，CCr15mL/min未満の患者では25mg/日から開始となっています。高齢者や腎機能低下患者では，低用量の単回投与でも特徴的な副作用である浮動性めまいを発現することがあります[3]。このような特性を有する薬物には，個別に注意が必要です。

■ 問2の解答

⑥サ. 未変化体排泄率　⑦コ. Giusti-Hayton法　⑧ス. 0.8　⑨セ. 46
⑩タ. 0.57　⑪チ. 3.8　⑫ナ. 42　⑬テ. 209　⑭ネ. 1瓶

⚖ 理論の要点

腎排泄寄与率が評価できれば，Giusti-Hayton法（GH法）により投与設計を行うことが可能となる。

解 説

腎機能に応じた投与量や投与間隔の調節

　臨床現場では，腎排泄型薬物の腎機能に応じた投与量や投与間隔の調節は，添付文書やさまざまな書籍を参考にしていることが多いと思います。しかし，なぜ，投与量や投与間隔がこのような記載になっているのかを考えてみたことはあるでしょうか。

　患者の腎機能および腎排泄寄与率から投与補正計数を算出し，投与量を減量または投与間隔を延長する方法の一つにGH法があります[4]。これが理解できると，添付文書や書籍に記載されていない新規薬剤や未知の薬物の腎機能低下患者への投与設計にも活用できます。

● Giusti-Hayton法の考え方

投与量補正係数（R）＝1−腎排泄寄与率×[1−患者のGFR/腎機能正常者の
　　　　　　　　GFR（100）]

- 1回投与量の減量（投与間隔は通常）：補正投与量＝通常投与量×R
- 投与間隔の延長（1回投与量は通常）：補正投与間隔＝通常投与間隔×1/R

　　腎排泄寄与率は，静脈内投与時の尿中未変化体排泄率（経口投与時の尿中未変化体排泄率/経口バイオアベイラビリティ）または薬物の腎クリアランス/薬物の全身クリアランスから算出する。1回投与量を減量するか投与間隔を延長するかの選択は，薬物の至適体内動態および患者のQOLを考慮しながら判断する。

腎排泄寄与率の計算

　投与設計に必要な腎排泄寄与率は，静注時の尿中未変化体排泄率であり，経口投与の場合はバイオアベイラビリティの補正が必要となります。テイコプラニンのような注射剤，レボフロキサシンのようにバイオアベイラビリティがほぼ100%の薬物であれば問題はありませんが，添付文書や書籍に記載されている尿中未変化体排泄率が，静注なのか，経口であるのかを混同せずに正しく評価することが必要です。また，腎排泄寄与率は，薬物の腎クリアランス/全身クリアランスか

らも求めることができます。例えば，抗てんかん薬のラコサミドは，添付文書に腎クリアランスは0.59L/h，全身クリアランスは1.78L/hと記載されているので，腎排泄寄与率は33％となります。これはラコサミドの尿中未変化体排泄率（30％）と同等です。以上のように，腎排泄寄与率は，尿中未変化体排泄率から考えるか，腎クリアランスと全身クリアランスから考えるか，どちらかの方法で求めていけばよいでしょう。

 ## GH法による投与量・投与間隔の補正

CCrを使用する場合には，正常値を120mL/minとして計算するとよいでしょう（詳細はLesson 3参照）。

GH法により1回投与量を補正すべきか，投与間隔を補正すべきかについては，各薬物の特性や患者の体格などを考慮して判断します。PK/PD理論による至適投与法がわかっている抗菌薬を例にすると，β-ラクタム系抗菌薬のような時間依存性の抗菌薬では，菌の最小発育阻止濃度（MIC）以上に血中濃度が保たれている時間（T）により効果を発揮するため，1回投与量を減量して投与回数を維持し，T＞MICを保ちます。アミノグリコシド系抗菌薬のような濃度依存性の抗菌薬は，最高血中濃度（Cmax）/MICを高く保つことにより効果を発揮するため，1回投与量を減量せずに投与間隔を延長します。

 ## テイコプラニンのGH法

テイコプラニンのPK/PDパラメータは，AUC/MIC，T＞MIC，Cmax/MICがそれぞれ細菌学的効果に関連する指標となりうることが報告されていますが[5)-7)]，日常のTDMで使用できるまでは確立されていません。さらに，テイコプラニンは，同じグリコペプチド系抗菌薬であるバンコマイシンと比較して半減期が非常に長いという特徴があります[8)]。つまり，定常状態に達するまで時間がかかるため，Case 1のテイコプラニンも負荷投与が必要となります。したがって，腎機能正常者と同様に負荷投与を行い，患者の腎機能に応じた維持投与量を検討することが重要です。

Case 1のテイコプラニンの維持投与量を考えてみましょう。注射剤であるテイコプラニンの尿中未変化体排泄率は80％ですので，腎排泄寄与率は0.8となります。Case 1の体表面積補正eGFR（標準化eGFR）が49mL/min/1.73m²，

体表面積が$1.63\,\mathrm{m}^2$なので，体表面積未補正eGFR（個別eGFR）を計算すると$46\,\mathrm{mL/min}$となります。標準化eGFR，個別eGFRについては，Lesson 1，3を参照してください。

個別eGFR（mL/min）＝標準化eGFR×［体表面積（m^2）］/1.73

＝$49×1.63/1.73＝46\,\mathrm{mL/min}$

これをGH法の計算式に代入すると，Rは0.57となります。

投与補正計数（R）＝$1－0.8×（1－46/100）＝0.57$

抗菌薬TDMガイドライン[9]の腎機能正常者の維持投与量は$6.7\,\mathrm{mg/kg}$のため，補正投与量は$6.7\,\mathrm{mg/kg}×R$から$3.8\,\mathrm{mg/kg}$となり，通常投与間隔は24時間のため，補正投与間隔は42時間となります。Case 1の体重は$55\,\mathrm{kg}$ですから，維持投与量は$55×3.8＝209\,\mathrm{mg}$と計算できます。では，実際の投与は，計算上の$209\,\mathrm{mg}$を1日1回投与，テイコプラニン注の1瓶あたり$200\,\mathrm{mg}$製剤を1.05瓶投与としてよいのでしょうか。GH法による計算で「1回投与量が0.4錠」や「投与間隔が27時間ごと」と仮になったとしても実臨床であることも考慮して「1回投与量を0.5錠」，「投与間隔は24時間ごと」など柔軟に対応することが重要です。さらに痩せた高齢者では減量を検討する，などの対応も必要となることがあります。Case 1のテイコプラニンにおいても現場での煩雑さやリスクも考慮して，$200\,\mathrm{mg}$製剤を1瓶投与としておくことが望ましいと思われます。

Case 1でGH法により計算したテイコプラニンの維持投与量は，抗菌薬TDMガイドライン[9]に記載されている投与方法と同じになることがわかります（表2）。このようにGH法を活用すれば，添付文書や書籍などの投与方法の理論が推察できます。ただし，GH法は，多くの薬物でその妥当性が認められていますが，重度の腎機能低下では乖離する場合があることも報告されています[10]。また，①尿中排泄率が信頼できるデータでないと正確な投与設計は不可能であること，②親化合物以外にも活性代謝物がある薬物では利用しにくいこと，③腎障害時に非腎クリアランスと分布容積，バイオアベイラビリティが変化しないと仮定したときに成立すること，に留意する必要があります[2]。

表2 テイコプラニンにおける腎機能低下時の投与設計

eGFR (mL/min/1.73m²)	初期投与設定			維持投与計画						
	初日	2日目	3日目	4日目	5日目	6日目	7日目	8日目	9日目	10日目
40~60	6.7mg/kg ×2回	6.7mg/kg ×2回	6.7mg/kg ×1回	3.3mg/kg ×1回	3.3mg/kg ×1回	3.3mg/kg ×1回	3.3mg/kg ×1回	TDMの結果で再評価		
				TDM実施			TDM実施			
10~40	6.7mg/kg ×2回	6.7mg/kg ×1~2回	6.7mg/kg ×1回	—	5.0mg/kg ×1回	—	5.0mg/kg ×1回	—	5.0mg/kg ×1回	TDMの結果で再評価
									TDM実施	
<10	6.7mg/kg ×2回	6.7mg/kg ×1回	6.7mg/kg ×1回	—	3.3mg/kg ×1回	—	3.3mg/kg ×1回	—	3.3mg/kg ×1回	TDMの結果で再評価
				TDM実施					TDM実施	
HD	6.7mg/kg ×2回	6.7mg/kg ×2回	6.7mg/kg ×1回	4日目以降に実施されるHD前／HD実施日にHD後に3.3~6.7mg/kg				維持投与開始後3回目のHD前	TDMの結果で再評価	
CHDF	6.7mg/kg ×2回	6.7mg/kg ×2回	6.7mg/kg ×1回	3.3mg/kg ×1回	3.3mg/kg ×1回	3.3mg/kg ×1回	3.3mg/kg ×1回	3.3mg/kg ×1回	3.3mg/kg ×1回	TDMの結果で再評価
				TDM実施			TDM実施			

（日本化学療法学会、他：抗菌薬TDMガイドライン作成委員会・編：抗菌薬TDMガイドライン改訂版. 2016より）

CHDF：持続緩徐式血液濾過透析

■ 問3の解答

⑮・⑯・⑰ノ. タンパク結合率，ヒ. 分布容積，ヘ. 分子量
⑱ホ. 大きい　⑲ミ. 補充投与　⑳メ. レベチラセタム
（⑮，⑯，⑰は順不問）

Theory　理論の要点

タンパク結合率，分布容積，分子量の大きい薬物は透析で除去されにくい。

解 説

血液透析（HD）において透析性を考慮すべき因子

　血液透析（HD）患者においても，GH法により投与量，投与間隔を算出することが可能です[2]。通常のHDは，1回4時間，週3回です。これは，HD患者は，1週間（168時間）のうち12時間だけ濾過されていることを示しており，つまり正常腎の7%（12/168時間）程度の除去能力を有しています。したがって，HD患者にGH法を適用する場合，患者のGFRは5～10mL/minを代入して使用します。維持投与量の算出は，この考え方で良いのですが，HD日と非HD日でクリアランスが大きく異なるため，HD患者への薬物投与を検討する場合，その薬物の透析性について把握しておかなければなりません。

　一般的に，HDで除去されにくいのは，①タンパク結合率が高い，②分布容積が大きい，③分子量が極めて大きい——薬物ですが，個々の薬物でHD除去率を確認する必要があります（図2）[11]。

1. タンパク結合率の高い薬物

　例えば，タンパク結合率が90%の薬物は，血流量200mL/minのHDを施行しても20mL/minのクリアランスしか得ることはできないため，通常のHDでは除去されにくいです。タンパク結合率が高い薬物として，ワルファリン，シクロスポリン，アプリンジン，ニフェジピンなどがあげられます。ただし，タンパク結合率が95%以下であれば，活性炭を用いた血液灌流法，血液吸着では十分除去可能であるとされています[2]。

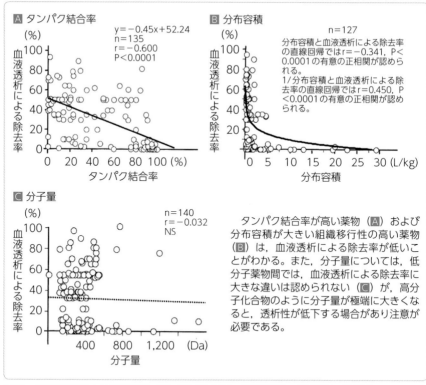

図2　血液透析による除去率とタンパク結合率，分布容積，分子量との関係
〔平田純生，他：日本透析医学会雑誌，37：1893-1900, 2004より〕

2. 分布容積の大きな薬物

　分布容積の大きい薬物は，特定の組織へ移行しやすい薬物や，血液脳関門も透過しやすい脂溶性の高い薬物であり，肝代謝型薬物が多くなっています。例えば，薬物中毒で問題となりやすいアミトリプチリンのような三環系抗うつ薬，クロルプロマジンのようなフェノチアジン誘導体，アミオダロン，ジゴキシンなどが該当します。このような薬物の中毒時は，HDを行っても有効ではありません。

3. 分子量の大きな薬物

　分子量の違いは，低分子化合物の透析性にほとんど影響しません。しかしながら，分子量の極度に大きい薬物は，透析性が低下するものがあります。例えば，エリスロポエチン，デキストラン，抗体製剤のような分子量数千〜数万の高分子化合物が該当します。

4. HDによる透析性に対するタンパク結合率，分布容積，分子量の独立した影響

　ここで重要なのは，タンパク結合率，分布容積，分子量が独立して透析性に影響している点です。すなわち，ワルファリンのように分布容積が小さい薬物でもタンパク結合率が高いとHDでは除去されにくくなります。また，分子量が極度に大きい薬物は，組織に移行しにくいので分布容積は小さくなりますが，HDでは除去されにくい場合もあります。さらに，タンパク結合率が高く，分子量が大きいと尿中未変化体排泄率は小さくなるため，尿中未変化体排泄率/分布容積が有意な規定因子となる報告もされています[12]。

HD後に投与すべき薬物

　HD後に投与したほうがよい薬物は，HDで除去されやすい薬物です。例えば，アミノグリコシド系抗菌薬，β-ラクタム系抗菌薬のような水溶性の高い薬物はタンパク結合率が低く，分布容積も小さく，分子量も小さいため，HDによる除去率が高い薬物となっています。

　他のHD除去率の高い薬物は，ガバペンチン，プレガバリン，レベチラセタム，トピラマートなどがあり，各薬物の添付文書にHD後の補充投与が設定されています。これらの薬物は，HDによる血中濃度低下が臨床効果に重大な影響（てんかん発作など）を与える可能性があるため，HD後の補充投与が設定されています。なお，補充投与とは，1日投与量を服用したうえでのHD後の追加投与のことであり，1日投与量の増量を伴わない単なるHD後投与とは区別する必要があります。

　では，表1をもとにCase 2の内服薬の透析性について考えてみましょう。まず，ビキサロマーは，非吸収性の薬物であるため，透析性を考慮する必要はありません。また，アムロジピン，オルメサルタン，およびファレカルシトリオールは，タンパク結合率が高いため，HDで除去されにくいことがわかります。一方で，レベチラセタムは，分布容積が小さく，タンパク結合率も低く，分子量も小さい薬物であることから，HDで除去されやすく，補充投与が必要であることがわかります。

　レベチラセタムのように補充投与が設定されている薬物，つまりHD除去率の高い薬物は，多くが腎排泄型薬物です。そのため，腎機能低下により，非HD時の消失が遅延しているため，1日量をHD後に投与すればHD後の補充投与は必ずしも必要ありません[13]。Case 2のレベチラセタムについても，夕食後服用と

なっているため，HD後の服用です。このように，補充投与の必要性については，患者個々に判断していくことが重要です。

[文献]

1) 大野能之，他：腎臓病患者への薬物投与設計の理論と実際. 日本腎臓病薬物療法学会誌，1：119-130, 2012
2) 平田純生，他・編：透析患者への投薬ガイドブック 改訂3版. じほう，2017
3) ファイザー株式会社：リリカカプセル適正使用のお願い "高齢者における「めまい，傾眠，意識消失」について". 2012年
4) Giusti DL, et al：Dosage regimen adjustment in renal impairment. Drug Intel Clin Pharm, 7：382-387, 1973
5) Kuti JL, et al：Pharmacodynamic comparison of linezolid,teicoplanin and vancomycin against clinical isolates of Staphylococcus aureus and coagulase-negative staphylococci collected from hospitals in Braazil. Clin Microbiol Infect, 14：116-123, 2008
6) Knudsen JD, et al：Activities of vancomycin and teicoplanin against penicillin-resistant pneumococci in vitro and in vivo correlation to pharmacokinetic parameters in the mouse peritonitis model. Antimicrob Agents Chemother, 41：1910-1915, 1997
7) Kanazawa N, et al：An initial dosing method for teicoplanin based on the area under the serum concentration time curve required for MRSA eradication. J Infect Chemother, 17：297-300, 2011
8) Wilson AP：Clinical pharmacokinetics of teicoplanin. Clin Pharmacokinet, 39：167-183, 2000
9) 日本化学療法学会，他；抗菌薬TDMガイドライン作成委員会・編：抗菌薬TDMガイドライン改定版. 2016
10) 竹馬章悟，他：Giusti-Hayton法を用いた腎障害患者に対する腎消失型薬物の用法・用量調節の妥当性に関する系統的文献調査研究. 医薬品情報学，17：175-184, 2016
11) 平田純生，他：血液透析による薬物除去率に影響する要因. 日本透析医学会雑誌，37：1893-1900, 2004
12) Urata M, et al：Simple formula for predicting drug removal rates during hemodialysis. Ther Apher Dial, 22：485-493, 2018
13) 平方秀樹・監；平田純生・編：ここが知りたい慢性腎臓病（CKD）薬物療法の疑問点〜原則と例外で極める適正使用〜. 医薬ジャーナル，2015

（浦嶋和也）

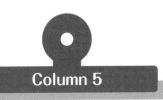

Column 5

薬物の血液透析による除去率は予測できるの？

薬物の血液透析による除去率には，分子量や分布容積，タンパク結合率が関係する因子であり[1]，さらに，①タンパク結合率が90%以上，②分布容積2.0L/kg以上，③タンパク結合率が80%以上かつ分布容積が1.0L/kg以上，④分子量20,000 Dalton以上（透析条件によって異なる）——のいずれかに該当する薬物は血液透析による除去が困難であるとされています[2]。これら報告された因子は，理論的にも非常に納得できる因子です。しかしながら，定性的な情報であり，定量的にどの程度除去されるかはわかりません。そこで，筆者らは，インタビューフォームに血液透析による除去率や分子量，健常人における薬物動態パラメーターの記載がある注射剤90品目を解析し，血液透析による薬物除去率を予測する回帰式を報告しました[3]。その後，経口剤も対象に加え，予測精度を向上させた以下の改良式を報告しました[4]。

血液透析による除去率（%）＝
$-17.32 \times \log MW$ (Da) $-0.39 \times PBR$ (%) $+0.06 \times fe$ (%)$/Vd$ (L/kg) $+83.34$
MW：分子量，PBR：タンパク結合率，fe：尿中未変化体排泄率，Vd：分布容積

本予測式における最大の特徴は，分布容積の逆数ではなく，尿中未変化体排泄率/分布容積が組み込まれていることです。単なる分布容積の逆数は，分布容積が大きい薬物では除去率が低くなることをうまく表現できます。一方，分布容積が小さい薬物では除去率が高くなりますが，タンパク結合率が高い，あるいは分子量が大きいため，分布容積が小さい薬物では血液透析による除去率が低くなるため，矛盾が生じます。尿中未変化体排泄率は，タンパク結合率が高い，あるいは分子量が大きい場合に一般的に小さくなるため，尿中未変化体排泄率/分布容積にすると分布容積が抱える矛盾点が補正されると考えています。

本予測式の妥当性は評価されています（図1）が，例外もあります。その一つがフロセミドです。フロセミドはタンパク結合率が高く血液透析により除去されません。しかしながら，尿細管分泌により尿中未変化体排泄率が高値をとるため，本予測式では除去率が大きく見積もられてしまいます。このように尿細管分泌に依存し尿中未変化体排泄率が高い薬物は，本予測式の例外と考えられます。なお，本予測式の限界として，血液透析患者における薬物動態変化，透析膜の膜素材や膜面積，透析時間などの透析技法を検討できていないことです。実際には，予測式の予測値に透析条件や患者の体型や病態による薬物動態の変化を加味して，薬

物の血液透析による除去率を推定し，薬物投与設計を行うことが必要と考えます。

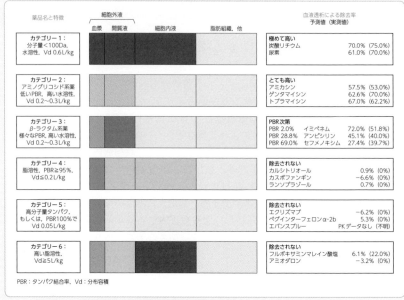

PBR：タンパク結合率，Vd：分布容積

図1　薬物の分布特性と血液透析による除去率
〔Murakami M, et al：Blood Purif, doi：10.1159/000513152, 2021 より〕

■文献

1) Keller F, et al：Effect of plasma protein binding, volume of distribution and molecular weight on the fraction of drugs eliminated by hemodialysis. Clin Nephrol, 19：201-205, 1983
2) 平田純生，他：血液透析による薬物除去率に影響する要因．TDM研究，22：141-142, 2005
3) Urata M, et al：Simple formula for predicting drug removal rates during hemodialysis. Ther Apher Dial, 22：485-493, 2018
4) Murakami M, et al：Improved formula for predicting hemodialyzability of intravenous and oral drugs. Blood Purif, doi：10.1159/000513152, 2021

（浦田元樹）

Lesson 06　薬剤性腎障害の基本を学ぼう

□ どのような薬剤性腎障害があるか理解する。
□ 薬剤性腎障害の予防策について理解する。

Case 1　骨髄炎疑いの高齢糖尿病患者

患　者　92歳，男性

主　訴　左下肢の腫れ

現病歴　20年前より糖尿病，10年前より心不全。施設入所しており，半年前に転倒歴あり，車椅子で生活している。

既往歴　糖尿病，心房細動，慢性心不全

家族歴　特記事項なし

飲酒・喫煙　飲酒 機会飲酒，喫煙 なし

アレルギー・不耐性・薬物有害反応　ペニシリン系抗菌薬（詳細は不明）

薬　歴

[1] エドキサバン30mg　　　　1回1錠　　1日1回　朝
[2] フロセミド20mg　　　　　1回1錠　　1日2回　朝昼
[3] ダパグリフロジン5mg　　　1回1錠　　1日1回　朝
[4] リナグリプチン5mg　　　　1回1錠　　1日1回　朝
[5] インスリングラルギン注　　6単位　　　寝る前

身体所見　身長155cm，体重45.2kg，体表面積1.31m^2，腹囲61cm，左下肢3足趾に潰瘍あり，一部黒色壊死，左下肢周囲に発赤腫脹あり

バイタルサイン　血圧130/82mmHg，脈拍115回/分，体温39.1℃，

血液検査　TP 5.1g/dL, Alb 2.0g/dL, T-Bil 0.7mg/dL, AST 36U/L, ALT 29U/L, γ-GTP 63U/L, LD 302U/L, TC 150mg/dL, TG 160mg/dL, HDL-C 42mg/dL, LDL-C 110mg/dL, FBG 130mg/dL, HbA1c 6.9%, UA 6.4mg/dL, CRP 8.9mg/dL, BUN 72.4mg/dL, Cr 1.1mg/dL, WBC 18,900/μL, RBC 260万/μL, Hb 9.2g/dL, Ht 25.8%, Plt 17.6万/μL

尿検査　尿蛋白（−），潜血（−），尿糖（＋）

> **臨床経過** 血液培養からグラム陽性球菌が検出された。CT検査から，左下肢の骨髄炎疑いで抗菌薬治療として，緑膿菌感染のリスクも鑑みて，バンコマイシン（VCM），ピペラシリン/タゾバクタムが開始された。投与開始5日目にCr 3.2mg/dLに上昇，VCMのトラフ値は30.2μg/mLと高値であり，薬剤性腎障害（DKI）が疑われた。

問1 （　）の中に入る適切な語句はどれか。

　バンコマイシン（VCM）による薬剤性腎障害（DKI）は，機序から主に（　①　）に分類され，用量（　②　）性の腎障害である。特に（　③　）者や，（　④　）服用中の患者に注意が必要である。

＜選択肢＞

ア．中毒性腎症，イ．アレルギー・免疫学的機序による腎症，ウ．間接的腎障害，
エ．尿路閉塞性腎障害，オ．若年，カ．高齢，キ．利尿薬，ク．抗てんかん薬，
ケ．依存，コ．非依存

解答　①　　　　　　②　　　　　　③　　　　　　④

問2 （　）の中に入る適切な語句はどれか。

　ペニシリン系抗菌薬によるDKIは，機序から主に（　⑤　）に分類され，用量（　⑥　）性の腎障害である。薬物によるアレルギー反応が機序となるため，薬物のアレルギー歴の確認は必須である。

＜選択肢＞

サ．中毒性腎症，シ．アレルギー・免疫学的機序による腎症，ス．間接的腎障害，
セ．尿路閉塞性腎障害，ソ．IgA，タ．依存，チ．非依存

解答　⑤　　　　　　⑥

Case 2　尿閉と下肢の浮腫みで救急搬送された高齢女性

患　者　75歳，女性

主　訴　歩行困難

現病歴　3週間前に帯状疱疹と診断され，抗ウイルス薬による治療を受けた。治療終了後も痛みが取れず，鎮痛薬を継続服用していた。さらに近くの整形外科で腰痛に対し，坐薬が処方された。2週間前より食欲がなくなりほとんど食べられなくなった。下肢も浮腫み，尿も出ないので受診した。

既往歴　5年前より高血圧を指摘され，内科で治療している。下肢の浮腫みが気になり，1週間前から利尿薬も追加された。

家族歴　特記事項なし

飲酒・喫煙　飲酒 機会飲酒，喫煙 なし

アレルギー・不耐性・薬物有害反応　特記事項なし

薬　歴

＜整形外科＞（2週間前より）

[1] ジクロフェナクナトリウム坐剤25mg　　1回1個　1日2回　朝夕

＜内科＞

[2] テルミサルタン錠40mg　　　　　　　　1回1錠　1日1回　朝

（3週間前より）

[3] ロキソプロフェン錠60mg　　　　　　　1回1錠　1日3回　朝昼夕

[4] レバミピド錠100mg　　　　　　　　　1回1錠　1日3回　朝昼夕

1週間前より

[5] フロセミド錠20mg　　　　　　　　　　1回1錠　1日1回　朝

＜参考：お薬手帳＞（3週間前）

　バラシクロビル錠500mg　1回2錠　1日3回　朝昼夕　7日分（服用終了）

身体所見　身長150cm，体重40.2kg，体表面積1.31m^2，腹囲61cm，血圧130/82mmHg

血液検査　TP 4.8g/dL，Alb 2.0g/dL，T-Bil 0.6mg/dL，AST 24U/L，ALT 30U/L，γ-GTP 54U/L，LD 252U/L，TC 111mg/dL，TG 120mg/dL，HDL-C 35mg/dL，LDL-C 90mg/dL，FBG 105mg/dL，HbA1c 5.5%，UA 5.2mg/dL，CRP 0.7mg/dL，BUN 68.2mg/dL，Cr 3.1mg/dL，WBC 9,900/μL，RBC 210万/μL，Hb 10.2g/dL，Ht 25.5%，Plt 13.5万/μL，Na 150mEq/L　FE_{Na} 0.96%

尿検査　尿蛋白（−），潜血（−），尿糖（±），尿中Cr 86.8mg/dL，尿中Na 48.4mEg/L，尿中UN 6.5mg/dL

臨床経過　脱水を契機とした急性腎不全として治療が開始された。なお，食欲不振の原因として消化管出血は否定されている。

問3 （　　）の中に入る適切な語句はどれか。

　ロキソプロフェンによるDKIは，機序から主に（　⑦　）に分類され，薬物により腎血流量が減少し，（　⑧　）が低下して起こる腎障害である。NSAIDsのCOX阻害作用により血管拡張作用のある（　⑨　）の産生が減少して起こる（　⑩　）の腎障害である。特に高齢者，腎機能低下患者，心不全を合併した患者や高齢者には注意が必要である。

＜選択肢＞

ツ．中毒性腎症，テ．アレルギー・免疫学的機序による腎症，ト．間接的腎障害，ナ．尿路閉塞性腎障害，ニ．GFR，ヌ．プロスタグランジン，ネ．cAMP，ノ．虚血性

解答　⑦　　　　　　⑧　　　　　　⑨　　　　　　⑩

問4 （　　）の中に入る適切な語句はどれか。

　アシクロビルによるDKIは，機序から主に（　⑪　）に分類され，尿の濃縮により尿細管内での薬物濃度が高くなり，（　⑫　）して析出し，（　⑬　）となり腎機能低下が起こる。

＜選択肢＞

ハ．中毒性腎症，ヒ．アレルギー・免疫学的機序による腎症，フ．間接的腎障害，ヘ．尿路閉塞性腎障害，ホ．フィブリン化，マ．結晶化，ミ．糸球体内圧低下，ム．尿路閉塞

解答　⑪　　　　　　⑫　　　　　　⑬

■ 問1の解答

①ア．中毒性腎症　　②ケ．依存　　③カ．高齢　　④キ．利尿薬

理論の要点

　中毒性を機序とした腎症は，用量依存性に腎構成細胞毒性を惹起する直接毒性障害である。

解説

中毒性を機序とした腎症とは

　中毒性を機序とした腎症は，用量依存性の腎障害です。わが国における薬剤性腎障害の17.5％は抗菌薬が原因とされ，バンコマイシン（VCM）などのグリコペプチド系抗菌薬やアミノグリコシド系抗菌薬による腎尿細管細胞の損傷に伴う急性尿細管壊死が知られています[1]。アミノグリコシド系抗菌薬は，糸球体濾過されたのちに，メガリンを介して近位尿細管に取り込まれます。取り込まれた薬物は，最終的にライソゾームに蓄積され，ライソゾームを障害した結果，尿細管壊死に陥ります。分割投与などにより，定常状態のトラフ値が高値を持続したまま投与が継続することで，細胞内への取り込みが増え，腎障害のリスクが増加するとされています[2]。Case 1のVCMの投与設計に関しては本稿では割愛しますが，5日目のトラフ値が高値であったことより，VCMによる腎障害が考えられます。また，VCMもトラフ値と腎障害の関係性が指摘されていましたが[3]，最近ではAUCの高値（650～1,300 mg・h/L）と関連するとの報告や他のアミノグリコシド系抗菌薬や利尿薬との併用などがリスク因子といわれています[4], [5]。またCase 1のようにピペラシリン/タゾバクタム併用群ではVCM単独投与に比べて急性腎障害（AKI）の発生率が高いという報告もあります[6]。

中毒性を機序とした腎症の予防と治療

　腎障害は用量依存性ですが，腎障害のトリガーの存在に注意が必要です。AKIのリスク因子として，高齢や糖尿病，心不全，感染症，脱水などが知られています[7]。

　Case 1のように，慢性心不全の既往があり，体液コントロール目的で利尿薬を服用している患者が感染症を合併し，循環血漿量が低下すると，腎血流量が低下し，AKIのリスクとなります。血清Cr値は遅れて上昇するため，Case 1はすでに腎血流量が低下していた可能性も考えられます。そのような患者にVCMやアミノグリコシド系抗菌薬を投与する際は，リスク因子を加味した個別投与設計が必要です。

　また，VCMやアミノグリコシド系抗菌薬の抗菌作用を維持しつつDKIを予防するには，TDMによるトラフ値調節が望ましいとされています。一方で，米国医療薬剤師会（American Society of Health-system Pharmacists：ASHP）2020では重症患者において患者の安全性を担保しながら臨床効果を得るために，AUCを指標にしたVCMの投与設計を推進しています[4]。また，DKIの治療は，被疑薬の中止あるいは減量が基本となります。

■ 問2の解答

　⑤シ．アレルギー・免疫学的機序による腎症　　⑥チ．非依存

理論の要点

　アレルギー・免疫学的機序による腎障害は，用量非依存性である。尿細管障害としては，尿細管の間質性腎炎が多い。

解説

アレルギー・免疫学的機序による腎障害とは

　薬物に対するアレルギー反応が機序となって起こる尿細管障害は，用量非依存性の急性薬剤性間質性腎障害です。間質と尿細管に炎症細胞が浸潤し，腎機能低下を起こすといわれています。原因薬物は，ペニシリン系抗菌薬やセフェム系抗菌薬，抗てんかん薬などが知られています。薬物投与後に発熱や皮疹などアレルギー症状を呈する場合もあります。Case 1は，投与後に特にアレルギー症状もなく，経過しているためアレルギー機序による腎障害の可能性は低いとは考えられますが，既往歴にペニシリン系のアレルギーもあり，ピペラシリン/タゾバク

タムを使用しているので注意は必要です。その他には，プロトンポンプ阻害薬による尿細管障害を機序とした間質性腎炎の報告や，ブシラミンによる，糸球体障害を機序とした膜性腎症などが知られています[8]。

アレルギー・免疫学的機序による腎障害の予防と治療

　既往歴で薬剤性のアレルギーの有無の確認は必要ですが，発症の予測や予防は困難です。ただし，問1の解説で記載したAKIのリスク因子をもっている患者には注意が必要です。治療は，被疑薬の中止で，自然と腎機能は回復することが多いとされています。発生機序としてアレルギーⅠ～Ⅳ型すべてが関与する可能性があります。また発症までの期間も3日間～5週間と大きな幅があるのも特徴です。治療薬として副腎皮質ホルモン剤（ステロイド）が使用される場合もありますが，有用性の情報は限られています。被疑薬の中止後も腎障害が遷延する場合にステロイド治療が検討される場合もあります。Case 1はペニシリン系抗菌薬にアレルギー歴があるため，抗菌薬選択の際にペニシリン系抗菌薬の使用は避けるのが望ましいと考えられますが，やむを得ず投与する場合は発熱，発疹，関節痛などの症状や，尿中の好酸球陽性などの検査所見を確認しましょう。なお，確定診断には腎生検が必要とされています。

■ 問3の解答

　⑦ト．間接的腎障害　　⑧ニ．GFR　　⑨ヌ．プロスタグランジン
　⑩ノ．虚血性

理論の要点

　間接的腎障害はNSAIDsなどの薬物による腎血流障害や電解質異常に起因する。腎機能低下患者に起こりやすい。

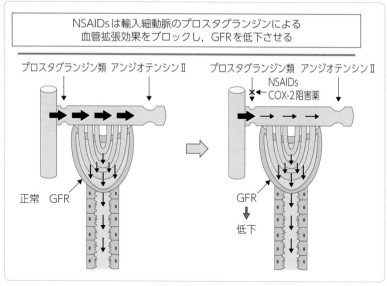

図1　NSAIDsによる腎障害の機序
〔Courtesy of Randy Luciano, MD, PhD, and Mark A Perazella, MD, FACP.Graphic 89933 Version 1.0 up to date.2021より〕

解 説

 間接的腎障害とは

　薬物に起因した腎血流の減少などにより，腎血行動態が変化を受けて，GFRが低下することで生じる腎障害です。利尿薬の服用による脱水を介して腎血流量が減少する場合や，ACE阻害薬やARBなどが腎血管に作用し腎血流が減少する障害が知られています。腎血流量が減少すると，循環血漿量を増やすためにNaの再吸収が進むため，尿中のNa排泄分画（FE_{Na}）は低下します。Case 2のようにロキソプロフェンやジクロフェナクなどのNSAIDsによるCOX阻害作用により，血管拡張作用のあるプロスタグランジンの産生が減少する虚血性の腎障害が知られています（図1）[9]。

　　$FE_{Na} = （尿中Na値/血清Na値）×（血清Cr値/尿中Cr値）×100$

＊ただし，Case 2のように，利尿薬服用時は尿中Na排泄が適切に評価できないことがあるため，尿素窒素排泄分画（FE_{UN}）が用いられます。

間接的腎障害の予防と治療

　腎障害があると，低下したGFRを補うため，レニン・アンジオテンシン・アルドステロン系により腎血管が収縮し糸球体内圧を上げます。結果として糸球体過剰濾過によって腎機能は低下します。しかし，プロスタグランジンが代償的に働き，血管拡張作用により腎機能のさらなる悪化を防いでいます。

　Case 2のように，感染症などの病態があり，利尿薬を服用しているような脱水に傾きやすい病態の患者，高齢者にNSAIDsを投与すると，代償機構が失われ虚血性の腎障害につながります。虚血性腎障害の予防法は水分摂取であり，水分摂取を励行しましょう。治療は被疑薬の中止です。腎障害は可逆性であることが多いです。また，COX-2は腎臓に恒常的に発現しているため，選択的COX-2阻害薬でも腎障害は起こりうるので注意しましょう。

■ 問4の解答

　⑪ヘ．尿路閉塞性腎障害　　⑫マ．結晶化　　⑬ム．尿路閉塞

理論の要点

　尿路閉塞性腎障害は，溶解度の低い薬物の遠位尿細管・集合管での結晶析出が特徴である。

解説

尿路閉塞性腎障害とは

　腎から排泄される薬物では，尿の濃縮により尿細管内での薬物濃度が高くなると結晶化して析出し，尿細管閉塞となり腎機能低下につながることがあります。バラシクロビルは，アシクロビルのプロドラッグです。活性本体であるアシクロビルは，腎尿細管におけるアシクロビル濃度が溶解度を超えたとき，アシクロビルが結晶化することによって腎障害を来すと考えられています。Case 2は，3週間前にバラシクロビルを投与された歴があり，アシクロビルによる腎障害が起こっていた可能性も考えられます。同様の腎障害を起こす薬物として，メトトレキ

表1 発生機序による薬剤性腎障害の主な臨床病型，病態と原因薬剤

発症機序	主な臨床病型	病態	主要薬剤
中毒性	急性腎障害，慢性腎不全	尿細管毒性物質による急性尿細管壊死，尿細管萎縮	アミノグリコシド系抗菌薬，白金製剤，ヨード造影剤，バンコマイシン，コリスチン，浸透圧製剤
	慢性腎不全	慢性間質性腎炎	NSAIDs，重金属，アリストロキア酸
	急性腎障害	血栓性微小血管症	カルシニューリン阻害薬，マイトマイシンC
	近位尿細管障害（尿糖，尿細管性アシドーシス，ファンコーニ症候群）	近位尿細管での各種障害	アミノグリコシド系抗菌薬
	遠位尿細管障害（濃縮力障害，尿細管性アシドーシス，高カリウム血症）	集合管での各種障害	リチウム製剤，アムホテリシンB，ST合剤，カルシニューリン阻害薬
アレルギー・免疫学的機序	急性腎障害	急性尿細管間質性腎炎	抗菌薬，H_2遮断薬，NSAIDsなど多数
	ネフローゼ	微小変化型ネフローゼ	金製剤，D-ペニシラミン，NSAIDs，リチウム製剤，インターフェロンα，トリメタジオン
	蛋白尿〜ネフローゼ	膜性腎症	金製剤，D-ペニシラミン，ブシラミン，NSAIDs，カプトプリル，インフリキシマブ
	急性腎障害〜慢性腎不全	半月体形成性腎炎	D-ペニシラミン，ブシラミン
		ANCA関連血管炎	プロピルチオウラシル（PTU），アロプリノール，D-ペニシラミン
間接毒性	急性腎障害	腎血流量の低下，脱水・血圧低下に併発する急性尿細管障害	NSAIDs，RAS阻害薬（ACE阻害薬，ARB，抗アルドステロン薬）
		腎血流障害の蔓延による急性尿細管壊死	
		横紋筋融解症による尿細管障害→尿細管壊死	向精神薬，スタチン，フィブラート系薬
	電解質異常（低ナトリウム血症，低カリウム血症）	主に遠位尿細管障害	NSAIDs

発症機序	主な臨床病型	病態	主要薬剤
	多尿	高カルシウム血症による浸透圧利尿	ビタミンD製剤，カルシウム製剤
	慢性腎不全	慢性低カリウム血症による尿細管障害	利尿薬，下剤
尿路閉塞性	急性腎障害，水腎症	過剰にプリン体生成の結果，尿酸結石により閉塞	抗がん薬による腫瘍崩壊症候群
	急性腎障害	結晶形成性薬剤による尿細管閉塞	溶解度の低い抗ウイルス薬・抗菌薬の一部，トピラマート

〔厚生労働省科学研究費補助金 平成27年度日本医療開発機構腎疾患実用化研究事業「慢性腎臓病の進行を促進する薬剤等による腎障害の早期診断法と治療法の開発」薬剤性腎障害の診療ガイドライン作成委員会・編：日本腎臓学会誌，58：477-555，2016より〕

サートやサルファ剤などが知られています。腎臓の調節機構により，正常時の尿は弱酸性に保たれています。メトトレキサートは腎排泄の薬物で，溶解度はpHによって異なります。弱酸性（pH＜5.5）では溶解度が低いため，尿中では結晶が析出しやすくなります。特に，大量に投与時や，尿量が減少した際に結晶が析出しやすくなります[10]。

尿路閉塞性腎障害の予防と治療

　水分摂取の励行が予防につながります。脱水による尿量減少がアシクロビルによる腎障害のリスクファクターとなるため，Case 2のように利尿薬を服用している患者はリスクが高いため水分摂取が必要です。アシクロビルの点滴静注は，急速投与で尿細管閉塞性不全の発症率が高いため，投与速度をゆっくりにし，輸液量を増やすことは予防につながります。また，Case 2の入院前の腎機能についての情報はありませんが，高齢で低体重の患者へのバラシクロビルを投与する際の初期投与設計については過量投与にならないよう注意する必要があります（Lesson 3参照）。治療は，薬物の中止と補液であり，必要に応じて血液透析が考慮されます。メトトレキサートによる尿細管閉塞の予防には，アセタゾラミドや炭酸水素ナトリウムなどを併用し，尿のアルカリ化が推奨されます。

　薬剤性腎障害は発生機序により4つに分類されます（表1）[11]。

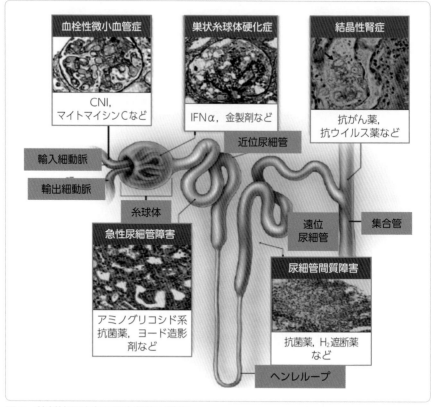

図2　薬剤性腎障害の発生部位と薬物

〔Rosner MH, et al：N Engl J Med, 376：1770-1781, 2017より〕

①**中毒性腎症**：用量依存性に腎構成細胞を惹起する直接毒性
②**アレルギー・免疫学的機序**：用量非依存性で免疫学的機序が関与する腎障害
③**間接的腎障害（間接毒性）**：腎血流障害や電解質異常などを介した間接毒性
④**尿路閉塞性**：溶解度の低い薬物の遠位尿細管・集合管での結晶析出

　この他に発生場所で分類することもあります（図2）[12]。大きくは糸球体病変と尿細管間質病変に分けられます。

　薬剤性腎症の治療の基本は薬物の中止で，解説では回復すると記載しましたが，36.5％が非回復との報告もあります。高齢者では特に腎機能回復までの期間の延長が報告されているため[1]，AKIのリスク因子（脱水，心不全，NSAIDs，RAS阻害薬など）を合併した症例には注意しましょう。

[文献]

1) 「慢性腎臓病の進行を促進する薬剤等による腎障害の早期診断法と治療法の開発」研究課題：慢性腎臓病の進行を促進する薬剤等による腎障害の早期診断法と治療法の開発（H25-難治等（腎）-一般-001）平成26年度総括・分担研究報告書，：9-11, 2015年04月

2) Rybak MJ, et al：Prospective evaluation of the effect of an aminoglycoside dosing regimen on rates of observed nephrotoxicity and ototoxicity. Antimicrob Agents Chemother, 43：1549-1555, 1999

3) van Hal SJ, et al：Systematic review and meta-analysis of vancomycin-induced nephrotoxicity associated with dosing schedules that maintain troughs between 15 and 20 milligrams per liter. Antimicrob Agents Chemother, 57：734-744, 2013

4) Rybak MJ, et al：Therapeutic monitoring of vancomycin for serious methicillin-resistant Staphylococcus aureus infections：A revised consensus guideline and review by the American Society of Health-System Pharmacists, the Infectious Diseases Society of America, the Pediatric Infectious Diseases Society, and the Society of Infectious Diseases Pharmacists. Am J Health Syst Pharm 77：835-864, 2020

5) Decker BS：Vancomycin nephrotoxicity；Clinical nephrotoxins, renal injury from drugs and chemicals. 3rd edition（ed. By De Broe ME, et al）, Springer, pp281-292, 2008

6) Megan K Luther, et al：Vancomycin Plus Piperacillin-Tazobactam and Acute Kidney Injury in Adults：A Systematic Review and Meta-Analysis. Crit Care Med, 46：12-20, 2018

7) Rewa O, et al：Acute kidney injury-epidemiology, outcomes and economics. Nat Rev Nephrol, 10：193-207, 2014

8) Blank ML, et al：A nationwide nested case-control study indicates an increased risk of acute interstitial nephritis with proton pump inhibitor use. Kidney Int, 86：837-844, 2014

9) Courtesy of Randy Luciano, MD, PhD, and Mark A Perazella, MD, FACP. Graphic 89933 Version 1.0 up to date. 2021

10) Abelson HT, et al：Methotrexate-induced renal impairment：clinical studies and rescue from systemic toxicity with high-dose leucovorin and thymidine. J Clin Oncol, 1：208-216, 1983

11) 厚生労働省科学研究費補助金平成27年度日本医療開発機構腎疾患実用化研究事業「慢性腎臓病の進行を促進する薬剤等による腎障害の早期診断法と治療法の開発」薬剤性腎障害の診療ガイドライン作成委員会・編：薬剤性腎障害診療ガイドライン2016．日本腎臓学会誌，58：477-555, 2016

12) Rosner MH, et al：Acute kidney injury in patients with cancer. N Engl J Med, 376：1770-1781, 2017

（林 八恵子）

急性腎障害（AKI）はどう診断するの？

急性腎障害（acute kidney injury；AKI）という概念は，2004年頃に提唱されています。もとは急性腎不全（acute renal failure）という病態に対して複数の基準や分類がされていました。2000年代から国際的に統一した基準を作ろうという流れになり，RIFLE基準（risk, injury, failure, loss, ESKD）が発表されました。RIFLE基準ではCrやGFR，尿量の基準値から重症度分類（risk, injury, failure）と臨床的予後（loss, ESKD）で分類が設定されました。同年にAKIN（acute kidney injury network）が設立され，AKIという概念が提唱され，2007年にAKIN基準が発表されました。AKIN基準からはRIFLE基準の臨床的予後であるLoss，ESKDは病期分類からは外れています[1]。

2012年，KDIGOからこれまでのAKIのエビデンスをまとめたAKIガイドラインが作成されました。さらに，RIFLE基準とAKIN基準を統合した基準，KDIGO基準を提唱しました（表1）[2]。KDIGO基準は，AKIN基準で定められていた定義の「血清クレアチニン（Cr）の基準値から1.5倍上昇（48時間以内）」を，「血清Crの基準値から1.5倍上昇（7日以内）」と48時間以内から7日以内と期間を延ばし，緩徐なAKIも含めるようになりました。

RIFLE基準，AKIN基準，KDIGO基準の有用性を調べた報告では，生命予後の

表1　KDIGO基準

定義	1. $\Delta Cr \geqq 0.3\,mg/dL$（48時間以内） 2. Crの基礎値から1.5倍上昇（7日以内） 3. 尿量0.5mL/kg/h以下が6時間以上持続	
	Cr基準	**尿量基準**
ステージ1	$\Delta Cr \geqq 0.3\,mg/dL$ or Cr 1.5〜1.9倍上昇	0.5mL/kg/h未満 6時間以上
ステージ2	Cr 2.0〜2.9倍上昇	0.5mL/kg/h未満 12時間以上
ステージ3	Cr 3.0倍上昇 or Cr≧4.0mg/dLまでの上昇 or 腎代替療法開始	0.3mL/kg/h未満 24時間以上 or 12時間以上の無尿

Cr：血清クレアチニン値
注）定義1〜3の一つを満たせばAKIと診断する。Crと尿量による重
　　症度分類では重症度の高いほうを採用する。

予測能の観点からKDIGO基準の有用性が評価されています。日本のAKI診療ガイドライン2016ではAKIの診断をする際にKDIGO基準を用いるよう推奨されています。

　一方，AKIに含まれる，造影剤腎症（CIN）の定義は1999年に欧州泌尿生殖器放射線学会（European Society of Urogenital Radiology；ESUR）が発表した基準である「72時間以内に血清Cr値が前値より0.5mg/dL以上または25％増加した場合」が用いられてきました。現在のESURのCINの定義は「造影剤の血管内投与後48～72時間以内に血清Cr値が0.3mg/dL以上の増加，もしくは1.5～1.9倍以上上昇した場合はCINが示唆される」と記載されています[3]。KDIGOのCINの定義は「ヨード造影剤投与後48時間以内に血清Cr値が前値より0.3mg/dL以上増加した場合，または血清Cr値がそれ以前7日以内にわかっていたか，あるいは予想される基準値より1.5倍以上の増加があった場合（血清Cr基準），または尿量が6時間以上0.5mL/kg/h未満の場合（尿量基準）」と表1のKDIGO AKI基準に準じた記載となっており，ESURがKDIGOによった内容となっています[1]。一方で，わが国の腎障害患者におけるヨード造影剤使用に関する診療ガイドライン2018では，「ヨード造影剤投与後，72時間以内に血清Cr値が前値より0.5mg/dL以上または25％増加した場合にCINと診断する。AKIの診断基準を用いることもある」という記載になっています[4]。

■文献

1）Palevsky PM, et al：KDOQI US commentary on the 2012 KDIGO clinical practice guideline for acute kidney injury. Am J Kidney Dis, 61：649-672, 2013

2）AKI（急性腎障害）診療ガイドライン作成委員会・編：AKI（急性腎障害）診療ガイドライン2016．日本腎臓学会誌，59：419-533, 2017

3）Van der Moren AJ, et al：ESUR Guidelines on Contrast Agents ver10. Eur Radiol, 2018

4）日本腎臓学会，他・編：腎障害患者におけるヨード造影剤使用に関するガイドライン2018．日本腎臓学会誌，61：933-1081, 2019

（林　八恵子）

Lesson 07　糸球体腎炎の薬物治療を学ぼう

□ どのような糸球体腎炎があるか理解する。
□ 糸球体腎炎の薬物療法を理解する。
□ 副腎皮質ホルモン剤（ステロイド）の副作用とその対処法
　を理解する。

Case 1　咽頭痛で受診し，精密検査を指示された青年

患　者　21歳，男性

主　訴　咽頭痛，顔の浮腫み

現病歴　1週間前から咽頭痛があり，市販の総合感冒薬にて経過をみていた。咽頭痛が改善せず近医を受診し，扁桃炎と診断され抗菌薬が処方された。近医受診時の尿検査にて尿蛋白を指摘され，精密検査を指示された。

既往歴　なし

家族歴　父：糖尿病

飲酒・喫煙　飲酒：ビール350mL/日，喫煙：20本/日

アレルギー・不耐性・薬物有害反応　特になし

薬　歴

[1] アモキシシリンカプセル250mg　1回1Cap　1日4回　朝昼夕食後，眠前
[2] アセトアミノフェン錠500mg　1回1錠　疼痛時

身体所見　身長172cm，体重72kg，体表面積1.85m²，血圧140/83mmHg

血液検査　TP 8.0g/dL，Alb 4.1g/dL，T-Bil 0.5mg/dL，AST 10U/L，ALT 9U/L，γ-GTP 18U/L，ALP 110U/L，LDH 112U/L，TC 240mg/dL，TG 183mg/dL，HDL-C 35mg/dL，LDL-C 160mg/dL，FBG 92mg/dL，HbA1c 5.8%，UA 5.9mg/dL，CRP 4.6mg/dL，BUN 23mg/dL，Cr 1.1mg/dL，CysC 1.2mg/L，WBC 12,000/μL，RBC 480万/μL，Hb 14.3g/dL，Ht 39.0%，Plt 31.0万/μL，血清 IgA 462mg/dL

尿検査　尿蛋白（3＋），潜血（＋），尿糖（＋），蛋白定量：0.58g/日

臨床経過　専門医受診にて精査の結果IgA腎症と診断され，ステロイドパルス療法（メチルプレドニゾロン1g/日 3日間）を実施し，プレドニゾ

ロン35mg（隔日投与）を継続することとなった。

問1 （　　）の中に入る適切な語句はどれか。

　糸球体腎炎などの糸球体疾患は，一次性糸球体疾患と二次性糸球体疾患に大別される。一次性糸球体疾患には，膜性腎症や（　①　）などがあり，糸球体に病変が現れる疾患である。二次性糸球体疾患は，糖尿病に伴い発症する糖尿病性腎症や，全身性エリテマトーデスに伴い発症する（　②　）など，他の身体疾患に随伴して発症する糸球体疾患である。それぞれの糸球体疾患によってさまざまな臨床症状がみられる。代表的な臨床症状には，蛋白尿や血尿，（　③　），ネフローゼ症候群，急性腎炎症候群などがある。

＜選択肢＞
ア．ループス腎炎，イ．IgA腎症，ウ．慢性腎不全，エ．前立腺がん，
オ．高血圧，カ．低血圧

解答　①　　　　　　②　　　　　　③

問2 （　　）の中に入る適切な語句はどれか。

　IgA腎症は，（　④　）に免疫グロブリンの一つであるIgAの免疫複合体の沈着がみられ，メサンギウム細胞の（　⑤　）を認める疾患である。無症候性血尿や蛋白尿で発症することが多く，血液検査において血清IgA値が（　⑥　）を超える場合は精査を行うべきである。IgA腎症は，（　⑦　）によって診断され，臨床的重症度は尿蛋白量と（　⑧　）をもとに分類される。

＜選択肢＞
キ．糸球体，ク．膀胱，ケ．増殖，コ．減少，サ．115，シ．315，
ス．PCR検査，セ．腎生検，ソ．血圧，タ．腎機能

解答　④　　　　　　⑤　　　　　　⑥　　　　　　⑦　　　　　　⑧

問3 （　　）の中に入る適切な語句はどれか。

　IgA腎症診療ガイドライン2020を参考にすると，Case 1では尿蛋白0.58g/日，eGFR＝（　⑨　）mL/min/1.73m^{2}であることから薬物療法が推奨される。IgA腎症の治療薬のうち，副腎皮質ホルモン剤（ステロイド）の投与により腎機能障害の進行抑制や，（　⑩　）が期待できる。Case 1では尿蛋白に加えて血圧が高値であるため，降圧薬としては（　⑪　）の開始が推奨される。また，軽度〜中等度のIgA腎症における尿蛋白減少の適応症を有する心・腎疾患治療薬の（　⑫　）を投与することも検討する。

＜選択肢＞

チ．108，ツ．73，テ．尿蛋白の減少効果，ト．扁桃炎の予防効果，
ナ．RAS阻害薬，ニ．カルシウム拮抗薬，ヌ．ジピリダモール，ネ．ジラゼプ

解答　⑨　　　　　　⑩　　　　　　⑪　　　　　　⑫

MEMO

●eGFRの計算（Cr）

体体面積補正 eGFR＝194×[Cr]$^{-1.094}$×[年齢（歳）]$^{-0.287}$（女性の場合は×0.739）
Cr：血清Cr値

腎機能評価の計算は，日本腎臓病薬物療法学会のホームページからも行うことができます（https://jsnp.org/egfr/）。

問4 （　）の中に入る適切な語句はどれか。

　Case 1への副作用対策として，（　⑬　）肺炎の予防するために，（　⑭　）の併用を検討する必要がある。また，ステロイドを（　⑮　）以上継続する場合は，ステロイド性骨粗鬆症にも注意する。ステロイド性骨粗鬆症の薬物療法として最も推奨されている薬物は，（　⑯　）であり，（　⑰　）は（　⑯　）が使用できない，あるいは効果が不十分であるときの代替薬として使用が推奨されている。

＜選択肢＞

ノ．ニューモシスチス，ハ．間質性，ヒ．ST合剤，フ．セフェム系抗菌薬，ヘ．1週間，ホ．3カ月，マ．ビスホスホネート系薬，ミ．活性型ビタミンD$_3$製剤，ム．カルシウム製剤

解答　⑬＿＿＿＿＿⑭＿＿＿＿＿⑮＿＿＿＿＿⑯＿＿＿＿＿⑰＿＿＿＿＿

■ 問1の解答

①イ. IgA腎症　　②ア. ループス腎炎　　③オ. 高血圧

理論の要点

　糸球体腎炎などの糸球体の疾患は，一次性糸球体疾患と二次性糸球体疾患に大別され，蛋白尿や血尿，高血圧，ネフローゼ症候群などの臨床症状が現れる。

解 説

 ## 糸球体疾患

　糸球体腎炎などの糸球体の疾患は，糸球体のみに病変が現われる一次性糸球体疾患と，他の身体疾患に随伴して発症する二次性糸球体疾患に分類されます（表1）[7]。代表的な臨床症状（症候）は，蛋白尿や血尿，高血圧，ネフローゼ症候群，腎機能障害などがあげられます。また，蛋白尿や血尿のみがみられることもあり，その他の症状がみられないものを無症候性血尿・蛋白尿とよびます。

表1　糸球体疾患の分類

一次性糸球体疾患
　微小変化型ネフローゼ症候群
　巣状分節性糸球体硬化症
　膜性腎症
　管内増殖性糸球体腎炎
　半月体形成性糸球体腎炎
　IgA腎症
　メサンギウム増殖性糸球体腎炎
二次性糸球体疾患
　紫斑病性腎炎
　ループス腎炎
　糖尿病性腎症/糖尿病性糸球体硬化症
　アミロイド腎

〔日本腎病理協会，日本腎臓学会：腎生検病理アトラス
改訂版. 東京医学社，2017より〕

1. IgA腎症

IgA腎症は，日本をはじめアジア太平洋地域に多くみられる疾患です。日本では検尿制度が発達しており，健康診断や学校検尿における尿異常所見で発見されるものが大部分であり，Case 1のように，扁桃炎や上気道炎を主とする上気道感染とともに，IgA腎症を発症することもあるため注意が必要です。IgA腎症の大部分は無症候性ですが，IgA腎症と診断された後に末期腎不全に至ることも報告されているため[1]，病態の経過とともに腎機能の変動を確認する必要があります。

2. 糖尿病性腎症

糖尿病性腎症は，糖尿病の最も深刻な合併症の一つであり，透析に至る原因疾患の約4割を占めます[2]。

3. ループス腎炎

ループス腎炎は，全身性エリテマトーデス（SLE）に合併する腎病変です。アジア人は，白人に比べSLEに伴う腎病変の合併率が高いことが報告されており[3]注意が必要です。

■ 問2の解答

　④キ. 糸球体　　⑤ケ. 増殖　　⑥シ. 315　　⑦セ. 腎生検
　⑧タ. 腎機能

理論の要点

IgA腎症は，腎生検によって診断され，臨床的重症度は尿蛋白量と腎機能をもとに分類される。

解説

IgA腎症

IgA腎症は，糸球体に免疫グロブリンの一つであるIgAの免疫複合体の沈着が認められ，メサンギウム細胞が増殖する疾患です。IgA腎症診療指針第3版[4]に

表2 臨床的重症度分類（C-Grade）

臨床的重症度	尿蛋白（g/日）	eGFR（mL/min/1.73m^2）
C-Grade Ⅰ	<0.5	—
C-Grade Ⅱ	0.5≦	60≦
C-Grade Ⅲ		<60

〔Jakes RW, et al：Arthritis Care Res, 64：159-168. 2012より〕

おいては，持続的顕微鏡的血尿，間欠的または持続的蛋白尿，血清IgA値315mg/dL以上などがあれば，精査を検討する必要があるとされています。

　IgA腎症は，腎生検によって診断されており，わが国における腎生検症例の約3割はIgA腎症と診断されています。また，成人期発症のIgA腎症の10年腎生存率は80〜85％，小児期発症例の10年腎生存率は90％以上と報告されています。IgA腎症の病因は明らかにされていませんが，遺伝的素因や上気道炎感染時に悪化する例を認めていることから，粘膜免疫が病因に関与すると考えられています[5), 6)]。

　IgA腎症の臨床的重症度分類（C-Grade）は，尿蛋白量と腎機能をもとに分類されています（表2）。また，C-Gradeに加えて組織学的重症度分類（H-Grade）と，その両者を組み合わせた透析導入リスク層別化も提示されています。血圧はC-Gradeには示されていませんが，IgA腎症の予後を予測する重要な因子の一つであり，適切な管理が必要です。

■ 問3の解答

⑨ツ．73　　⑩テ．尿蛋白の減少効果　　⑪ナ．RAS阻害薬
⑫ネ．ジラゼプ

理論の要点

　IgA腎症の薬物治療において，最も推奨されている薬物はレニン・アンジオテンシン系（RAS）阻害薬と副腎皮質ホルモン剤（ステロイド）である。

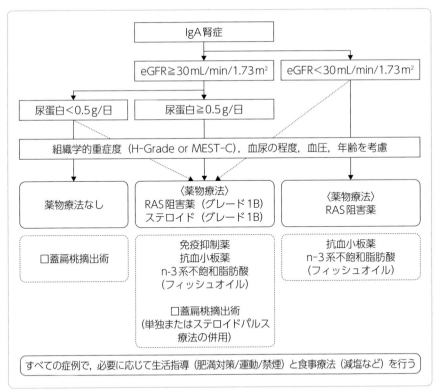

図1　成人IgA腎症の治療アルゴリズム
〔厚生労働科学研究費補助金難治性疾患等克服研究事業（難治性疾患克服研究事業）難治性腎障害に関する
調査研究：エビデンスに基づくIgA腎症診療ガイドライン2020，東京医学社，2020より〕

 解説

IgA腎症の薬物療法

　Case 1では尿蛋白≧0.5g/日，腎機能は以下のようになるため，臨床的重症度分類ではC-GradeII（中等度）のIgA腎症に分類されます。また，IgA腎症診療ガイドライン2020におけるIgA腎症の治療アルゴリズムを用いた薬物療法が推奨されます（図1）[8]。

体表面積補正eGFR＝194×[Cr]$^{-1.094}$×[年齢（歳）]$^{-0.287}$（女性の場合は×0.739）
＝73mL/min/1.73m^2

1. ステロイド

ステロイドは，CKDステージ1～2のIgA腎症における腎機能障害の進行抑制ならびに尿蛋白の減少効果を有するため，使用が推奨されています。ステロイドの投与方法は個々の症例に応じてさまざまですが，高用量経口ステロイド療法（0.8～1 mg/kg/日），低用量経口ステロイド療法（20 mg/日，60 mg/m^{2}隔日投与），ステロイドパルス療法（メチルプレドニゾロン1 g連日投与3日間連続投与を隔月で合計3回＋プレドニゾロン0.5 mg/kg隔日投与で6カ月間）などがあります。投与期間は1年以内の短期間投与と1年以上の長期間投与（それぞれ漸減中止）の2通りに大まかに分類されますが，経過が長期にわたるため，副作用対策は非常に重要です。

2. RAS阻害薬

ACE阻害薬，ARBなどのRAS阻害薬は，IgA腎症の末期腎不全への進展抑制，腎機能障害の進行抑制ならびに尿蛋白の減少効果を有する薬物です。Case 1では，尿タンパクに加えて血圧も高いため，RAS阻害薬の投与も検討する必要があります。

抗血小板薬であるジラゼプは，腎動脈の血流量増加作用や腎機能改善作用を有するため，軽度～中等度のIgA腎症における尿蛋白減少に適応がある薬物であり，Case 1においても投与を検討します。

■ 問4の解答

⑬ノ．ニューモシスチス　⑭ヒ．ST合剤　⑮ホ．3カ月
⑯マ．ビスホスホネート系薬　⑰ミ．活性型ビタミンD$_3$製剤

理論の要点

ステロイドを長期間服用するときは，易感染性や骨粗鬆症など，さまざまな副作用の発現に注意が必要である。

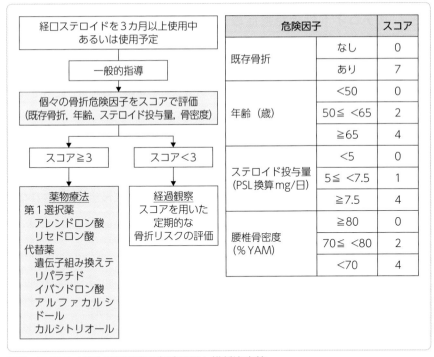

図2　ステロイド性骨粗鬆症の危険因子と推奨治療薬

〔Suzuki Y, et al：J Bone Miner Metab, 32：337-350, 2014より和訳〕

 解　説

ニューモシスチス肺炎の予防

　ネフローゼ症候群などの治療では，ステロイドを高用量で長期間服用することがあります。これに伴い，消化性潰瘍や高血糖，精神症状など，さまざまな副作用を生じる可能性があります。プレドニゾロン（PSL）換算で20mg/日以上を1カ月以上服用する場合は，ニューモシスチス肺炎の予防投与として，ST（スルファメトキサゾール＋トリメトプリム）合剤の併用を検討します。ニューモシスチス肺炎予防のST合剤は，1日1回1〜2錠を連日，または週3回経口投与が推奨されており，治療（1日量9〜12錠を3〜4回に分割し，経口投与）とは投与量が異なるので注意しましょう。

ステロイド性骨粗鬆症の予防

　ステロイド性骨粗鬆症は，経口ステロイドを3カ月以上服用している，または服用を予定している患者や，ステロイドをPSL換算で7.5mg以上服用している場合に注意が必要となります。その他に，既存骨折や年齢，骨密度によって発症リスクを評価します（図2）[9]。

　薬物療法として最も推奨されている薬物はビスホスホネート系薬です。活性型ビタミンD$_3$製剤はビスホスホネート系薬が使用できない，あるいは効果が不十分であるときの代替薬としての使用が推奨されています。ステロイドは治療の経過で漸減していくため，予防投与の必要性を適宜判断して，漫然と投与されないよう注意しましょう。

[文献]

1) D'Amico G：Natural history of idiopathic IgA nephropathy and factors predictive of disease outcome Semin Nephrol. 24：179-196, 2004
2) 日本透析医学会：我が国の慢性透析療法の現況（2018年12月31日現在）
3) Jakes RW, et al：Systematic review of the epidemiology of systemic lupus erythematosus in the Asia-Pacific region：prevalence, incidence, clinical features, and mortality. Arthritis Care Res, 64：159-168. 2012
4) 厚生労働科学研究費補助金難治性疾患克服研究事業　進行性腎障害に関する調査研究班報告IgA 腎症分科会：IgA 腎症診療指針第3版. 日腎薬誌, 53：123-135, 2011
5) Coppo R, et al：Innate immunity and IgA nephropathy. J Nephrol, 23：626-632, 2010
6) Suzuki Y, et al：Pathological role of tonsillar B cells in IgA nephropathy. Clin Dev Immunol, 639074, 2011
7) 日本腎病理協会, 日本腎臓学会：腎生検病理アトラス改訂版, 東京医学社, 2017
8) 厚生労働科学研究費補助金難治性疾患等克服研究事業（難治性疾患克服研究事業）難治性腎障害に関する調査研究：エビデンスに基づくIgA 腎症診療ガイドライン2020, 東京医学社, 2020
9) Suzuki Y, et al：Guidelines on the management and treatment of glucocorticoid-induced osteoporosis of the Japanese Society for Bone and Mineral Research：2014 update. J Bone Miner Metab, 32：337-350, 2014

（増田博也）

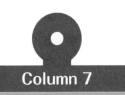

Column 7

ネフローゼ症候群の治療はどうするの？

1. 病態と薬物療法

　ネフローゼ症候群は，腎糸球体係蹄障害によるタンパク透過性亢進に基づく大量の尿蛋白と，これに伴う低アルブミン血症を特徴とする症候群です。ネフローゼ症候群診療指針[1] では，表1に示す診断基準が定められており，尿蛋白量と低アルブミン血症の両所見を認めることがネフローゼ症候群の診断の必須条件とされています。

　ネフローゼ症候群は，一次性（原発性）ネフローゼ症候群と，そのほかの原因疾患に由来する二次性（続発性）ネフローゼ症候群に大別されます。一次性ネフローゼ症候群の主要構成疾患には，①微小変化型ネフローゼ症候群，②巣状分節性糸球体硬化症，③膜性腎症，④膜性増殖性糸球体腎炎があります。日本腎臓学会による腎生検登録（J-RBR）に登録されたネフローゼ症候群のうち，①微小変化型ネフローゼ症候群と③膜性腎症で約8割を占めていました[2]。これらはともに，初期治療には主に副腎皮質ホルモン剤（ステロイド）が使用されます。また，再発例やステロイド抵抗例には，シクロスポリンやシクロホスファミドなどの免疫抑制薬の併用を検討する必要があります。

2. 食事療法

　日本腎臓学会による腎疾患患者の生活指導・食事療法ガイドライン[3] では，表2[4]のような食事療法が推奨されています。ステロイド療法に伴う糖尿病や肥満など

表1　成人ネフローゼ症候群の診断基準

1	蛋白尿：3.5g/日以上が持続する （随時尿において尿蛋白/尿クレアチニン比が3.5g/gCr以上の場合もこれに準ずる）
2	低アルブミン血症：血清Alb値3.0g/dL以下 血清総タンパク量6.0g/dL以下も参考になる。
3	浮腫
4	脂質異常症（高LDLコレステロール血症）

注：
1) 上記の尿蛋白量，低アルブミン血症（低タンパク血症）の両所見を認めることが本症候群の診断の必須条件である。
2) 浮腫は本症候群の必須条件ではないが，重要な所見である。
3) 脂質異常症は本症候群の必須条件ではない。
4) 卵円形脂肪体は本症候群の診断の参考となる。
〔厚生労働省難治性疾患克服研究事業進行性腎障害に関する調査研究班：難治性ネフローゼ症候群分科会ネフローゼ症候群診療指針．日本腎臓学会誌，53：78-122, 2011より〕

表2　ネフローゼ症候群の食事療法

	総エネルギー (kcal/kg*1/ day)	タンパク質 (g/kg*1/day)	食塩 (g/day)	カリウム (g/day)	水分
治療反応性良好な 微小変化型 ネフローゼ	35	1.0〜1.1	0〜7	血清K値に より増減	制限せず*2
微小変化型 ネフローゼ以外	35	0.8	5	血清K値に より増減	制限せず*2

＊1 標準体重
＊2 高度の難治性浮腫の場合には水分制限を要する場合もある
〔腎疾患の生活指導，食事療法合同委員会：腎疾患患者の生活指導・食事療法に関するガイドライン．日本腎臓学会誌，39：1-37, 1997より〕

を合併している場合には，病状に応じて摂取エネルギーの調整が必要になることもあります。

■文献

1) 厚生労働省難治性疾患克服研究事業進行性腎障害に関する調査研究班：難治性ネフローゼ症候群分科会ネフローゼ症候群診療指針．日本腎臓学会誌，53：78-122, 2011

2) Yokoyama H, et al：Membranous nephropathy in Japan：analysis of the Japan Renal Biopsy Registry（J-RBR）. Clin Exp Nephrol, 16：557-563, 2012

3) 腎疾患の生活指導，食事療法合同委員会：腎疾患患者の生活指導・食事療法に関するガイドライン．日本腎臓学会誌，39：1-37, 1997

4) 渡辺　守，他：厚生労働科学研究費補助金難治性疾患等克服研究事業（難治性疾患克服研究事業）難治性腎障害に関する調査研究，2010

（増田博也）

Lesson 08 CKDの進展を防ぐ血糖管理と薬物療法の基本を学ぼう

- □ CKDの進展を防ぐために必要な血糖管理目標を理解する。
- □ 糖尿病の薬物療法の基本，治療薬の特徴やCKD患者での注意点を理解する。

Case 1 初めて糖尿病を指摘された70代男性

患 者 72歳，男性

主 訴 特になし

現病歴 3年前の健康診断では特に指摘されなかったが，2年前の健康診断にて高血糖を指摘されるも放置。今年の健康診断でも再度高血糖を指摘され，外来にてメトホルミン500mg/日が開始，1週間後に精査加療・糖尿病教育目的にて入院となった。

既往歴 腰痛

家族歴 母親：糖尿病，高血圧，CKD（透析），脳梗塞，兄：糖尿病

飲酒・喫煙 飲酒：ビール500mL 1本，日本酒1合，喫煙：20本/日（40年）

アレルギー・不耐性・薬物有害反応 特になし

薬 歴
（腰痛時のみ）
[1] ロキソプロフェン錠60mg 　　　1回1錠　1日3回　毎食後
[2] レバミピド錠100mg 　　　　　　1回1錠　1日3回　毎食後
[3] ロキソプロフェンテープ100mg　1回1枚　1日1回

身体所見 身長175cm，体重80kg，体表面積1.96m²，腹囲92cm，血圧158/90mmHg，MMSE 29点

血液検査 TP 8.1g/dL, Alb 4.4g/dL, T-Bil 0.7mg/dL, AST 18U/L, ALT 11U/L, γGTP 29U/L, ALP 261U/L, TC 240mg/dL, TG 108mg/dL, HDL-C 79mg/dL, LDL-C 138mg/dL, FBG 301mg/dL, HbA1c 11.1%, UA 5.2mg/dL, GA 29.7%, Cr 1.02mg/dL, BUN 30.8mg/dL, WBC 7,600/μL, RBC 489万/μL, PLT 16.7万/μL, Hb 15.7g/dL, Ht 44.0%, FIRI 3.9μU/mL, FCPR 1.88ng/mL, CPRindex 1.60, eGFR 56mL/min/1.73m²

尿検査 Alb/Cr 430 mg/gCr，CPR/Cr 47.33 μg/gCr，尿糖（3+）

臨床経過 専門医受診の結果，糖尿病教育目的に入院となった。メトホルミン500 mg/日が開始され，入院3日目にはさらにメトホルミン1,000 mg/日に増量。入院6日目には，シタグリプチン50 mg/日が追加となった。入院13日目に教育終了，血糖コントロールも良好となり退院した。

問1 （　　）の中に入る適切な語句はどれか。

　血糖コントロール目標としてのHbA1cは，血糖正常化を目指す場合は（　①　）未満であり，糖尿病性腎症を含む合併症を予防するための目標は7.0%未満とされる。高齢者は，認知機能低下の有無や，（　②　），重症低血糖が危惧される薬剤の使用の有無など，患者背景により，目標値が個別に設定される。

　Case 1は，72歳の高齢者で，MMSE 29点より認知機能は（　③　），また，使用中の治療薬に重症低血糖を危惧するものがないことから，（　④　）を目標に血糖コントロールを行う。

＜選択肢＞

ア．6.0%，イ．7.0%，ウ．8.0%，エ．ADL，オ．QOL，カ.低下，
キ.軽度低下，ク．低下なし

解答　　①　　　　　　②　　　　　　③　　　　　　④

問2 （　　）の中に入る適切な語句はどれか。

　糖尿病治療薬の選択は，インスリン分泌が低下しているのか，インスリン抵抗性が強いのかによって選択される。Case 1のように，肥満患者の場合は，インスリン抵抗性の関与が強いと考えられ，インスリン抵抗性を改善する（　⑤　）やビクアナイド薬のメトホルミンが選択されることが多い。メトホルミンは乳酸アシドーシスの副作用の報告があり，腎機能別に1日最高投与量が定められており，Case 1では，1日最高（　⑥　）mgとなる。またDPP-4阻害薬のシタグリプチンについても，腎排泄型であるため腎機能別に投与量が設定されており，1日最大投与量は（　⑦　）mgとなる。

＜選択肢＞
ケ．SGLT2阻害薬，コ．チアゾリジン薬，サ．1,500，シ．2,000，ス．12.5，セ．25，ソ．50

解答　⑤　　　　　　　⑥　　　　　　　⑦

MEMO

● Cockcroft-Gault式による腎機能評価（eCCrの計算）

$eCCr = (140 - [年齢（歳）]) \times [体重（kg）] / (72 \times [Cr])$

Cr：血清Cr値　注）女性の場合は×0.85

● メトホルミンの投与量

(1) 用法・用量

　通常，成人にはメトホルミン塩酸塩として1日500mgより開始し，1日2〜3回に分割して食直前又は食後に経口投与する。維持量は効果を観察しながら決めるが，通常1日750〜1,500mgとする。なお，患者の状態により適宜増減するが，1日最高投与量は2,250mgまでとする。

(2) 中等度の腎機能障害のある患者におけるメトホルミンの1日最高投与量の目安

推算糸球体濾過量（eGFR） （mL/min/1.73 m²）	1日最高投与量の目安
45≦eGFR<60	1,500mg
30≦eGFR<45	750mg

〔大日本住友製薬株式会社：メトグルコ錠250mg，500mg，添付文書（2020年2月改訂，第1版）より〕

● シタグリプチンの投与量

(1) 用法・用量

　通常，成人にはシタグリプチンとして50mgを1日1回経口投与する。なお，効果不十分な場合には，経過を十分に観察しながら100mg 1日1回まで増量することができる。

(2) 中等度以上の腎機能障害のある患者におけるシタグリプチンの1日最大投与量の目安

腎機能障害	CCr（mL/min） 血清Cr値（mg/dL）*	通常投与量	最大投与量
中等度	30≦CCr<50 男性：1.5<Cr≦2.5 女性：1.3<Cr≦2.0	25mg 1日1回	50mg 1日1回
重度，末期腎不全	CCr<30 男性：Cr>2.5 女性：Cr>2.0	12.5mg 1日1回	25mg 1日1回

＊ CCrにおおむね相当する値

〔小野薬品工業株式会社：グラクティブ錠，添付文書（2020年3月改訂，第2版）より〕

腎機能評価の計算は，日本腎臓病薬物療法学会のホームページからも行うことができます（https://jsnp.org/egfr/）。

■ 問1の解答

①ア. 6.0%　②エ. ADL　③ク. 低下なし　④イ. 7.0%

理論の要点

　合併症予防のための血糖コントロール目標値は，HbA1c 7.0%であるが，患者背景を考慮した個別設定が必要である。

解 説

糖尿病患者の血糖コントロール

　糖尿病患者の血糖コントロールは，Kumamoto studyによりHbA1c 6.9%未満であれば細小血管障害が出現する可能性が低いことがわかっており[1]，糖尿病診療ガイドライン2019において，合併症予防のための血糖コントロール目標値は，HbA1c 7.0%とされています（表1）[2]。これに対応する血糖値としては，空腹時血糖値（FBG）130mg/dL未満，食後2時間糖値180mg/dL未満がおおよその目安となります。

　HbA1c 6.0%未満では，血糖値の正常化を目指すという観点から目標とすべき数値であり，罹病期間の短い，心血管系に異常のない若年者などにおいて目標

表1　**血糖コントロール目標**

目標	コントロール目標値[注4]		
	血糖正常化を目指す際の目標[注1]	合併症予防のための目標[注2]	治療強化が困難な際の目標[注3]
HbA1c（%）	6.0未満	7.0未満	8.0未満

治療目標は年齢，罹病期間，臓器障害，低血糖の危険性，サポート体制などを考慮して個別に設定する。
注1）適切な食事療法や運動療法だけで達成可能な場合，または薬物療法中でも低血糖などの副作用なく達成可能な場合の目標とする。
注2）合併症予防の観点からHbA1cの目標値を7%未満とする。対応する血糖値としては，空腹時血糖値130mg/dL未満，食後2時間血糖値180mg/dL未満をおおよその目安とする。
注3）血糖値などの副作用，その他の理由で治療の強化が難しい場合の目標とする。
注4）いずれも成人に対しての目標値であり，また妊娠例は除くものとする。
〔日本糖尿病学会・編：糖尿病診療ガイドライン2019．南江堂，2019より〕

表2　高齢者の血糖コントロール目標（HbA1c）

患者の特徴・健康状態[注1)]		カテゴリーⅠ		カテゴリーⅡ	カテゴリーⅢ
		①認知機能正常 かつ ②ADL自立		①軽度認知障害〜軽度認知症 または ②手段的ADL低下，基本的ADL自立	①中等度以上の認知症 または ②基本的ADL低下 または ③多くの併存疾患や機能障害
重症低血糖が危惧される薬剤（インスリン製剤，SU薬，グリニド薬など）の使用	なし[注2)]	7.0%未満		7.0%未満	8.0%未満
	あり[注3)]	65歳以上75歳未満	75歳以上	8.0%未満（下限7.0%）	8.5%未満（下限7.5%）
		7.5%未満（下限6.5%）	8.0%未満（下限7.0%）		

注1）認知機能や基本的ADL（着衣，移動，入浴，トイレの使用など），手段的ADL（IADL：買い物，食事の準備，服薬管理，金銭管理など）の評価に関しては，日本老年医学会のホームページ（http://www.jpn-geriat-soc.or.jp/）を参照する。エンドオブライフの状態では，著しい高血糖を防止し，それに伴う脱水や急性合併症を予防する治療を優先する。

注2）高齢者糖尿病においても，合併症予防のための目標は7.0%未満である。ただし，適切な食事療法や運動療法だけで達成可能な場合，または薬物療法の副作用なく達成可能な場合の目標を6.0%未満，治療の強化が難しい場合の目標を8.0%未満とする。下限を設けない。カテゴリーⅢに該当する状態で，多剤併用による有害作用が懸念される場合や，重篤な併存疾患を有し，社会的サポートが乏しい場合などには，8.5%未満を目標とすることも許容される。

注3）糖尿病罹病期間も考慮し，合併症発症・進展阻止が優先される場合には，重症低血糖を予防する対策を講じつつ，個々の高齢者ごとに個別の目標や下限を設定してもよい。65歳未満からこれらの薬剤を用いて治療中であり，かつ血糖コントロール状態が図の目標や下限を下回る場合には，基本的に現状を維持するが，重症低血糖に十分注意する。グリニド薬は，種類・使用量・血糖値などを勘案し，重症低血糖が危惧されない薬剤に分類される場合もある。

【重要な注意事項】

　糖尿病治療薬の使用にあたっては，日本老年医学会編「高齢者の安全な薬物療法ガイドライン」を参照すること。薬剤使用時には多剤併用を避け，副作用の出現に十分に注意する。

〔日本老年医学会，他・編：高齢者糖尿病診療ガイドライン2017．南江堂，2017より〕

となる数値とされています。

　また，高齢者では，認知機能，ADL，併存疾患や機能障害によってカテゴリー分けされており，さらに重症低血糖を起こした場合の弊害が大きいことから，重症低血糖が危惧される薬物の有無によって血糖コントロール目標値が設定されています（表2）[3)]。また，重症低血糖が危惧される薬物を使用している高齢者では，血糖コントロール目標値の下限も設定されていることに留意しておく必要が

あります[2),3)]。

CKD診療ガイドライン2018では，CKDであっても早期腎症から顕性腎症への進行を抑制するため，7.0%未満の血糖管理が推奨されています。しかしながら，顕性腎症の進行抑制に関するエビデンスは不十分であり，低血糖に注意するよう記載されています[4)]。

 ## 高齢糖尿病患者の血糖コントロール

Case 1は，72歳と高齢者であるため，血糖コントロールの目標決定には，認知機能の確認が必要になります。MMSE（Mini-Mental State Examination）は，時間，場所の見当識，簡単な3つの単語の復唱，簡単な引き算，図形模写など11項目からなる30点満点の認知機能検査です。27点以下は軽度認知障害が，23点以下は認知症が疑われます。

Case 1は，MMSE 29点なので，認知機能の低下なしと判断できます。また，DPP-4阻害薬であるシタグリプチンは，血糖依存性に作用するため，重症低血糖を危惧されない薬物であり，Case 1の血糖コントロール目標はHbA1c 7.0%未満となります。CKD患者では，腎性貧血や赤血球造血刺激因子製剤（ESA）の影響により，HbA1cが低値を示し，過小評価されるケースがあるため注意が必要です。その場合には，グリコアルブミン（GA）値が参考になることがあります。GA値はアルブミンとブドウ糖が結合したものであり，アルブミンの半減期より過去2～4週間の血糖コントロールの指標とされています。

■ 問2の解答

⑤コ．チアゾリジン薬　　⑥サ．1,500　　⑦ソ．50

理論の要点

糖尿病薬の選択は，それぞれの薬物作用の特性や副作用を考慮して選択されるが，腎機能低下時には使用できる経口血糖降下薬は限られており，注意が必要である。

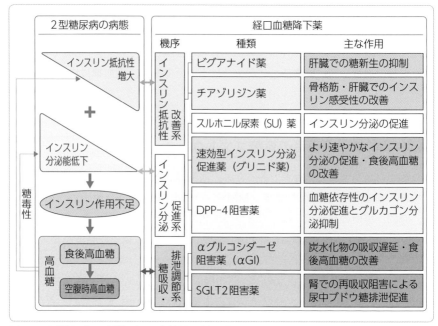

図1　2型糖尿病の病態と経口血糖降下薬の作用
〔日本糖尿病学会・編：糖尿病診療ガイドライン2019. 南江堂, 2019より〕

解説

糖尿病治療薬の第一選択

　アメリカ糖尿病学会・ヨーロッパ糖尿病学会が発表した合同声明（ADA/
EASD Consensus Report 2019）では，2型糖尿病患者は，有効性・安全性・
費用対効果の面からメトホルミンが第一選択となっていますが，日本では2型糖
尿病の病態やライフスタイルが異なるため第一選択は特に指定されておらず，病
態に応じた薬剤選択が推奨されています（図1）[2]。

インスリン分泌能の確認

　薬剤選択する際に，病態のなかで重要になるのがインスリン分泌能です。イン
スリンは血中濃度の測定が可能ですが，インスリン注射を行っていれば，注射剤
のインスリンも含めて測定してしまうため，患者自身の分泌能力の評価ができま

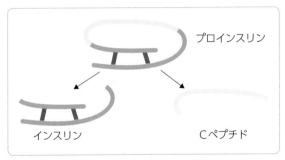

図2 インスリンとCペプチド
〔国立国際医療研究センター：糖尿病情報センター（http://dmic. ncgm.go.jp/general/about-dm/030/010/02.html#01）より〕

せん。インスリン分泌能力の評価には，膵臓におけるインスリン作成時に，インスリンと1：1で切り離されるCペプチド（CPR）というタンパク質を測定します（図2）。CPRは尿中へ排泄されるため，尿中CPRを測定することで，インスリン分泌能を評価することができます。またCPRindexは，空腹時血中CPR（FCPR）値とFBGの比（FCPR/FBG×100）であり，CPRindex＞1.2の患者は食事療法や運動療法を適切に行えば経口剤でコントロール可能，CPRindex＜0.8の患者にはインスリン療法が必須とされています。しかし，CPRは分子量3,000（Da）程度で腎臓から排泄されるため，腎障害が強いと血中CPRは高めになることに注意が必要です。

 ## インスリン分泌能と治療薬の選択

インスリン分泌が少ない場合は，インスリン分泌促進系の薬物が選択されます。一方，分泌が保たれておりインスリン抵抗性が高い場合には，抵抗性改善系の薬物が選択されますが，インスリン分泌能力だけでなく，合併症によっても選択が変わります。特に糖尿病性腎症がある場合には，腎機能によって使用できる薬物が限られていることに留意する必要があります。

 ## 糖尿病治療薬の腎機能低下時の注意点

糖尿病治療薬について，作用機序ごとに特徴と腎機能低下時の注意点をまとめました（表3）。重度腎障害では，SU薬，超速効型インスリン分泌促進薬のナテ

表3 糖尿病薬の特徴と腎機能低下時の注意

薬の種類	特徴	腎機能低下時の注意点
ビグアナイド薬	価格が安い 造影剤使用時には休薬が望ましい	中等度腎障害は用量制限 重度腎障害は禁忌
チアゾリジン薬	ナトリウム貯留作用があるため，浮腫に注意　重度肝障害・心不全は禁忌	重度腎障害は禁忌
DPP-4阻害薬	血糖依存性の作用 低血糖リスクは低い	種類によっては腎機能にあわせた減量が必要
SU薬	血糖降下作用は強い 低血糖リスクは高い	重度腎障害は禁忌
超速効型インスリン分泌促進薬	食後高血糖の是正 食直前での服用	ナテグリニドは禁忌 ミチグリニドは中等度・重度腎障害で，レパグリニドは重度腎障害で血中濃度が上昇
αグルコシダーゼ阻害薬（αGI）	食後高血糖の是正 食直前での服用 低血糖時はブドウ糖での対応が必要 腹部症状の副作用に注意 イレウス・腹部手術歴の患者は注意	腎障害でも使用可能 ミグリトールのみ腎機能低下で血中濃度が上昇することが報告されている
SGLT2阻害薬	体重減少が期待できる 尿路感染に注意 慢性心不全への効果あり*	重度腎障害では血糖降下作用は期待できない 複数の大規模臨床試験にて心・腎保護が報告されている
GLP-1受容体作動薬	血糖依存性の作用 低血糖リスクは低い 体重減少・食欲抑制の効果 消化器症状の副作用に注意	エキセナチドは重度腎障害が禁忌
インスリン製剤	血糖降下作用は強い 体重増加のリスクあり	腎障害でも使用可能 腎機能低下時はインスリンの必要量は少ないことが多い

＊ ダパグリフロジンのみ（2021.1時点）

グリニド，チアゾリジン薬，ビグアナイド薬，GLP-1受容体作動薬のエキセナチドが禁忌となっています。

1. ビグアナイド薬

　ビグアナイド薬のメトホルミンは，乳酸アシドーシスの報告があり，投与量や投与期間に一定の傾向がみられないこと，低用量での症例や若年者でも報告があることから，投与量の減量だけでなく，患者背景を正確に把握することが重要で

す。全身状態が悪い患者に投与しないことを前提として，脱水症状，下痢や嘔吐などの胃腸障害のある患者，過度のアルコール摂取の患者，eGFR<30（mL/min/1.73m²）の高度腎障害の患者などが禁忌とされています。また，中等度腎障害については，45≦eGFR（mL/min/1.73m²）<60では1日1,500mg，30≦eGFR（mL/min/1.73m²）<45では1日750mgの1日最高投与量が決められており[5]，糖尿病学会のrecommendationでも，特に30≦eGFR（mL/min/1.73m²）<45においては，リスクとベネフィットを勘案して慎重に投与するよう求められています[6]。CKD患者でよく処方される利尿薬や腎血流量を低下させるRAS阻害薬との併用時には，脱水に注意する必要があり，発熱や嘔吐・下痢などの症状がある場合（シックデイ）には，服用しないこと，水分摂取を励行し，速やかに受診するなど，対応方法を指導することも重要です。

2. DPP-4阻害薬

リナグリプチン，テネリグリプチンは，胆汁排泄型薬物であり腎機能低下による用量調整の必要はありませんが，腎排泄型の薬物については腎機能に応じた用量調整が必要となります[7]。

3. SGLT2阻害薬

SGLT2阻害薬は，重度腎障害では血糖降下作用が期待できないとされていますが，複数の試験において尿蛋白減少やGFR低下速度の抑制，また心不全入院や心血管イベントの抑制効果などが報告されており[8]-[10]，心・腎保護効果の観点から今後のCKD薬物療法においても重要になると思われます。しかし，CKD患者の場合はRAS阻害薬，利尿薬が併用されることも多く，SGLT2阻害薬の利尿作用によって過度の脱水や腎機能低下につながるおそれがあるため，注意が必要だと思われます[11]。

4. GLP-1受容体作動薬

GLP-1受容体作動薬についても心保護や腎保護効果があるとされ[12], [13]，2021年2月に発売されたGLP-1受容体作動薬の経口剤については，重度腎障害患者でのデータは少ないものの腎機能による用量調整は不要なことから期待が高まっています[14], [15]。

Case 1 の薬剤選択と治療経過

　Case 1は，尿中CPRが47.33μg/gCrであり，インスリン依存が考えられる30μg/gCrを超えていること，CPRindex1.6であることからもインスリン分泌能力は保たれていると判断されました。そのため，インスリン抵抗性改善系の薬剤のうち，安価で，肥満患者において大血管症抑制効果が報告されているメトホルミンが選択されました[16]。メトホルミン開始にあたりeGFR 56mL/min/1.73m^{2}の中等度腎障害であること，消化器症状の副作用防止のため，500mg/日の少量から開始されました。その後，消化器症状の副作用がないこと，腎機能の変動がないことを確認したうえで1,000mg/日まで増量されました。

　Case 1の腎機能では，メトホルミンを1日最高投与量の1,500mgまで増量することも可能でしたが，食後血糖の上昇が抑えきれなかったため，体重を増加させにくいDPP-4阻害薬のシタグリプチンが追加されました。シタグリプチンは，腎排泄型のDPP-4阻害薬であるため，腎機能による用量調整が必要です。

　Case 1の腎機能評価については，肥満があるため，実体重ではなく理想体重（Lesson 2参照）の70.4kgとして推算クレアチニンクリアランス（eCCr）を計算し[17]，eCCr 65mL/minとCCr 50mL/min以上であったため，常用量の50mg/日での投与開始となりました。

①Case 1（男性）の理想体重（Lesson 2参照）

　理想体重（kg）＝50.0＋2.3×{[身長（cm）－152.4]/2.54}

　＝50＋2.3×（175－152.4）/2.54＝70.4

②Cockcroft-Gault式を用いたCase 1の腎機能評価（eCCrの計算）

　eCCr＝（140－[年齢（歳）]）×[体重（kg）]/（72×[Cr]）

　＝（140-72）×70.4/72×1.02＝65.19

[文献]

1）Shichiri M, et al：Long-term results of the kumamoto study on optimal diabetes control in type 2 diabetic patients. Diabetes Care, 23：B21-B29, 2000
2）日本糖尿病学会・編：糖尿病診療ガイドライン2019. 南江堂，2019
3）日本老年医学会，他・編：高齢者糖尿病診療ガイドライン2017. 南江堂，2017
4）日本腎臓学会・編：エビデンスに基づくCKD診療ガイドライン2018. 東京医学社，2018
5）大日本住友製薬株式会社：メトグルコ錠，添付文書（2020年2月改訂，第1版）
6）ビグアナイド薬の適正使用に関する委員会・編：メトホルミンの適正使用に関するRecommendation. 2020
7）DPP-4阻害薬：各種添付文書

8) Zinman B, et al ; EMPA-REG OUTCOME Investigators : Empagliflozin, cardiovascular outcomes, and mortality in type 2 diabetes. N Engl J Med, 2015 (EMPA-REG outcome試験)

9) Perkovic V, et al : Canagliflozin and renal outcomes in type 2 diabetes : results from the CANVAS Program randomised clinical trials. Lancet Diabetes Endocrinol, 6 : 691-704, 2018 (CANVAS試験)

10) Jhund PS, et al : Efficacy of dapagliflozin on renal function and outcomes in patients with heart failure with reduced ejection fraction : results of DAPA-HF. Circulation, 143 : 298-309, 2021 (DAPA-HF試験)

11) SGLT2阻害薬の適正使用に関するRecommendation

12) Marso SP, et al ; LEADER Steering Committee on behalf of the LEADER Trial Investigators : Liraglutide and cardiovascular outcomes in type 2 diabetes. N Engl J Med, 375 : 311-322, 2016 (LEADER試験)

13) Marso SP, et al ; SUSTAIN-6 Investigators : Semaglutide and cardiovascular outcomes in patients with type 2 diabetes. N Engl J Med, 375 : 1834-1844, 2016 (SUSTAIN6試験)

14) MSD株式会社社内資料 : リベルサス錠 第1相臨床試験 (NN9924-4079) (承認時参考資料)

15) Mosenzon O, et al ; PIONEER 5 Investigators : Efficacy and safety of oral semaglutide in patients with type 2 diabetes and moderate renal impairment (PIONEER 5) : a placebo-controlled, randomised, phase 3a trial. Lancet Diabetes Endocrinol, 7 : 515-527, 2019 (PIONEER試験5)

16) Kooy A, et al : Long-term effects of metformin on metabolism and microvascular and macrovascular disease in patients with type 2 diabetes mellitus. Arch Intern Med. 169 : 616-625, 2009

17) 平田純生, 他 : 患者腎機能の正確な評価の理論と実践. 日本腎臓病薬物療法学会誌, 5 : 3-18, 2016

(的場美香)

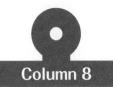

インスリン療法の注意点

　重度腎障害患者は，使用できる経口剤が少なく，インスリン分泌が低下している場合はインスリン療法が主となります。インスリン療法の基本は，食後血糖の上昇を抑える追加分泌を補う超速効型・速効型インスリンと，肝臓や脂肪からの糖新生を抑える基礎分泌を補う持効型・中間型インスリンを組み合わせた強化インスリン療法が基本となります（表1）[1]。しかし，腎機能低下時にはインスリンの代謝が低下すること，腎臓での糖新生が少なくなることから，低血糖に注意が必要になります。そのため，腎機能低下者がインスリン療法を開始する場合には，少量のインスリンから開始するのが望ましいと思われます。

　また，患者の生活背景や認知機能などによっては，注射回数を少なくするために長時間作用型のインスリンと週1回の作用時間が長いGLP-1受容体作動薬の併用などが選択されることもあります。

　神経障害のある患者は，低血糖症状の自覚が乏しく注意が必要です。特に夜間低血糖は自覚することが難しく，夜間低血糖がある場合には，基礎分泌のインスリンに血中濃度のピークが少ない作用時間の長い持効型インスリンが適しています[2]。また，神経障害によって胃内容排泄速度が遅延している場合には，超速効型インスリンを食直前に使用すると，食事中や食直後に低血糖がみられることがあります。その場合には，あえて皮下投与後の吸収が遅いレギュラーインスリンを食直前に注射するなどの工夫が必要になることもあります。

　また，糖尿病歴が長い患者の場合は，腎症だけでなく他の合併症が進行していたり，網膜症による視力低下や末梢神経障害による手指の機能が低下していることも少なくありません。患者指導を行うためには，薬剤師が単位あわせのクリック音や注入ボタンの固さ，握りやすさなどの特徴を把握し，患者さんのADLにあわせて使いやすいデバイスの選択を提案することも大切です（表2）[3]。

表1　主なインスリン製剤（プレフィルド型）

		ノボノルディスクファーマ株式会社（商品名）	日本イーライリリー株式会社（商品名）	サノフィ株式会社（商品名）	株式会社三和化学研究所（製造販売元：富士フイルム富山化学株式会社）（商品名）
超速効型	食直前	ノボラピッド注フレックスタッチ ノボラピッド注フレックスペン ノボラピッド注イノレット フィアスプ注フレックスタッチ	ヒューマログ注ミリオペン ヒューマログ注ミリオペンHD ルムジェブ注ミリオペン ルムジェブ注ミリオペンHD	アピドラ注ソロスター インスリンリスプロBS注ソロスターHU「サノフィ」	
速効型	食事30分前	ノボリンR注フレックスペン	ヒューマリンR注ミリオペン		
配合溶解	食直前	ライゾデグ配合注フレックスタッチ			
混合型	食直前	ノボラピッド30ミックス注フレックスペン	ヒューマログミックス25注ミリオペン		
		ノボラピッド50ミックス注フレックスペン	ヒューマログミックス50注キット		
	食事30分前	ノボリン30R注フレックスペン イノレット30R注	ヒューマリン3/7注ミリオペン		
中間型		ノボリンN注フレックスペン	ヒューマリンN注ミリオペン		
持効型溶解		トレシーバ注フレックスタッチ	インスリン グラルギンBS注ミリオペン「リリー」	ランタスXR注ソロスター	インスリン グラルギンBS注キット「FFP」
		レベミル注 フレックスペン レベミル注 イノレット		ランタス注ソロスター	

表2 インスリン製剤の特徴

カートリッジ型（商品名）	プレフィルド型（商品名）
ノボペン4 ラグジュラ イタンゴ	ノボラピッド注フレックスタッチ ノボラピッド注イノレット ノボラピッド注フレックスペン ヒューマログ注ミリオペン ランタス注ソロスター
インスリン カートリッジ製剤とペン型注入器の誤った組合せに注意 インスリンカートリッジは小さいため冷蔵庫保管の場所をとらない	注射器ごとの廃棄 フレックスタッチは注入ボタンが軽く伸びないため，押しやすい。握りやすい設計で単位合わせのクリック音も確認しやすい。 イノレットは単位の表示がキッチンタイマー型で確認しやすく注入しやすい形状になっている。 ミリオペンは形が四角で，転がることがない設計になっており，単位合わせのクリック音も確認しやすい。 ソロスターはキャップの着脱が容易だが，他のデバイスに比べて長い。

〔日本糖尿病療養指導士認定機構・編：糖尿病療養指導ガイドブック2020；
糖尿病療養指導士の学習目標と課題．株式会社メディカルレビュー社，2020より〕

■文献

1) 日本糖尿病協会：インスリン製剤一覧（2020年12月改訂）
2) Steven P Marso others : Efficacy and safety of degludec versus glargine in Type2 diabetes. N Engl J Med, 377：723-32, 2017
3) 日本糖尿病療養指導士認定機構・編：糖尿病療養指導ガイドブック2020；糖尿病療養指導士の学習目標と課題．メディカルレビュー社，2020

(的場美香)

Lesson 09 CKDの進展を防ぐ血圧管理と薬物療法の基本を学ぼう

□ CKDの進展を防ぐために必要な血圧管理目標を理解する。

□ 高血圧の薬物療法の基本と治療薬の特徴を理解する。

Case 1 初めて糖尿病を指摘された70代男性

患 者 72歳，男性

主 訴 特になし

現病歴 3年前の健康診断では特に指摘されなかったが，2年前の健康診断にて高血糖を指摘されるも放置。今年の健康診断でも再度高血糖を指摘され，外来にてメトホルミン500mg/日が開始，1週間後に精査加療・糖尿病教育目的にて入院となった。

既往歴 腰痛

家族歴 母親：糖尿病，高血圧，腎不全（透析），脳梗塞，兄：糖尿病

飲酒・喫煙 飲酒：ビール500mL 1本，日本酒1合，喫煙：20本/日（40年）

アレルギー・不耐性・薬物有害反応 特になし

薬 歴

（腰痛時のみ）

[1] ロキソプロフェン錠60mg 　　 1回1錠 　1日3回 　 毎食後

[2] レバミピド錠100mg 　　　　　 1回1錠 　1日3回 　 毎食後

[3] ロキソプロフェンテープ100mg 　1回1枚 　1日1回

身体所見 身長175cm，体重80kg，体表面積1.96m²，腹囲92cm，血圧158/90mmHg

血液検査 TP 8.1g/dL, Alb 4.4g/dL, T-Bil 0.7mg/dL, AST 18U/L, ALT 11U/L, γGTP 29U/L, ALP 261U/L, TC 240mg/dL, TG 108mg/dL, HDL-C 79mg/dL, LDL-C 138mg/dL, FBG 301mg/dL, HbA1c 11.1%, UA 5.2mg/dL, GA 29.7%, Cr 1.02mg/dL, BUN 30.8mg/dL, WBC 7,600/μL, RBC 489万/μL, PLT 16,7万/μL, Hb 15.7g/dL, Ht 44.0%, FIRI 3.9μU/mL, FCPR 1.88ng/mL, eGFR 55.63mL/min/1.73m²

尿検査 Alb/Cr 430mg/gCr, CPR/Cr 47.33μg/gCr, 尿糖（3+）

> **臨床経過** 専門医受診の結果，精査加療と糖尿病教育目的に入院となったが，入院時より血圧が高値であったため，テルミサルタン20mg/日が開始された。入院13日目には血圧コントロールも良好となり退院した。

問1 （　　）の中に入る適切な語句はどれか。

　血圧の管理目標について，CKD診療ガイドライン2018では尿蛋白や糖尿病の有無，年齢によって降圧目標が設定されている。75歳未満の場合，糖尿病（＋）もしくは糖尿病（－）でも尿蛋白（＋）であれば，（　①　）mmHg未満が降圧目標とされる。また，糖尿病（－）で尿蛋白（－）であれば，（　②　）mmHg未満が推奨されている。

　75歳以上の高齢者では，糖尿病や尿蛋白の有無にかかわらず，（　③　）mmHgと降圧目標は緩やかに設定されているが，有害事象がなければ，（　②　）mmHg未満への降圧を目指すとされている。

　一方，高血圧治療ガイドライン2019では，75歳未満の場合，糖尿病や尿蛋白の有無にかかわらず，（　①　）mmHg未満が降圧目標とされている。75歳以上の高齢者で糖尿病（－）もしくは尿蛋白（－）では，（　②　）mmHg未満の降圧目標が推奨されている。また，75歳以上であっても，糖尿病（＋）もしくは尿蛋白（＋）であれば，（　②　）mmHgを到達した後には，（　①　）mmHg未満を降圧目標として目指すことを提案している。

　Case 1では，72歳，糖尿病（＋），Alb/gCr比から（　④　）と診断され，尿蛋白（　⑤　）であることから，CKD診療ガイドライン2018と高血圧治療ガイドライン2019から（　①　）mmHg未満が降圧目標となる。

＜選択肢＞
ア．130/80，イ．140/90，ウ．150/90，エ．微量アルブミン尿，
オ．顕性アルブミン尿，カ．＋，キ．－

解答　①　　　　　②　　　　　③　　　　　④　　　　　⑤

問2 （　　）の中に入る適切な語句はどれか。

　CKD診療ガイドライン2018では，CKD患者の降圧薬の選択は，糖尿病（＋）もしくは糖尿病（－）の尿蛋白（＋）では，（　⑥　）である（　⑦　）もしくは（　⑧　）が第一選択とされている。第二選択として，心血管疾患のハイリスクがある場合には（　⑨　），体液貯留がある場合にはサイアザイド系利尿薬が併用される。なお，腎機能が低下したステージG4，G5ではサイアザイド系利尿薬ではなく，（　⑩　）作用型ループ利尿薬の投与が推奨される。尿蛋白（－），糖尿病（－）のCKD患者では，（　⑦　），（　⑧　），（　⑨　），サイアザイド系利尿薬の中から患者の病態にあわせて選択される。しかし，CKDステージG4，G5では，（　⑥　）による腎機能低下や高カリウム血症に十分注意し，副作用が出現した際には，（　⑨　）へ変更することが推奨されている。また，CKD患者では，食塩感受性が亢進していることが多く，食塩制限などの食事療法も降圧薬の適正使用において重要となる。Case 1は，糖尿病（＋）のため，（　⑦　）であるテルミサルタンが開始となっている。

＜選択肢＞

ク．β遮断薬，　ケ．ARB，　コ．RAS阻害薬，　サ．ACE阻害薬，
シ．カルシウム拮抗薬，　ス．短時間，　セ．長時間

解答　⑥ ＿＿＿＿＿　⑦ ＿＿＿＿＿　⑧ ＿＿＿＿＿　⑨ ＿＿＿＿＿　⑩ ＿＿＿＿＿

■ 問1の解答

①ア．130/80　②イ．140/90　③ウ．150/90
④オ．顕性アルブミン尿　⑤カ．＋

理論の要点

　降圧目標は年齢，糖尿病の有無，尿蛋白の有無で決定される。75歳未満では，尿蛋白（＋）のCKD患者，糖尿病患者の場合は130/80mmHg，非糖尿病尿蛋白（－）のCKD患者と75歳以上のCKD患者は140/90mmHgが目標となる。

解説

CKD診療ガイドラインからみた血圧管理目標

　CKD診療ガイドライン2018では，高血圧はCKD発症の危険因子であり，CKD発症を抑制するために血圧管理を行うよう推奨されています[1]。また夜間の血圧低下が少ないこと（non dipperタイプ）がCKD発症に関連するとの報告[2]もあり，日内変動にも注意が必要です。末期腎不全の発症に寄与する強い因子は血圧レベルと蛋白尿であることが知られているため，年齢，糖尿病，尿蛋白の有無によって目標血圧が異なります（表1）[1]。

　75歳未満のCKD患者では，糖尿病（＋）もしくは尿蛋白（＋）であれば130/80mmHg未満が，糖尿病（－），尿蛋白（－）であれば140/90mmHg未

表1　CKD患者の降圧療法

		75歳未満	75歳以上
糖尿病（－）	蛋白尿（－）	140/90mmHg未満	150/90mmHg未満
	蛋白尿（＋）	130/80mmHg未満	150/90mmHg未満
糖尿病（＋）		130/80mmHg未満	150/90mmHg未満

- 75歳未満では，CKDステージを問わず，糖尿病および蛋白尿の有無により降圧基準を定めた。
- 蛋白尿については，軽度尿蛋白（0.15g/gCr）以上を「蛋白尿あり」と判定する。
- 75歳以上では，起立性低血圧やAKIなどの有害事象がなければ，140/90mmHg未満への降圧を目指す。

〔日本腎臓学会・編：エビデンスに基づくCKD診療ガイドライン2018．東京医学社，2018より〕

満が推奨されています。75歳以上については，糖尿病や尿蛋白の有無にかかわらず，150/90mmHg未満が推奨されていますが，起立性低血圧や急性腎障害（AKI）などの有害事象がなければ，140/90mmHg未満への降圧を目指すように記載されています[1]。

 ## 高血圧治療ガイドラインからみたCKD患者の血圧管理

　高血圧治療ガイドライン2019では，CKD患者において尿蛋白（＋）では，130/80mmHg未満が推奨されており，糖尿病（−）かつ尿蛋白（−）では，リスク・ベネフィットのバランスを考慮し，腎機能，年齢に配慮して個別に対応するとされています（表2）[3]。また，75歳以上の高齢者で糖尿病（−），尿蛋白（−）の場合には，CKD診療ガイドラインの150/90mmHgに比して140/90mmHgと低めの設定となっています[3]。これは，一見両ガイドラインが矛盾しているようにみえますが，高齢者の場合，有害事象としてAKIが多いものの，十分な降圧によって心血管疾患（CVD）を抑制することが示されていることを理由に，CKD診療ガイドライン2018でも有害事象がなければ，高齢者であっても150/90mmHgではなく，140/90mmHgへ慎重に降圧を行うように推奨されています。そのため，最終的な降圧目標は同じ140/90mmHgとなります。しかし，CKD患者で75歳以上の場合には，特に有害事象に注意し，ゆっくりと降圧していくなど，慎重な対応が求められます。

表2　降圧目標

	診察室血圧	家庭血圧
75歳未満 脳血管障害患者 　（両側頸動脈狭窄や脳主幹動脈閉塞なし） 冠動脈疾患患者 CKD患者（尿蛋白陽性） 糖尿病患者 抗血栓薬服用中	＜130/80mmHg	＜125/75mmHg
75歳以上の高齢者 脳血管障害患者 　（両側頸動脈狭窄や脳主幹動脈閉塞あり， 　または未評価） CKD患者（尿蛋白陰性）	＜140/90mmHg	＜135/85mmHg

〔日本高血圧学会高血圧治療ガイドライン作成委員会高・編：高血圧治療ガイドライン2019．
ライフサイエンス出版，2019より〕

75歳未満のCKD患者への血圧管理

　75歳未満の糖尿病（−），尿蛋白（−）の場合は，CKD診療ガイドライン2018では140/90mmHg未満が，高血圧治療ガイドライン2019では130/80mmHg未満が推奨となっています。これは，わが国での75歳未満でリスク因子のない140/90mmHg未満の場合，脳卒中リスクが低いこと，またエビデンスが十分でないことに起因しています。CKD診療ガイドライン2018では，積極的な降圧によってESKD進展抑制が示されなかったこと，むしろ厳格な血圧管理によるAKIの増加が認められたこと，わが国での特定健診データを使用した間接研究において，尿蛋白（−）において収縮期血圧≧141mmHgで有意にCKDステージG3以上へ進展することが示されたことから，140/90mmHg未満を推奨しています。

　アルブミン尿の測定は，わが国では，糖尿病，糖尿病性早期腎症であって，微量アルブミン尿を疑う患者に対し，3カ月に1度の測定が可能となっています。尿蛋白はアルブミンだけでなく，低分子蛋白やグロブリン，尿細管由来蛋白などを含みます。そのため，尿蛋白0.15g/gCr以上で尿蛋白（＋）と判断するのに対して，アルブミン尿であれば，30mg/gCrで尿蛋白（＋）となります（表3）。

　Case 1は糖尿病であり，アルブミン尿430mg/gCrは300mg/gCr以上の顕性アルブミン尿に該当し，尿蛋白で考えると0.5g/gCr以上の高度尿蛋白となります。

　したがって，Case 1は75歳未満で糖尿病（＋）尿蛋白（＋）であることから，降圧目標としては130/80mmHgとなり，またBMI 26.1kg/m^{2}と肥満もあるた

表3　アルブミン尿と尿蛋白の分類

アルブミン尿	正常	微量アルブミン尿	顕性アルブミン尿
尿アルブミン排泄量（mg/日）	＜30	30〜299	≧300
尿アルブミン/クレアチニン比（mg/gCr）	＜30	30〜299	≧300
蛋白尿	**正常**	**軽度**	**高度**
尿蛋白排泄量（g/日）	＜0.15	0.15〜0.49	≧0.50
尿蛋白/クレアチニン比（g/gCr）	＜0.15	0.15〜0.49	≧0.50
試験紙法での目安	（−）〜（±）	（−）〜（2＋）	（1＋）〜（4＋）

〔日本腎臓学会：日本腎臓学会誌，57：1275-1280, 2015/日本腎臓学会・編：CKD診療ガイド2012. 東京医学社，2012：25より〕

め，減量・塩分制限をしつつ薬物治療も考慮されることになります。

■ 問2の解答

⑥コ．RAS阻害薬　　⑦ケ．ARB　　⑧サ．ACE阻害薬
⑨シ．カルシウム拮抗薬　　⑩セ．長時間

理論の要点

糖尿病，尿蛋白を有するCKD患者の降圧薬の第一選択はARB，ACE阻害薬などのRAS阻害薬である。ただし，CKDステージG4，G5では腎機能低下を招くことがあるため要注意であり，副作用発現時にはカルシウム拮抗薬などが推奨される。

解 説

高血圧治療ガイドライン2019からみた降圧薬の選択

高血圧治療ガイドライン2019では，降圧薬の第一選択はカルシウム拮抗薬，利尿薬，ARB，ACE阻害薬，β遮断薬の5種類であり，患者背景により積極的適応がある薬物を第一選択としています。蛋白尿・微量アルブミン尿を有するCKD患者では，有意な尿蛋白の減少効果とともに，腎不全の進行抑制が認められているRAS阻害薬であるARB，ACE阻害薬が積極的適応となっています[1), 3)]。

CKD診療ガイドライン2018からみた降圧薬の選択

CKD診療ガイドライン2018では，年齢・糖尿病の有無や尿蛋白の有無によって薬物選択が変わります。75歳未満の場合では，糖尿病（＋），もしくは糖尿病（－）で蛋白尿（＋）であれば，高血圧治療ガイドライン2019で積極的適応とされたACE阻害薬・ARBが第一選択とされています。またCKD診療ガイドライン2018では第二選択についても記載されており，第二選択はカルシウム拮抗薬と利尿薬が推奨されています。第二選択の利尿薬についてCKDステージG1～3ではサイアザイド系利尿薬が，ステージG4，G5ではループ利尿薬が推奨されています。

表4 CKD患者への推奨降圧薬

75歳未満				75歳以上
CKDステージ	糖尿病, 非糖尿病で蛋白尿 (＋)		非糖尿病で蛋白尿 (－)	
G1～3	第一選択	ACE阻害薬, ARB	ACE阻害薬, ARB, カルシウム拮抗薬, サイアザイド系利尿薬 (体液貯留) から選択	75歳未満と同様
	第二選択 (併用薬)	カルシウム拮抗薬〔CVDハイリスク〕サイアザイド系利尿薬〔体液貯留〕		
G4, G5	第一選択	ACE阻害薬, ARB	ACE阻害薬, ARB, カルシウム拮抗薬, 長時間作用型ループ利尿薬 (体液貯留) から選択	カルシウム拮抗薬
	第二選択 (併用薬)	カルシウム拮抗薬〔CVDハイリスク〕長時間作用型ループ利尿薬〔体液貯留〕		

〔日本腎臓学会：エビデンスに基づくCKD診療ガイドライン2018. 東京医学社, 2018より〕

　ループ利尿薬には, 短時間作用型のフロセミド (消失半減期：0.35時間) と長時間作用型のアゾセミド (消失半減期：2.6時間) とトラセミド (消失半減期：2.2時間) があり, CKD診療ガイドライン2018で第二選択として推奨されているループ利尿薬は, 長時間作用型となっています (表4)。

　基本的には, 24時間にわたって降圧することが重要であり, アドヒアランスを考慮し1日1回タイプの降圧薬が推奨されています。また同じ成分の薬を増量するよりも作用機序の違う降圧薬を組み合わせることによる降圧効果が大きく, 降圧目標を達成するために有用とされており, ARB＋カルシウム拮抗薬, ARB＋少量のサイアザイド系利尿薬など, 複数成分を含有する配合剤が発売されています。

塩分に対する栄養指導

　また, CKDを伴う高血圧患者では食塩感受性が亢進していることが多く, 減塩によって降圧効果が期待できること, また減塩によりACE阻害薬やARBの降圧効果および尿蛋白減少作用が増強されることも期待できるため, 塩分に対する栄養指導も重要となります。CKD診療ガイドライン2018では, CKD患者において, 高血圧・尿蛋白の抑制と心血管疾患 (CVD) の予防のため, 6g/日未満の塩分制限が推奨されていますが, 過度の減塩は低栄養を招くなどリスクとなる可能性があるため, 3g/日が下限として設定されています。

Case 1における降圧薬の選択

　Case 1では，72歳，糖尿病（＋）尿蛋白（＋）であることから，尿蛋白の減少の効果を期待したACE阻害薬もしくはARBが推奨となります。

　今回は，糖代謝改善作用が報告されている[4] テルミサルタンが選択されました。ARBやACE阻害薬などRAS阻害薬が投与開始となった場合，糸球体内圧が低下し一過性に腎機能低下が起こることがあるため，少量から開始する必要があります。投与開始後1～2週間程度は腎機能や血清K値の推移を観察し，急激な悪化がないことを確かめつつ，降圧目標を目指すことになります。また，Case 1には，腰痛に対してロキソプロフェンを服用している患者さんであることから，テルミサルタンとの併用によるAKIのリスクが上昇します[5]。場合によってはアセトアミノフェンへの変更を医師と相談する必要があるかもしれません。夏季にARBやACE阻害薬を服用している場合は，脱水予防のために十分な水分摂取を指導することも重要です。

［文献］
1）日本腎臓学会・編：エビデンスに基づくCKD診療ガイドライン2018．東京医学社，2018
2）苅尾七臣：高血圧治療における家庭血圧と24時間血圧測定の意義―CKDの視点より．日本腎臓学会誌，51：465-470，2009
3）日本高血圧学会高血圧治療ガイドライン作成委員会高・編：高血圧治療ガイドライン2019．ライフサイエンス出版，2019
4）Wang Y, Qiao S, Han DW, Rong XR, Wang YX, Xue JJ, Yang J. Telmisartan Improves Insulin Resistance：A Meta-Analysis. Am J Ther. 2018 Nov/Dec；25（6）：e642-e651. doi：10.1097/MJT.0000000000000733. PMID：29557807.
5）Lapi F et al：Concurrent use of diuretics, angiotensin converting enzyme inhibitors, and angiotensin receptor blockers with non-steroidal anti-inflammatory drugs and risk of acute kidney injury：nested case-control study. BMJ, 346：e8525, 2013

（的場美香）

Column 9

CKD患者に脂質低下療法はどうするの？

　脂質低下療法によるCKD進展抑制効果は，抑制できる，抑制できないの両方の報告があり，あきらかではありません。しかし，CKD患者は心血管疾患（CVD）のハイリスクであり，CVD抑制のための脂質低下療法は推奨されており，管理目標はCVDの既往がない場合は，LDL-C＜120mg/dLとなります（表1）[1]。

　CKD患者において，フィブラート系薬は腎障害の危険因子になること，また重度腎障害ではほとんどの薬物が禁忌となるため，スタチン系薬単独もしくはスタチン系薬＋エゼチミブ併用が推奨となります。2018年10月にスタチン系薬とフィブラート系薬の併用禁忌が削除となりましたが，腎機能低下患者においては，併用によって横紋筋融解症のリスクがあること，腎機能低下者が横紋筋融解症を発症した場合には重篤化することなどから，治療上やむをえない場合に限り，慎重に行うべきと記載されています。フィブラート系薬のうち唯一，胆汁排泄型とされるペマフィブラートについては，腎機能低下者で血中濃度の上昇がないことは確認されていますが，添付文書上は他のフィブラート系薬と同じく，腎機能低下者は禁忌とされているため使用しにくい現状があります[2]。

表1　脂質異常症の管理目標

治療方針の原則	管理区分	脂質管理目標値（mg/dL）			
		LDL-C	non-HDL-C	TG	HDL-C
一次予防 まず生活習慣の改善を行った後薬物療法の適用を考慮する	低リスク	＜160	＜190	＜150	≧40
	中リスク	＜140	＜170		
	高リスク*2	＜120	＜150		
二次予防 生活習慣の是正とともに薬物治療を考慮する	冠動脈疾患の既往	＜100	＜130		
		（＜70）*1	（＜100）*1		

＊1 家族性高コレステロール血症，急性冠症候群の時に考慮する。糖尿病でも他の高リスク病態を合併する時はこれに準ずる。＊2 CKDは高リスクに該当する。

〔日本動脈硬化学会・編：動脈硬化性疾患予防ガイドライン2017版, 2017より〕

■文献

1）日本動脈硬化学会・編：動脈硬化性疾患予防ガイドライン2017版，2017
2）興和株式会社：パルモディア錠，添付文書（2020年1月改訂，第9版）

（的場美香）

実践編

Lesson 10〜21

少し複雑な症例問題です。
理論の復習を行いながら,
臨床での腎臓病薬物療法の
Pitfall & Tips を学びます。

Lesson 10 | CKD患者の腎機能評価と投与設計を実践しよう

□ 身体所見や検査値から患者の状態を適切に推察する。
□ 患者に応じた腎機能評価法や投与設計を実践できる。

Case 1　長期臥床の高齢者に発症した尿路感染症

患　者　83歳，男性

主　訴　全身倦怠感，発熱

現病歴　介護施設入所中の2カ月前に転倒し，大腿骨頸部骨折の診断で入院となった。入院翌日に手術を行い，現在は回復期リハビリテーション病棟にてリハビリ中である。受傷前よりADLは低く，日中もベッド上で過ごすことが多い。2日前より水分摂取量や食事量が低下し，その後，全身倦怠感と37.8℃の発熱が出現した。血液検査ならびに尿検査より，膀胱炎と診断された。

既往歴　前立腺肥大症，認知症，パーキンソン病

手術歴　2カ月前：人工骨頭置換術

飲酒・喫煙　飲酒：ビール大瓶1本/日，喫煙：なし

アレルギー・不耐性・薬物有害反応　特記事項なし

薬　歴
[1] タムスロシン塩酸塩OD錠0.2mg　　　1回1錠　　1日1回　朝食後すぐ
[2] デュタステリドカプセル0.5mg　　　　1回1Cap　1日1回　朝食後すぐ
[3] ドネペジル塩酸塩OD錠5mg　　　　　1回1錠　　1日1回　朝食後すぐ
[4] クエチアピン錠25mg　　　　　　　　1回1錠　　1日1回　寝る前
[5] レボドパ100mg・カルビドパ配合錠　1回2錠　　1日3回　毎食後すぐ

身体所見　身長156cm，体重42.2kg，体表面積1.37m²，下腿周囲長28cm，体温37.8℃，血圧116/70mmHg，脈拍数80回/min（整），呼吸数16回/min，SpO₂ 99%（室内気），意識清明

血液検査　WBC 7,440/μL（Neut 96.0%，Lymph 2.0%，Mono 2.0%，Eosino 0%，Baso 0%），RBC 236万/μL，Hb 8.0g/dL，Plt 3.5万/μL，CRP 6.4mg/dL，TP 3.7g/dL，Alb 2.1g/dL，T-Bil 1.5mg/dL，AST 31U/L，ALT 65U/L，LD 142U/L，γ-GTP 78U/L，

BUN 39mg/dL，Cr 0.50mg/dL，CysC 1.4mg/L，Na 130mEq/L，
K 3.9mEq/L，Cl 97mEq/L

＜参照1カ月前＞　TP 3.5g/dL，Alb 1.7g/dL，BUN 15mg/dL，Cr 0.33mg/dL

[尿検査]　pH7.0，潜血（2＋），白血球100/HPF以上，細菌（2＋）

[細菌学的検査]　尿培養 検査中

[臨床経過]　膀胱炎に対して，レボフロキサシン錠が投与されることとなった。

問1 Case 1の患者の状態を適切に表現しているものはどれか。（複数選択可）

a. 下腿周囲長やADLなどから，サルコペニアの可能性が高い。

b. quick SOFAスコア（表1）より，敗血症を合併している可能性が高い。

c. 過大腎クリアランス（ARC）が発生し，Crが基準値以下となっている可能性が高い。

d. KDIGO診断基準より，急性腎障害を合併している可能性が高い。

解答

問2 問1を踏まえ，投与設計をするにあたり，Case 1の患者の腎機能を推算する手段として，最も適切なものはどれか。

a. Cr 0.50mg/dLを用いて，eGFR（mL/min/1.73m^2）を算出し，体表面積未補正eGFR（mL/min）を算出する。〔算出値；体表面積未補正eGFR 92mL/min〕

b. Cr 0.60mg/dLに補正し，eGFR（mL/min/1.73m^2）を算出し，体表面積未補正eGFR（mL/min）を算出する。〔算出値；体表面積未補正eGFR 76mL/min〕

c. Cr 0.50mg/dLを用いて，Cockcroft-Gault式よりeCCr（mL/min）を算出する。〔算出値；eCCr 67mL/min〕

d. CysC 1.4mg/Lを用いて，eGFR（mL/min/1.73m^2）を算出し，体表面積未補正eGFR（mL/min）を算出する。〔算出値；体表面積未補正eGFR 36mL/min〕

解答

問3 問2で推算された腎機能を用いて，Case 1の患者にレボフロキサシン錠を投与する場合の投与設計として最も適切なものはどれか。

a. 1回500 mgを1日1回
b. 初日500 mgを1回，2日目以降250 mgを1日1回
c. 1回250 mgを1日1回
d. 初日500 mgを1回，3日目以降250 mgを2日に1回

解答

> ### MEMO
>
> **●レボフロキサシンの投与量**
>
> **1. 用法・用量（通常）**
>
> 　通常，成人にはレボフロキサシンとして1回500 mgを1日1回経口投与する。なお，疾患・症状に応じて適宜減量する。
>
> **2. 腎機能低下患者におけるレボフロキサシンの用法・用量**
>
> | 腎機能クレアチニンクリアランス（CCr）
（mL/min） | 用法および用量 |
> |---|---|
> | 20≦CCr＜50 | 初日500 mgを1回，2日目以降250 mgを1日に1回投与する。 |
> | CCr＜20 | 初日500 mgを1回，3日目以降250 mgを2日に1回投与する。 |
>
> 表1　quick SOFAスコア
>
> | 意識変容
呼吸数≧22回/min
収縮期血圧≦110 mmHg |
> |---|
>
> 感染症あるいは感染症を疑う病態で，3項目中2項目以上が存在する場合に敗血症を疑う
>
> 腎機能評価の計算は，日本腎臓病薬物療法学会のホームページからも行うことができます（https://jsnp.org/egfr/）。
>
>

■ 問1の解答

a. 下腿周囲長やADLなどから，サルコペニアの可能性が高い。

d. KDIGO診断基準より，急性腎障害を合併している可能性が高い。

解 説

Crは，筋肉で作られる内因性物質であり，生体内のさまざまな因子の影響を受けるため，個々の症例において，どのような因子が大きく影響しているのか推察することが求められます。

 高齢者のCr低値は，体重，栄養状態を示す検査値やADLから骨格筋量の低下を疑う

Case 1では，Cr 0.50 mg/dLと基準値より低値を示しています。また，BMI 17.3と低体重であり，ASTおよびALTのような逸脱酵素により肝機能異常が認められないにもかかわらず，TPやAlbが低値のため，低栄養状態であると思われます。さらに，受傷前よりADLは低く，日中もベッドで過ごすことが多かったことから，骨格筋量が低下したサルコペニアとうかがえます。実際に，サルコペニア症例の抽出要件である下腿周囲長34 cm未満（男性の場合）（アジア人のサルコペニア診断基準2019[1]）を下回っています（Case 1は28 cm）。筋力や身体機能，骨格筋量を測定していないため，適切な診断はできませんが，ADLなどから十分にサルコペニアの基準を満たしていると類推されますので，**選択肢 a.** が該当します。

 敗血症を評価し，過大腎クリアランス（ARC）の発生を見抜く

Crが基準値より低値を示す要因の一つに，過大腎クリアランス（ARC）の発生があります。ARCは，敗血症のような全身性炎症反応症候群の状態にあり，血管作動薬や輸液の投与を受けている症例で認められる現象です。そのため，主にICUに入室している症例や若年女性で問題になることが多く，Case 1は該当しません。ちなみに，敗血症の指標であるquick SOFAスコア（表1)[2]を用い

て評価すると，Case 1は0点となり，敗血症の可能性は低いとなります。したがって，**選択肢b.**と**c.**は除外となります。なお，敗血症を伴う重症例かどうかは，感染症治療薬の投与設計においても重要な情報です。敗血症は生命を脅かす疾患なので，敗血症を伴う重症例では，対策を講じたうえである程度の有害事象の発現は許容しつつも治療効果の担保に重点を置いた攻めの投与設計（過度な減量への配慮）が望まれます。一方で，敗血症を伴わない軽症例では，治療効果を担保しつつも有害事象の回避という安全性に重点を置いた守りの投与設計（過量投与への配慮）が優先されるかもしれません。

Crが基準値内でも，隠れ急性腎障害（AKI）に注意

　Crが基準値より低値であるため，一瞥すると急性腎障害（AKI）を合併していないように感じます。ただし，KDIGO診断基準[3]では，Crが48時間以内に0.3mg/dL以上の上昇，もしくは，それ以前7日以内にわかっていたか予想される基準値より1.5倍以上の増加とあります。Case 1では，1カ月前のCrが0.33mg/dLであるため，今回の0.5mg/dLは1.5倍以上の上昇です。さらに，2日前より水分摂取量や食事量が低下し，発熱があることに加え，検査値でもBUN/Cr比が78と高値であり，脱水による尿量低下が推察されます。以上のことから，Case 1は，AKIを合併している可能性が高く，**選択肢d.**が該当します。Case 1のように日常のCrが低値のため上昇しても基準値内（あるいは低値）であるような，正常にみえる隠れAKIの症例を見逃さないようにしなければなりません。

■ 問2の解答

d. CysC 1.4mg/Lを用いて，eGFR（mL/min/1.73m^2）を算出し，体表面積未補正eGFR（mL/min）を算出する。〔算出値；体表面積未補正eGFR 36mL/min〕

理論の復習

　わが国では，腎機能推算式としてCrやシスタチンC（CysC）より，日本腎臓学会が作成した日本人のGFR推算式が汎用されています[4), 5]。長期臥床などで筋肉量が低下した高齢者では，加齢の影響以上にCrが低値となるためeGFRが過

大評価となる問題があります。そのような場合に，Crが0.6 mg/dL未満の高齢者に対して，Crとして0.6 mg/dLを代入するラウンドアップ法で予測精度が上昇することが示されています[6]が，科学的根拠は十分に証明されていません。また，薬物の投与設計では，Cockcroft-Gault式（CG式）[7]より推算クレアチニンクリアランス（eCCr）を算出する方法も一般的です。

解 説

Case 1は，骨格筋量が低下したサルコペニアの可能性が高い

Case 1は，骨格筋量が低下したサルコペニアの可能性が高いため，Cr 0.50 mg/dLを用いて推算したeGFRは過大評価と考えられ，**選択肢a.** は除外されます。このような患者では，より過大評価となりにくいCG式や，Crとして0.60 mg/dLを代入するラウンドアップ法，CysCを用いたGFR推算式の適応を検討します。このなかでも，筋肉量の影響を受けにくいCysCを用いたGFR推算式の選択が最有力候補です。

Case 1は，AKIの可能性がある

Case 1は，隠れAKIの可能性が高いことを指摘しました。つまり，この変化を黙殺するラウンドアップ法の使用は厳に慎まなければなりません。よって，**選択肢b.** は除外されます。CCrにしてもCrやCysCを用いたGFR推算式にしてもCKDの腎機能指標のため，CrやCysCが定常状態で安定していることが前提であることを忘れてはいけません。すなわち，AKIによりCrやCysCが変動しているときには正確な腎機能を推算できないため，Case 1にはCG式もCysCを用いたGFR推算式も本来は望ましくありません。ハイリスク薬やTDMが必要な薬物の投与設計においては，蓄尿による，より厳密な腎機能評価や薬物の血中濃度測定による投与設計が必要です。しかしながら，今回扱うのはレボフロキサシン錠であり，そこまで厳密な投与設計を求められているわけではありません。そのため，これら推算式による目安で十分に対応が可能だと考えます。そのなかで，CG式は筋肉力の影響を受け過大評価している可能性を考えると，**選択肢c.** は除外となり，やはりサルコペニア症例には筋肉量の影響を受けにくいCysCを用い

たGFR推算式，**選択肢d.**が最も妥当な判断となるでしょう。

 TIPS 腎機能は点ではなく，前後の変化を考え，線で評価し，枠で捉えよう！

　CysCは3カ月に1度しか保険上の測定が認められないこと，外注検査であること，Crより高額検査であることなどから測定されない事例も少なくありません。したがって，Crから腎機能を推算するしかない場合も大いにあるでしょう。ここで，推算式は，推算値を示すものであり，実測値を示すものではないことに注意しなければなりません。すなわち，推算式は，必ずしも正解を教えてくれるものではないことを意識して，患者背景，検査値の推移や臨床経過を加味して総合的に判断することが重要です。さらに，腎機能の推算値だけでなく，腎機能別の投与法にも"ゆらぎ"があるものです。そのため，厳密な腎機能の推測に注力するよりも，腎機能を大きく見誤らないことのほうが肝要です。また，腎機能が，今後，「改善するのか」，「悪化するのか」のように，どのように変化していくかを考えることも大切です。

■ 問3の解答

　c. 1回250mgを1日1回

理論の復習

　投与設計の要素は，負荷投与量と維持投与量に分けられます。負荷投与時の血中濃度上昇は，おおむね分布容積により規定されるため，腎機能低下患者であっても腎機能正常者と同じ投与量が適当です。一方，維持投与時の平均血中濃度は，薬物の全身クリアランスにより規定されるため，腎クリアランスが主の薬物は腎機能に応じた投与量調整が必要となります。調整方法としては，添付文書やさまざまな書籍を参考にしますが，未知の場合には，一般的にGiusti-Hayton法（GH法）が用いられます[8]。

解 説

では，Case 1におけるレボフロキサシン錠の投与設計を考えていきましょう。

 負荷投与量は，腎機能正常者と同様であるが，極度の痩せや肥満，浮腫など体型の考慮を忘れてはならない

　レボフロキサシン錠は，1回500mgの1日1回投与が基本です。レボフロキサシンは，尿中未変化体排泄率が約87%の腎排泄型薬物であり，腎機能低下により半減期が延長する[9]ため，腎機能に応じた減量が必要です。ただし，早期から有効血中濃度に達するために負荷投与が必要であり，負荷投与時の血中濃度上昇は，ほとんど腎機能に依存しないことから，腎機能低下患者であっても初回量は1回500mgが基本です。しかしながら，Case 1は，体重42.2kgの痩せた高齢者であり，1回500mgと決定された薬物動態試験の被験者の体重である60〜70kgとは解離している点に注意が必要です。Case 1は，体重が臨床試験の被験者の60〜70%であり，体重に比例するレボフロキサシンの分布容積も60〜70%程度と推察され，最高血中濃度は1.4〜1.7倍に上昇する計算になります（MEMO参照）。したがって，1回500mgの負荷投与量はCase 1に過量である可能性があります。60〜70%への減量が妥当ですが，錠剤であり細かな分割は適さないため，半量である1回250mgへの減量も一つです。

　問2の体表面積未補正eGFR 36mL/minに従うと，維持投与量は添付文書からもGH法からも1回250mgを1日1回が妥当であると考えられます（図1）。まとめると，1回250mgを1日1回，**選択肢c.**が筆者の提案です。

MEMO

●最高血中濃度（初回）＝投与量×バイオアベイラビリティ/分布容積
　同じ投与量で投与すると，体重（分布容積）が60%に減少した症例では最高血中濃度は1.7倍（1/0.6）に，体重（分布容積）が70%に減少した症例では最高血中濃度は1.4倍（1/0.7）に上昇する計算になる。

　最高血中濃度を等しくするためには，体重（分布容積）の減少率と同じ割合で投与量を減量しなければなりません。

投与補正係数（G）＝1−fe（1−$\dfrac{eGFR}{100}$）

fe：尿中未変化体排泄率，eGFR：患者の推算糸球体濾過量（mL/min）

投与量補正の場合　：投与量　＝常用量×G
投与間隔補正の場合：投与間隔＝通常投与間隔×1/G

＜Case 1におけるレボフロキサシンの場合＞

投与補正係数（G）＝1−0.87（1−$\dfrac{36}{100}$）≒0.44

投与量補正の場合　：投与量　＝500 mg×0.44≒220 mg
　　　　　　　　　　　　　　剤形を考慮すると1回250 mg
投与間隔補正の場合：投与間隔＝24時間×1/0.44≒54.5時間
　　　　　　　　　　　　　　コンプライアンスを考慮すると48時間毎

 投与量補正か，投与間隔補正か，薬物の特徴と症例の体型を考慮して決定しよう！

　レボフロキサシンは，AUCと最小発育阻止濃度（MIC）の比に依存して効果を発揮します。投与量を変更せず投与間隔を延長した場合に，1日目のAUC$_{0\text{-}24}$/MICは十分な値を得られますが，2日目のAUC$_{24\text{-}48}$/MICが小さくなることにより，2日目は十分な効果が期待できない可能性があります。また，患者は痩せた高齢者のため，500 mg投与では血中ピークが高値になり，有害事象の危険性があります。これらのことより，Case 1では1回250 mgを1日1回が妥当と考えられます。

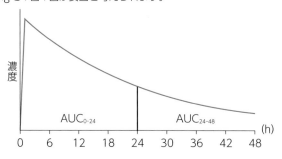

図1　Giusti-Hayton法の実際

 投与設計は，薬物治療の主眼を医師と共有し，薬物動態のみに依らず，病態や有害事象の危険性など総合的に勘案して行う！

　投与設計に絶対的な正解はありません。**選択肢d.** は，さすがに減量しすぎですので，十分な治療効果が期待できないかもしれませんが，状況に応じて，**選択肢a.** も **b.** も正解となり得ます。筆者が提案した投与設計は，Case 1が重症例で

ないことや感染部位がレボフロキサシンの移行性が良好な尿路であることを踏まえ，安全性に重点を置いた判断です。有効性に重点を置き負荷投与量を減量しない（**選択肢b.**），AKIのため腎機能が回復することを予測して維持投与量を減量しない（**選択肢a.**）ことも正しい判断です。なにより，機械的に推算式に数値をあてはめ，算出された腎機能に従い添付文書や書籍に記載されている用法・用量を盲目的に適応することこそが誤った判断であるといえます。

[文献]

1) Chen LK, et al：Asian working group for sarcopenia：2019 consensus update on sarcopenia diagnosis and treatment. J Am Med Dir Assoc, 21：300-307, 2020
2) 日本集中治療医学会・日本救急医学会合同/日本版敗血症診療ガイドライン2020特別委員会：日本版敗血症診療ガイドライン2020
3) KDIGO clinical practice guideline for acute kidney injury. Kidney Int Suppl, 2：1-138, 2012
4) Matsuo S, et al：Revised equations for estimated GFR from serum creatinine in Japan. Am J Kidney Dis, 53：982-992, 2009
5) Horio M, et al：GFR estimation using standardized serum cystatin C in Japan. Am J Kidney Dis, 61：197-203, 2013
6) 新留将吾, 他：バンコマイシン投与設計における各種腎機能推算式の体格補正の必要性についての検討. TDM研究, 28：92-101, 2011
7) Cockcroft DW, et al：Prediction of creatinine clearance from serum creatinine. Nephron, 16：31-41, 1976
8) Giusti DL, et al：Dosage regimen adjustment in renal impairment. Drug Intel Clin Pharm, 7：382-386, 1973
9) 花岡一成, 他：腎機能障害患者におけるlevofloxacin 500 mg投与時の体内動態. 日本化学療法会雑誌, 57：12-19, 2009

（浦田元樹）

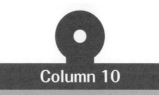

なぜ？？　バンコマイシンの血中濃度が上がらないの？

　バンコマイシンの投与設計で，血中濃度が予測より高くなったことを経験したことはないでしょうか。念入りに投与設計を行ったにもかかわらず，予想値よりも大きく外れてしまうことがあると思います。そのなかでも，若年者で敗血症性ショックや全身性炎症反応症候群（systemic inflammatory response syndrome；SIRS）などの患者に対するバンコマイシンの投与は，しばしば苦戦することがあります。今回，筆者の体験した苦い事例を紹介します。

　血液培養で*Enterococcus faecium*が検出された40代の患者に対して，バンコマイシンを投与したいと投与設計の依頼がありました。抗菌薬TDMガイドライン2016に記載されているノモグラムに従い，初期投与設計を行ったのち，投与開始となりました。4回目の投与直前にトラフ値の測定を行ったところ，初回トラフ値は4.5μg/mLであり，目標トラフ値の10〜20μg/mLに到達していませんでした。そのため，TDM解析支援ソフトを用いて投与設計し，増量を提案しました。増量後，再度血中濃度を測定したところ，トラフ値6.5μg/mLと，予測値よりも低値でした。腎障害リスクが高くなることを説明したうえで4g/日以上の増量を担当医へ提案しました。そして，さらなる増量の結果，トラフ値がなんと60μg/mLと異常高値となり，すぐに投与中止となってしまいました。

　なぜ，このようなことが起こったのでしょうか。今回の症例ではバンコマイシン開始時の腎機能は，eGFRが197mL/min/1.73m^{2}と正常値より高値でした。これは，過大腎クリアランス（augmented renal clearance；ARC）といい，腎機能が正常値より高値となっている状態がうかがえます。腎機能正常な50歳以下の若年者において，敗血症性ショックやSIRSなどになると，炎症性メディエーターの影響により腎血流量が増大し，その結果，通常100mL/min/1.73m^{2}のeGFRが，ARCでは正常値以上となります。また，カテコラミンや輸液の投与も要因とされています。ARCでは，実際に腎機能が亢進しているため，腎排泄型の抗菌薬は通常の投与量では十分な効果が得られない[1]ことがあります。ただし，病態の軽快によりSIRSの状態が改善すると，ARCが解消され腎機能がもとの値へ戻ります。そのため，腎機能にあわせた投与設計を再度行う必要があります。

　今回の症例も，初期はARCとなりバンコマイシンを増量してもトラフ値が上昇しなかったと考えられます。その後，ARCが解消されたタイミングとバンコマイシンを増量したタイミングが重なったため過量投与になり，バンコマイシンによる腎障害が生じ，結果的にトラフ値が異常高値となってしまったと推察されます。このように，シミュレーションの値のみで判断すると，落とし穴にはまることも

あります。そのため，患者の状態を踏まえた腎機能の評価やTDM解析支援ソフトの特徴を理解しておくことが重要といえます。また，ARCの予測指標[2]-[4]も報告されています。

　執筆時点において，バンコマイシンのTDMガイドラインが改訂の予定になっています。改訂により，トラフ値からAUCへ指標が変更となるようですので，注目です。

■文献

1) Udy AA, et al : Augmented renal clearance : implications for antibacterial dosing in the critically ill. Clin Pharmacokinet, 49 : 1-16, 2010.

2) Udy AA, et al : Augmented renal clearance in septic and traumatized patients with normal plasma creatinine concentrations : identifying at-risk patients. Crit Care, 17 : R35, 2013

3) Akers KS et al : Modified Augmented Renal Clearance score predicts rapid piperacillin and tazobactam clearance in critically ill surgery and trauma patients. J Trauma Acute Care Surg, 77 : S163-S170, 2014

4) Barletta JF et al : Identifying augmented renal clearance in trauma patients : Validation of the Augmented Renal Clearance in Trauma Intensive Care scoring system. J Trauma Acute Care Surg, 82 : 665-671, 2017

（植田　徹）

Lesson 11 血液透析患者の投与設計を実践しよう

□ PKパラメータから，透析性に配慮すべき薬物かどうかが判断できる。

□ クリアランスに個人差が生じにくい透析患者であっても，個々の患者背景や薬物の特徴に配慮した投与スケジュールが提案できる。

Case 1 血液透析（HD）患者へのウイルス感染症治療戦略

患　者　75歳，女性

主　訴　特になし

現病歴　定期透析来院時，同居の孫が2日前にインフルエンザと診断され，治療中であることをスタッフに申し出た。現在のところ，患者本人に症状はない。

既往歴　CKD（65歳からHD施行中），認知症（70歳），うっ血性心不全，高血圧，気管支喘息，腎性貧血

手術歴　なし

アレルギー・不耐性・薬物有害反応　なし

薬　歴（定期処方薬）

[1] アジルサルタン錠40mg 　　　1回1錠　　　1日1回　　　朝食後
[2] アゼルニジピン錠16mg 　　　1回1錠　　　1日1回　　　朝食後
[3] ジゴキシン錠0.125mg 　　　1回0.25錠　1日1回　　　朝食後
[4] テオフィリン徐放錠200mg 　1回1錠　　　1日1回　　　夕食後
[5] ダルベポエチンアルファ60μg　1回1本　　　2週に1回　　透析回路から投与

身体所見　（測定日：本日）身長152cm，ドライウェイト52.0kg，体表面積1.47m²，体温36.2℃，血圧152/98mmHg，脈拍数63回/min（不整），SpO₂ 99%（室内気），意識清明

血液検査　（測定日：先週月曜日のHD前）BUN 70.5mg/dL，Cr 6.73mg/dL，TP 5.8g/dL，Alb 3.7g/dL，Na 139mEq/L，K 5.2mEq/L，Cl 101mEq/L，UA 7.2mg/dL，P 5.1mg/dL，Ca 9.3mg/dL，

WBC 9,800/μL，Hb 10.2 g/dL，Plt 18万/μL

HD条件 週3回（月，水，金），1回4時間，血液流量（Q_B）200 mL/min，透析液流量500 mL/min，透析膜CTA膜（1.4 m²）

臨床経過 医師は，患者を濃厚接触者と断定するとともに，発症時に高リスクであること，認知機能の低下があることを考慮し，オセルタミビルの予防投与を患者と家人に提案した。なお，現在は，月曜日のHD前である。

問1 Case 1の患者に使用している薬剤の血液透析（HD）による除去性について正しい記述を選択せよ。（複数選択可）

a. アジルサルタンは，分布容積が小さいため，HDで除去されやすい。

b. ジゴキシンは，尿中未変化体排泄率が高いため，HDで除去されやすい。

c. テオフィリンは，HDによる除去が無視できないため，HD後は必ず追加投与が必要である。

d. ダルベポエチンアルファは，分子量が大きいため，ダイアライザからの除去は無視できる。

解答

MEMO

● Case 1の各薬剤の薬物動態パラメータ

成分名	MW（Da）	fe（%）	Vd（L/kg）	PBR（%）
アジルサルタン	456.5	15	21.2 L/body	99.5
ジゴキシン	780.94	75	5〜8	20〜30
テオフィリン	180.17	10	0.45	40〜70
ダルベポエチンアルファ	約36,000	0	3 L/body	不明

MW；分子量，fe；尿中未変化体排泄率，Vd；分布容積，PBR；タンパク結合率
〔各薬剤のインタビューフォームより〕

問2 Case 1の患者にオセルタミビルの予防投与を行うこととなった。予防投与のプランとして適切なものはどれか。

a. オセルタミビル75mgを本日のHD後に単回投与
b. オセルタミビル75mgを本日のHD中に単回投与
c. オセルタミビル75mgを本日のHD後と投与後2回目のHD後に計2回投与
d. オセルタミビル75mgを本日のHD後と投与後5日目に計2回投与

解答

MEMO

●オセルタミビル活性代謝物（Ro64-0802）の薬物動態パラメータ

MW（Da）	fe（%） ＊未変化体との合計	Vd（L）	PBR	Tmax（h）
282	62～70	25.6	3%以下	4.1±1.2

MW；分子量，fe；尿中排泄率，Vd；分布容積，PBR；タンパク結合率，Tmax；最高血中濃度到達時間
Tmaxは健康成人男性28例にオセルタミビルカプセル75mgを空腹時単回投与した場合の数値（平均±標準偏差）
〔中外製薬株式会社：タミフルカプセル75，インタビューフォーム（2019年10月改訂，第34版）より〕

[臨床経過]

　オセルタミビルの予防投与により，インフルエンザは発症しなかった。しかし，その1カ月後，味覚異常と38℃の発熱，倦怠感，軽度の呼吸苦を認めたため，基礎疾患を考慮して入院することとなった。入院時に新型コロナウイルス感染症（COVID-19）のPCR検査を実施し，現在結果待ちである。医師から，「今後，抗ウイルス薬を使用する可能性があるので，HD患者へ投与する際の注意点について教えて欲しい」と依頼があった。なお，処方薬は1カ月前と変更はない。

問3 Case 1にCOVID-19治療薬の投与を検討するにあたり，正しい考え方は次のうちどれか。(複数選択可)

a. ファビピラビル[*1]は，Case 1の内服薬との相互作用に注意する必要がある。

b. レムデシビルは，尿中未変化体排泄率が10%であり，HD患者への減量の必要性はおそらくない。

c. レムデシビルは，eGFR 30 mL/min/1.73 m^{2}未満への投与が推奨されておらず，腎機能が廃絶しているCase 1には特に投与してはいけない。

d. バリシチニブは，HD除去率が17%と低く，HDスケジュールを考慮することなく投与してよい。

*1 ファビピラビルは，執筆時点（2021年8月）においてCOVID-19の適応はない。

解答

■ 問1の解答

> d. ダルベポエチンアルファは，分子量が大きいため，ダイアライザから
> の除去は無視できる。

解 説

血液透析（hemodialysis；HD）患者に対する投与設計の考え方は，基本的には，保存期CKD患者と同じです。ただし，HDによる除去が薬効に影響を及ぼす場合は，投与のタイミングを調整したりHD後の補充投与を検討したりする必要があります。

薬物動態パラメータから，透析性を考察する

通常，尿中未変化体排泄率（fe）が高い腎排泄型薬物には，透析で除去されやすいものが多くあります。この理由は，多くの腎排泄型薬物において①分子量や②タンパク結合率（PBR），③分布容積がいずれも小さいためです。透析性を考察するうえで重要なポイントは，この3つの要素のうち，どれか1つでも大きな値をとるものがあるとHDで除去されにくくなる，ということです。

医薬品の分子量は，200～400Da程度のものが多く，拡散の原理を利用したHDはそれら小分子の除去を得意とする腎代替療法です。なお，中分子量薬物（500～10,000Da程度）の除去には，限外濾過を利用した血液濾過（hemodiafiltration；HF）が優れています。ダルベポエチンアルファなどの赤血球造血刺激因子製剤（ESA）は，分子量が30,000～40,000Daのものが多く，高分子量薬物に分類されますので，HDによる除去は無視できます。よって，**選択肢d.**が正解です。なお，ESAはHDによる除去は無視できますが，確実に体内に投与するために，またHD前の血液検査に応じて変更が可能なように，HD後に投与することが一般的です。

薬物がダイアライザを通過しやすいほどの小分子であったとしても，アルブミンなどのタンパク質と結合したものは，結果として高分子量の複合体を形成します。アジルサルタンの分子量は456.5と比較的小さいですが，PBRが99.5％と非常に高いため，HDでは除去されにくい，と考えられます。よって**選択肢a.**は誤りです。

腎排泄型薬物でも透析で除去されにくいものがある！

　ジゴキシンは，feが高いにもかかわらず，HDによる除去が期待できない代表的な薬物です（表1）。feが高く，比較的低分子量で，PBRも低いので，一見HDで除去されそうにみえます。しかし，体内のジゴキシンは，血中ではなくほとんどが組織（特に心筋細胞内）に分布しており，分布容積は5〜8L/kg（体重50kgの場合250〜400L）と高値を示します。血液−組織間の分布に時間を要するため，HDにより血液中のジゴキシンを一時的にすべて除去できたとしても，体内の数%にすぎません。よって，**選択肢b.**は誤りとなります。なお，いずれは，血液−組織間が平衡状態となるよう薬物が血中へ移行し，血中濃度は上昇します。これをリバウンド現象といいます（図1）。HD直後は血中濃度が低下しているため，HDで除去されると誤って解釈してしまうと，過量投与につながり，中毒性副作用を起こしかねません。このような特徴をもつ薬物には，HD患者に禁忌でない場合も多く，知らず知らずのうちに過量投与となり，重大な有害事象を招くおそれがあるので，十分注意しましょう。

HDで除去される薬物でも補充投与は必須ではない

　テオフィリンは，feが小さいのでHDでは除去されにくそうに思えます。しかし，アジルサルタンと比較して，分子量，分布容積が小さく，PBRもバラツキはありますが比較的小さいので，このパラメータだけをみての判断は難しいです。そこで，インタビューフォームを確認すると，HDによる除去率は約40%と示されていましたので，どうやらHDによる影響を受ける可能性はありそうです。ただし，HDでの除去は効率的とまではいえないので，致死的なテオフィリン中毒の場合には，活性炭カラムを用いた直接血液灌流（DHP）が適用されることがあります。さて，このように，HDによる除去が薬効に影響を及ぼしそうな場合には，HD後の補充投与を考慮する必要があります。しかしながら，Case1のテオフィリンは，1日1回夕食後に投与しており，仮にHDでいくらか除去されたとしても，すぐにまた血中濃度の上昇が見込めます。よって，あえてHD後に補充投与する意義は少ないでしょう。もし，1日1回朝食後に服用している場合には服用タイミングを透析後に変更すれば解決できます。以上より，**選択肢c.**のように，必ず追加投与する必要があるとはいえません。

表1　尿中未変化体排泄率は高いがHDで除去されない（されにくい）薬物の例

先発品名 （成分名）	fe（%）	V_d（L/kg）	PBR（%）	添付文書上での HD患者の位置づけ
Vdが高いために除去されにくい薬物				
ザファテック® （トレラグリプチン）	76.1〜76.6	13.8〜26.7	22.1〜27.6	特定の背景を有する 患者に関する注意
シンメトレル® （アマンタジン）	90	4.4〜10.4	60〜67	禁忌
トレドミン® （ミルナシプラン）	60	8.3〜9.2	36.3〜38.5	特定の背景を有する 患者に関する注意
ネシーナ® （アログリプチン）	72.8	8.6	28.2〜38.4	特定の背景を有する 患者に関する注意
ジゴシン® （ジゴキシン）	75	5〜8	20〜30	慎重投与
シベノール® （シベンゾリン）	55〜62	6.8	50〜60	禁忌
ベネット® （リセドロン酸）	87	6.3	23〜25	禁忌
チャンピックス® （バレニクリン）	79.8	5.6	20	慎重投与
ビシフロール® （プラミペキソール）	70以上	5.4〜5.5	15〜26	慎重投与
ジャヌビア® （シタグリプチン）	80	4	38	特定の背景を有する 患者に関する注意
サブリル散® （ビガバトリン）	80以上	3.18 （小児）	ほとんど結合 しない	慎重投与
カタプレス® （クロニジン）	40〜62	2.1〜3.7	20〜40	慎重投与
シプロキサン® （シプロフロキサシン）	58.1	2.2	20〜40	慎重投与
PBRが高いために除去されにくい薬物				
ジルテック® （セチリジン）	50〜79	0.4〜0.6	92〜99	禁忌
ベザトール® （ベザフィブラート）	50〜70	0.24〜0.35	95	禁忌

〔日本腎臓病薬物療法学会：腎機能別投与量一覧2018年2月26日版．日本腎臓病薬物療法学会誌，
2018/各種添付文書を参考に筆者作成〕

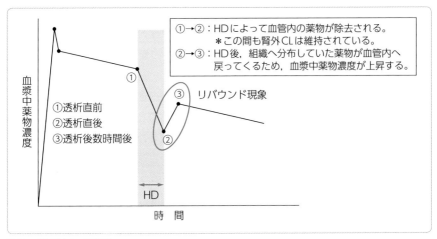

図1 リバウンド現象

■ 問2の解答

c. オセルタミビル75mgを本日のHD後と投与後2回目のHD後に計2
回投与

理論の復習

　HDは，拡散の原理を利用して血漿から物質を除去する手法です。血液流量
（Q_B）は個々の状況により異なりますが，わが国では200mL/min程度を基準に
設定されることが多いです。HDでは，透析液流量（Q_D）よりもQ_Bが小さいため，
通常はHDクリアランスがQ_Bを超えることはありません。PBRも考慮する必要
がありますので，HDクリアランスは最大でも血漿流量×非タンパク結合率とな
ります。さて，HD時のクレアチニンクリアランス（CCr_{-HD}）を考えたとき，
Q_Bを200mL/min，ヘマトクリットを30％，クレアチニンのPBRを0％（＝非
タンパク結合率100％），ダイアライザのクレアチニン除去率（ER）[*2]を100％
と仮定すると，200×（1−0.3）×1×1＝140mL/minとなり，HD実施中は正常
な腎機能のCCrを上回ります。しかし，1日4時間，週3日のHDを施行する場合，
平均すると10mL/minしかありません（基礎編lesson 5参照）。つまり，維持
透析患者のCCrは（HDによるクリアランスを含めて）一般的に10mL/min程

度とみなします。そのため，腎排泄型薬物は，高度腎機能障害患者にあわせて減量された用量を適用し，かつ透析性を考慮した投与タイミングを設定する必要があります。腎機能別投与量一覧表をみる場合は，HDの欄（ない場合は15mL/min未満の欄）を確認しましょう。

HD導入初期では，薬剤性腎障害の回避に注力すべきかどうかや，利尿薬の合理性を検討するにあたっては残存腎機能を考慮することもあります。ただし，薬物クリアランスという視点では，残存腎機能を考慮したとしても用量設定に影響するほどではないでしょう。Case 1は，10年前から透析を施行しており，無尿と考えられます。よって，当然CCr_{HD}以上の薬物のクリアランスは期待できませんし，腎機能を保護する必要性も乏しいと考えます。

オセルタミビルはプロドラッグですので，活性代謝物に着目する必要があります。ただ残念ながら，添付文書やインタビューフォームには透析性のデータが示されていないため，予測を立てることになります。分布容積は25.6Lで，仮に50kgとした場合に0.512L/kgとなり，Urea spaceと同程度で比較的小さいことがわかります。また，PBRは3%未満とごくわずかです。さらに，分子量も大きくないため，オセルタミビルの活性代謝物はHDにより高率に除去されそうです。実際，HD患者の血中濃度推移を見る限り，一度のHDで75%程度除去されていることがみてとれます（図2）[1]。このことからも，活性代謝物の消失はHDに依存している，と結論づけることができます。このように，透析性に関するデータがなくても，薬物（活性体）の物性によりある程度推測することができるのです。

＊2 物質がダイアライザを1回通過した時に除去される割合のことを除去率（ER）という。なお，ダイアライザの性能試験において，クレアチニンはタンパク質が存在しない条件で測定されている。分子量が大きくなると拡散速度が落ちるため，ERは小さくなる。

> **解説**

 ⚠WARNING PITFALL 予防投与は治療時よりも少ない投与量・投与回数で良いとは限らない

腎機能正常者におけるオセルタミビルの投与量は，予防投与時は，75mgを1日1回7～10日間なのに対し，治療時は1回75mgを1日2回5日間でした[2]。つまり，1日量は半分に，投与期間は約2倍に設定されています。これは，予防投

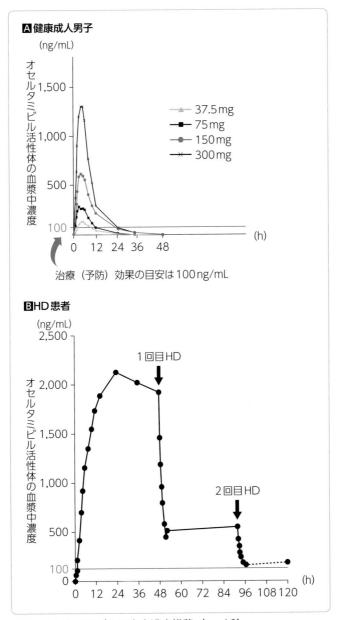

図2 オセルタミビルの血中濃度推移 (n=12)
〔中外製薬株式会社：タミフルカプセル75，インタビューフォーム
(2019年10月改訂，第34版) より〕

与の段階では体内のウイルス量が少ないため，少量で対応できることと，5日間で罹患者が治癒していたとしてもウイルスの排出が完全に停止していないため，予防する側は罹患者よりも長期間服用する必要があるためです。

なお，添付文書上には，CCr 10mL/min未満の推奨用量は確立されていないと記載されています。日本透析医学会はHD患者に対するオセルタミビルの投与量として，治療時は1回75mgの単回投与を，予防投与時には1回75mgを内服し，5日後にもう1回75mgを内服する方法を推奨しています。これは，HD患者への週初めのHD後に75mg単回投与が，腎機能正常者の反復投与時と比較して，活性代謝物のCmaxは6倍に，AUC_{0-96h}は5倍となり，2回のHDを経ても血中濃度が有効域に留まっていたとするデータを根拠としています（図2）[1]。前述したとおり，予防に必要な期間は治療期間よりも長いため，2回目の服用が必要となります。予防投与時の総投与量は治療時の2倍となりますが，この投与方法による有効性および安全性は国内でも報告されています[3]。**選択肢a.**および**選択肢b.**は，HD患者への治療時の投与量ですので，いずれも誤りとなります。

なお，HD中に投与を開始するかどうかは議論の余地があるところだと思います。HD終了までの数時間の差が治療効果に大きく影響するかどうかは明らかではありませんし，HD中の服用により十分な血中濃度が維持されていない可能性を懸念するくらいなら，HD後まで待つほうが2カプセルを有効に活用できる，と筆者は考えています。

🔧 TIPS 透析スケジュールを考慮した予防投与計画を立案しよう！

図2の投与計画は，週3回のHD患者が週初めのHD後に服用を開始することを想定している，ということが大事なポイントとなります。オセルタミビルのクリアランスはHDに依存していますので，2回目の服用タイミングは「2回目のHD直後」[4]とするほうが，合理的でしょう。そうすることで，週初めのHD後に服用を開始しない場合や，週3回以外のHD患者にも柔軟に対応できます。よって，**選択肢c.**および**d.**のうち，**選択肢c.**が適切である，というのが筆者の考えです。

🔧 TIPS 日本のHD条件は海外と異なる！　投与設計時には過量投与になる可能性も念頭におこう！

日本と海外とではHD条件が異なります。特に血液流量は，日本ではおよそ

200 mL/min 程度が主流であるのに対し，欧州では300 mL/min，米国ではなんと400 mL/min を超えています[5]。このため，HDによる除去性の情報がHD クリアランスで記載されている場合には，Q_Bもあわせて確認しておかないと誤解する可能性があるので注意しましょう。

■ 問3の解答

a. ファビピラビルは，Case 1の内服薬との相互作用に注意する必要がある。

b. レムデシビルは，尿中未変化体排泄率が10%であり，HD患者への減量の必要性はおそらくない。

理論の復習

2021年5月13日の執筆時点では，わが国でのCOVID-19治療薬にはレムデシビルやバリシチニブ，デキサメタゾンがあります。ファビピラビルは，明確な有効性を示せておらず，継続審議という状況です。いずれの薬物を使用するにせよ，問1や問2で学習したHD患者の投与設計のコツを押さえつつ，添付文書に記載されている相互作用や禁忌の理由も正しく理解しておくことが肝要です。

レムデシビルは，アデニンヌクレオシドのプロドラッグであり，未変化体もしくは，加水分解を経て生成されたヌクレオシド類似体が細胞内へ移行して三リン酸体となることで抗ウイルス活性を示します[6]。健康成人における薬物動態試験によると，feは10%，代謝物であるヌクレオシド類似体の尿中排泄率は49%でした。代謝物の薬理活性はほとんどないと考えると，feが小さいレムデシビルを腎機能によって減量する必要性は低く，**選択肢b.** は正しいと筆者は考えています。なお，腎障害患者と腎機能正常者とでAUCを比較した報告[7]によると，未変化体では差が生じなかったものの，ヌクレオシド類似体（GS-441524）は有意に増加していました。代謝物の薬理活性に関する情報は十分とはいえませんので，慎重に経過をみる必要があります。

バリシチニブは，分布容積が100Lを超えており[8]，HDでの除去は無視できるでしょう。ただし，HD患者の投与設計の基本は，feを考慮し，腎機能低下に応じた減量を検討することでした。HD患者だからといってHD除去率を気にするあまり，基本的な確認事項を怠らないようにしましょう。バリシチニブのfeは69%ですので，腎機能に応じた減量が必要です。COVID-19の場合[*3]，eGFR

15mL/min/1.73m²未満は曝露量の増大に伴う用量依存性の有害事象リスクが高まるため，禁忌となっています。よって，**選択肢d.**は誤りとなります。

＊3 関節リウマチ，アトピー性皮膚炎では，eGFR 30mL/min/1.73m²未満の場合に禁忌

解 説

 腎機能低下患者に投与できない理由は，薬物の血中濃度が上昇するからだけではない！

レムデシビルは，添加物の可溶化剤であるスルホブチルエーテルβ-シクロデキストリンナトリウム（SBECD）の尿細管への蓄積により，腎機能障害が悪化するおそれがあります[6]。腎機能低下患者では，その影響が無視できないことから，eGFR 30mL/min/1.73m²未満の患者への投与は推奨されていません。同じく，シクロデキストリンを可溶加剤として用いているイトラコナゾール[9]やボリコナゾール[10]，ポサコナゾール[11]などの注射用抗真菌薬でも同様に，「禁忌」もしくは「特定の背景を有する患者に関する注意」として添付文書で注意喚起されています。ただし，これらは保存期CKD患者における急性腎障害（AKI）を回避するための対策ですので，腎機能が廃絶したHD患者ではAKIを考慮する必要性はありません。なお，SBECDは，投与後1回のHDにより投与前の血中濃度まで低下し[12]，代謝物のGS-441524は，4時間のHDで59%除去されることが確認されています[13]。以上より，HD患者への投与による安全性が確立されているわけではありませんが，筆者としては，確実にHDを実施できる条件が整っていれば，HD患者へ投与しても問題ないと考えています。よって，**選択肢c.**は誤りとしました。もちろん，有益性投与ですから，ほかに優先される薬剤がある場合はそちらを選択すべきでしょう。

 相互作用や有害事象への配慮も忘れずに

ファビピラビルは，CYP2C8を阻害しますが，Case 1の内服薬にはCYP2C8の基質となる薬物はありません。一方，ファビピラビルの一部は，テオフィリンの代謝物と同様にキサンチンオキシダーゼで代謝を受けます。そのため，テオフィリンを1回200mg 1日2回服用中の患者がファビピラビルを新たに開始した場合，テオフィリンの薬物動態に大きな変化はみられませんが，ファビピラビ

ルは単独投与と比較して，併用1日目のCmaxが1.33倍に，AUC_{0-12h}は1.27倍に上昇したとの報告があります[14]。よって，**選択肢a.**は正しいです。

また，ファビピラビルには，尿酸値の上昇も報告されています。その機序は，ファビピラビルおよびその代謝物のM1が，腎臓でのヒト有機アニオントランスポーター（hOAT1，hOAT3）を阻害することで尿酸の排泄を抑制し，ヒト尿酸トランスポーター（hURAT1）へ作用することで再吸収を亢進させるためだといわれています。実際に，日本人健康成人を対象とした検証において，ファビピラビル投与終了時点では尿酸値が投与前値より平均4.4mg/dL上昇し，投与終了2日後には半減した[14]と報告されています。このように，代謝経路や排泄過程への影響も見逃さないように注意しましょう。

［文献］

1) 中外製薬株式会社：タミフルカプセル75，インタビューフォーム（2019年10月改訂，第34版）
2) 中外製薬株式会社：タミフルカプセル75，添付文書（2019年10月改訂，第1版）
3) 菊地 博，他：血液透析患者のインフルエンザウイルス感染症に対する，オセルタミビルの治療的，予防的投与の有効性，安全性に関する検討．日本透析医学会雑誌，43：461-466，2010
4) 日本腎臓病薬物療法学会：腎機能別投与量一覧2018年2月26日版．日本腎臓病薬物療法学会誌，2018
5) Robinson BM, et al：Factors affecting outcomes in patients reaching end-stage kidney disease worldwide：differences in access to renal replacement therapy, modality use, and haemodialysis practices. Lancet, 388：294-306, 2016
6) ギリアド・サイエンシズ株式会社：ベクルリー点滴静注液，添付文書（2021年1月改訂，第3版）
7) Massimo T, et al：Pharmacokinetics of remdesivir and GS-441524 in two critically ill patients who recovered from COVID-19. J Antimicrob Chemother, 75：2977-2980, 2020
8) 日本イーライリリー株式会社：オルミエント錠，インタビューフォーム（2021年6月改訂，第11版）
9) ヤンセンファーマ株式会社：イトリゾール注，添付文書（2018年9月改訂，第16版）
10) ファイザー株式会社：ブイフェンド200mg静注用，添付文書（2021年3月改訂，第22版）
11) MSD株式会社：ノクサフィル点滴静注，添付文書（2020年12月改訂，第2版）
12) Luke DR, et al：Pharmacokinetics of sulfobutylether-β-cyclodextrin（SBECD）in subjects on hemodialysis. Nephrol Dial Transplant. 27：1207-1212, 2012
13) Le MP, et al：Removal of Remdesivir's Metabolite GS-441524 by Hemodialysis in a Double Lung Transplant Recipient with COVID-19. Antimicrob Agents Chemother, 64：e01521-e01520, 2020
14) 富士フイルム富山化学株式会社：アビガン，企業側提出資料（https://www.mhlw.go.jp/file/05-Shingikai-10601000-Daijinkanboukousei kagakuka-Kouseikagakuka/0000151799.pdf）（アクセス日：2020年7月4日）

（森住 誠）

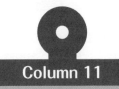

透析条件が変わると薬物の除去率はどうなるの？

　透析による薬物除去の影響を推察するためには，薬物側の要因（分子量，分布容積，タンパク結合率）に加え，血液浄化療法の特徴についての理解も求められます。

　血液浄化療法には，血液透析（HD）のほか，血液濾過（HF），血液濾過透析（HDF），持続的血液濾過透析（CHDF），持続携行式腹膜透析（CAPD）などがあります。主に拡散を原理とするHDは尿素などの小分子量物質（1,000 Da未満）の除去に，主に限界濾過を原理とするHFはβ_2-ミクログロブリンなどの中分子量物質（1,000〜10,000 Da程度）の除去に，それぞれ優れています。HDFは，この両者の長所を合わせた手法となります。多くの薬物は1,000 Da未満の小分子量物質であるため，HDとHDFでは，薬物除去率に大きな違いはありません。また，CAPDは，腹膜のポアサイズが透析膜より大きいため，幅広い分子量物質の除去に優れています（図1）。ただし，CAPDでは常に血液を浄化してはいるものの，時間経過とともに除去効率が悪くなるため，小分子量物質の除去量は1週間あたりでみるとHDと大差ありません。

　HDクリアランスに影響する因子には，血液流量（Q_B），透析時間，透析膜の性能があげられます。そのなかでもQ_Bは，HDクリアランスにもっとも影響を与え

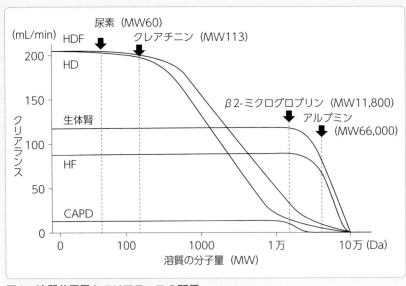

図1　**溶質分子量とクリアランスの関係**

る要素であり，HDで除去されやすい薬物は，Q_Bの変化による影響を受けやすいです。わが国のQ_Bは，およそ200mL/min程度が主流ですが，欧州では300mL/min，米国では400mL/minを超えています。Q_Bを確認せずに海外文献をそのまま引用すると，薬物除去率を過大評価してしまい，過量投与につながる危険性があるので注意が必要です。また，血圧低下などによりQ_Bを落とさざるを得ない場合は，本来除去できていたものが除去されない可能性が出てきます。なお，HDでは血漿中の物質しか除去できませんので，血漿−組織間が平衡状態に達するまでに時間を要する分布容積の大きな薬物は，Q_Bを増大させたり，透析時間を延長したりしても，それに見合った除去量の増加は期待できないでしょう。

透析膜には，さまざまな膜組成や膜面積，膜厚があります。膜組成には，セルロース膜と合成高分子膜があり，基本的には，どのような膜でも小分子量物質は除去されやすいですが，合成高分子膜のハイパフォーマンス膜（HPM）では，中分子量物質も除去されやすくなっています。例えば，分子量1,485Daであるバンコマイシンは，透析膜によって除去率が異なり，HPMでは臨床上無視できない程度の除去が確認されています。それでも，分子量が10万Da以上の抗体製剤などは除去されません。つまり，現在主流であるHPMの使用下では，HDによる薬物除去において透析膜の種類はほとんど考慮しなくて良いということです。なお，アルブミンは分子量が7万Da程度なので，HPMからの漏出することがあり，タンパク結合率の高い薬物でも，除去量が増加する可能性があります。また，いくつかの薬物は特定の透析膜に吸着し除去されます。例として，アクリルニトリル・メタリルスルホン酸ナトリウム共重合体膜（AN69）へのナファモスタットの吸着[1]や，ポリスルホン膜（PS）およびポリメチルメタクリレート膜（PMMA）へのテイコプラニンの吸着が報告されています[2]。

基本的に，国内における透析条件にそれほど大きな個人差はみられないので，透析条件にあわせて個別に投与設計をする必要はほとんどありません。ただし，十分な透析時間が確保できない場合，アルブミン漏出が大きい膜の使用時，除去率に透析条件の影響を受けやすい薬物の投与時など，患者背景や薬物の特徴を加味して，必要時には透析条件を確認し個別に調整することが賢明でしょう。

■文献
 1) Inagaki O, et al : Adsorption of nafamostat mesilate by hemodialysis membranes. Artif Organs, 16 : 553-558, 1992
 2) Shiraishi Y, et al. : Elimination of teicoplanin by adsorption to the filter membrane during haemodiafiltration : screening experiments for linezolid, teicoplanin and vancomycin followed by in vitro haemodiafiltration models for teicoplanin. Anaesth Intensive Care, 40 : 442-449, 2012

（森住　誠）

実践編

Lesson 12 | CKD患者に抗菌薬の適切な使用を実践しよう

□ CKD患者の薬物動態を理解したうえで，感染症の部位や重症度に応じた投与計画を立案できる。

□ CKD患者の背景に配慮した抗菌薬マネジメントができる。

Case 1　人工関節感染症に対する抗菌薬管理

患者 75歳，女性

主訴 左膝の関節痛

現病歴 半年前に変形性膝関節症と診断され，外来にて薬物療法を継続していた。しかし，ここ1カ月で疼痛が徐々に増強し，歩行距離も次第に短くなり，日常生活に支障を来していた。医師から，「薬物療法での症状のコントロールは限界」と告げられ，今回，人工膝関節置換術目的で入院となる。術後経過は良好であったが，術後4週間経過した頃から38℃台の発熱と左膝の腫脹および疼痛を認めた。各種検査の結果，人工関節周囲感染症と診断された。本人の強い希望もあり，人工関節を温存し，薬物療法による保存的加療の方針となる。

既往歴 CKD，慢性心不全，心房細動，高血圧

手術歴 なし

アレルギー・不耐性・薬物有害反応 ミノサイクリンによるめまい・悪心

薬歴

[1] フロセミド錠40mg　　　　　1回1錠　1日2回　朝昼食後
[2] カルベジロール錠2.5mg　　 1回1錠　1日1回　朝食後
[3] アジルサルタン錠20mg　　　1回1錠　1日1回　朝食後
[4] ワルファリン錠1mg　　　　　1回2錠　1日1回　朝食後
[5] アセトアミノフェン錠500mg　1回2錠　1日3回　毎食後

身体所見 身長148cm，体重38.0kg，体表面積1.3m²，BMI 17.3kg/m²，体温38.2℃，血圧142/81mmHg，脈拍数84回/分（整），SpO₂ 99%（室内気），意識清明

血液検査 BUN 21.5mg/dL，Cr 0.90mg/dL，TC 180mg/dL，LDL-C 145mg/dL，TP 4.5g/dL，Alb 2.5g/dL，Na 140mEq/L，K 3.8mEq/L，

Cl 101 mEq/L, WBC 18,000/μL, RBC 52万/μL, Plt 18万/μL, HbA1c 7.2%, PT-INR 1.95

臨床経過 医師は, MRSAをターゲットとしてバンコマイシン (VCM) での治療を選択し, 投与設計を薬剤師に依頼した。それを受けて, TDMガイドライン2016改訂版を参考に, 「負荷投与は行わず, 1回500mg (13.2mg/kg) 点滴時間1時間, 1日1回24時間ごとの投与および, 投与3日目の投与前の血中濃度測定」を提案した。なお, この初回投与設計をTDM解析支援ソフト (バンコマイシンTDMソフトウェアPAT ver.1.1) により解析したところ, 図1の予測血中濃度推移を得て, 定常状態の予測トラフ値および予測される24時間AUC (AUC$_{24h}$) は, それぞれ9.3μg/mLおよび322.9μg・h/mLであると判明した。腎機能推算値 Cockcroft-Gault式によるeCCr 32mL/min, 日本人のGFR推算式によるeGFR 47mL/min/1.73m^2

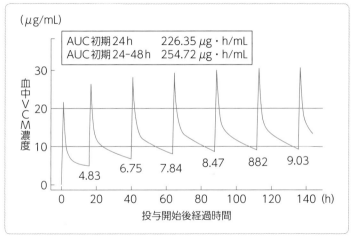

図1 バンコマイシンTDMソフトウェアPAT ver.1.1による初回投与設計の解析結果

〔筆者にて一部加工〕

問1 Case 1の初回投与設計において，反省すべき点はどこにあったか。（複数選択可）

a. 予測トラフ値が$10\,\mu g/mL$を下回っていため，トラフ値$10\,\mu g/mL$以上となるよう分割投与すべきであった。

b. AUC_{24h}が推奨域を下回ると予測されていたにもかかわらず，投与量を上方修正しなかった。

c. 負荷投与を行っていないため，血中濃度が有効域に達するまで時間を要してしまった。

d. 投与後3日目では定常状態に達していないため，1週間後のトラフ値を測定すべきだった。

解答

[臨床経過]

　VCMは，提案通りのスケジュールで開始された。投与後2日目には，左膝の熱感は残るものの，37℃台の微熱にまで解熱傾向を示し，短期間ではあるが一定の効果は認められた。また，浮腫や尿量低下のような腎機能低下を示唆する所見もなかった。投与開始3日目（3回目投与直前）に血液検査を実施し，トラフ値$9.5\,\mu g/mL$，血清Cr値$0.90\,mg/dL$であった。

問2 実測トラフ値9.5μg/mLをTDM解析支援ソフトにあてはめたところ，表1に示すような解析結果が得られた。下記の選択肢のうち，今後の投与方法として最も妥当なものはどれか1つ選べ。

a. 定常状態のAUC$_{24h}$は400μg・h/mL未満と予測されるが，短期間で治療効果を認めているため，現在の用法・用量を継続する。

b. 実測トラフ値が10～15μg/mLを下回っていたため，感染部位を意識して，比例計算により15μg/mL以上となるよう1回800mg，1日1回投与に増量する。

c. 定常状態のトラフ値は，10μg/mLを超えるものの，AUC$_{24h}$は，400μg・h/mLを下回ることが予測されるため，AUC$_{24h}$ 500μg・h/mL程度を目指して1回350mg，1日2回へ増量する。

d. 定常状態のトラフ値は，10μg/mLを超えるものの，AUC$_{24h}$は，400μg・h/mLを下回ることが予測されるため，AUC$_{24h}$ 500μg・h/mL程度を目指して1回700mg，1日1回へ増量する。

解答

表1 バンコマイシンTDMソフトウェアPAT ver.1.1による解析結果

投与方法	AUC$_{24h}$ (μg・h/mL)*	予測トラフ値 (μg/mL)*
1回500mg（1h）1日1回	392.2	11.9
1回800mg（1h）1日1回	627.5	19.1
1回350mg（1h）1日2回	549.1	19.0
1回700mg（1h）1日1回	549.1	16.7

＊ 定常状態での値
（ ）内は点滴時間を示す

[臨床経過]

　VCMは，開始1週間で炎症を沈静化させ，計4週間継続投与した。その間，炎症再燃や腎機能障害などの副作用は認めなかった。なお，膝関節の穿刺液培養により，起炎菌がMRSAであることが判明した。主治医は，経口剤へのスイッチングとして，ST合剤とリファンピシンを選択した。なお，この時点での血清Cr値は，1.09mg/dLであった。

[感受性試験　アンピシリン：R，セファクロル：R，クラリスロマイシン：R，ST：S，クリンダマイシン：S，ミノマイシン：S，レボフロキサシン：R，リファンピシン：S]

問3 Case 1にST合剤投与する際，投与設計として適切なものはどれか。なお，表2にはST合剤の添付文書に記載されている腎機能別投与量を示す。

a. 1回1錠　1日1回
b. 1回1錠　1日2回
c. 初回は1回2錠，2回目以降は1回1錠　1日2回
d. 1回0.5錠　1日2回

解答

表2　ST合剤の腎機能別投与量

CCr（mL/min）	推奨用量
30<CCr	通常用量
15≦CCr≦30	通常の1/2量
CCr<15	投与しないことが望ましい

〔シオノギファーマ株式会社：バクタ配合錠，添付文書
（2021年3月改訂，第2版）より〕

腎機能評価の計算は，日本腎臓病薬物療法学会のホームページからも行うことができます（https://jsnp.org/egfr/）。

■ 問1の解答

> b. AUC$_{24h}$が推奨域を下回ると予測されていたにもかかわらず，投与量を上方修正しなかった。
> c. 負荷投与を行っていないため，血中濃度が有効域に達するまで時間を要してしまった。

理論の復習

　CKD患者への抗菌薬の投与設計は，まず，該当する感染症に対する標準投与量の確認から始まります。腎機能別投与量の一覧表を参照するだけでは，十分とはいえません。同じ抗菌薬であっても，感染部位や想定される起炎菌によって標準投与量が異なります。例えば，タゾバクタム・ピペラシリンは，肺炎に対して1回4.5gを1日3回投与しますが，尿路感染症では1回4.5gを1日2回投与となります。CKD患者への投与設計の原則は，感染症如何にかかわらず，標準投与量を踏まえたうえで，負荷投与量と維持投与量の二本柱を考えるということに変わりありません。

　なお，VCMの初回投与量は，感染部位にかかわらず，標準投与量（体重あたりの投与量）は一定です。感染部位によって微調整するのは，血中濃度を測定してからになります。具体的には，菌血症，心内膜炎，骨髄炎，髄膜炎，肺炎（院内肺炎，医療・介護関連肺炎），重症皮膚軟部組織感染などの複雑性感染症において，良好な臨床効果を得るためのトラフ値として15〜20μg/mLを目標に投与量の調整を行うことが，TDMガイドラインで述べられています（推奨グレードB-Ⅱ）[1]。

解説

初期投与設計ではトラフ値10〜15μg/mLを狙うが，あくまでも代替指標にすぎない

　VCMの有効性とよく相関するPK/PDパラメータは，AUC$_{24h}$/最小発育阻止濃度（minimum inhibitory concentration；MIC）であり，その目標値は400以上とされています[2]。しかしながら，日常診療においてAUCの測定は現実的

でないことから，その代替指標としてトラフ値10〜20μg/mLを目標とする投与設計が行われています[1]。

　VCMのTDMを実施する際，目先のトラフ値に捉われすぎてはいませんか？1日投与量が同じであれば，理論上AUCは等しくなりますが，分割回数を増やすとトラフ値は上昇します。つまり，トラフ値は推奨域に収まっていたとしても，十分なAUCに到達できずに，有効性を担保できないばかりか，トラフ値上昇による腎障害リスク増大の危険性もあります。1日3回以上の分割投与時や腎障害患者の場合は，たとえ10〜15μg/mLのトラフ値であってもAUC$_{24h}$が400μg・h/mL未満となっている可能性があるため，解析支援ソフトを利用してAUCを確認すると良いでしょう。よって，**選択肢a.**は誤りとなります。

　初回投与設計の時点で，AUC$_{24h}$が400μg・h/mL未満となることが予測されているのなら，増量を検討すべきだったと考えます。特に，腎障害患者のように半減期が延長している患者では，トラフ値を低く保とうとすると，AUC$_{24h}$が400μg・h/mLに到達しない可能性が高くなります。以上より，**選択肢b.**は反省すべき点といえるでしょう。

🛠 TIPS　負荷投与は，腎機能低下患者だからこそ必要なテクニック

　消失半減期の延長している腎機能低下患者の定常状態到達時間は，腎機能正常者よりも長く，より早期に有効濃度域に到達するには負荷投与は必須です。負荷投与の安全性データが十分でなくとも，血中濃度を測定していれば予期せぬ過量投与による有害事象に対して速やかな対応が可能です。言い換えると，血中濃度を測定せずに安易に負荷投与を提案することは無責任でしょう。ただし，TDM解析支援ソフトによっては負荷投与が設定できない場合もあるので注意が必要です。Case 1は，TDMガイドライン2016にしたがい，負荷投与を行わず，トラフ値10〜15μg/mLを狙った投与設計を行いました。そのため，初日のAUC$_{24h}$は226.4μg・h/mLと明らかに有効域を下回っています。腎機能低下患者が負荷投与を行わないと，その分治療が遅れる可能性は十分あります。人工関節周囲感染症の場合，重症感染症に分類され，より早期に有効域まで血中濃度を高める必要があるため，**選択肢c.**が該当となります。ただし，治療期間が長期となる人工関節周囲感染症では，VCMによる腎障害リスクが高くなるため，より慎重な有効性と安全性のモニタリングを忘れてはなりません。

トラフ値の測定は定常状態到達時が理想的だが, 臨機応変に考えよう

TDMガイドラインでトラフ値測定日を3日目に設定している理由は, 「VCMの半減期が健常人で6～12時間程度であり, 消失半減期の4～5倍が経過すれば定常状態に到達している」という考えのもとに成り立っています。腎機能低下患者の消失半減期は, およそ20時間程度に延長しており, 3日目のトラフ値では定常状態に到達しておらず, 今後, トラフ値が上昇していく可能性があります。ただし, 定常状態に到達してから (およそ5～6日目) 初めてトラフ値を測定し, 検査結果がようやく判明する状況 (外注の場合はさらに数日後) では, 異常高値への対応が遅くなるため, 3日目の測定が意味をなさないというわけではありません。よって, **選択肢d.** のように1週間後にすべきとはいえません。

■ 問2の解答

d. 定常状態のトラフ値は, 10µg/mLを超えるものの, AUC_{24h}は, 400µg・h/mLを下回ることが予測されるため, AUC_{24h} 500µg・h/mL程度を目指して1回700mg, 1日1回へ増量する。

⚖ 理論の復習

TDM解析支援ソフトの一番の武器は, 定常状態に到達していない状況でも定常状態のトラフ値を予測できることです。初回投与設計で示した予測トラフ値は, 母集団パラメータから計算されたものであり, 解析ソフトに組み込まれた母集団と患者背景が異なる場合には, 予測精度が低くなります。そこに, 患者の実測トラフ値を挿入して, より個別化した情報を予測する手法がベイズ推定です。

解説

Case 1は重症度の高い感染症のため, 高トラフ値 (15～20µg/mL) への調整が望ましい

TDMガイドライン2016において, 骨髄炎はトラフ値15～20µg/mLへの調

整を必要とする重症感染症の一つとされています。なお，2020年に米国で公表された「重篤なMRSA感染症におけるバンコマイシンのTDMガイドライン」[3]では，感染部位にかかわらず，AUC_{24h} 400〜600μg・h/mLを目指すようになりました。確かに，有効性を認めている状況ならば，**選択肢a.**でも良いかもしれません。ただし，重症感染症というファクターを踏まえて考えた場合，もし有害事象リスクを極力抑えつつも増量できる選択肢があるなら，そちらを優先すべきというのが筆者の考えです。**選択肢a.**より望ましい策がなければ，**選択肢a.**を選択する余地もあると思います。

比例計算による1日投与量の増量は定常状態の場合に限る

　一般的に，VCMのように線形動態を示す薬物の定常状態の平均血中濃度は維持投与量（1日投与量）に比例するため，維持投与量を比例計算により調節することで目標トラフ値やAUCへ近づけることが可能となります。ただし，定常状態に未到達のトラフ値は，定常状態時のトラフ値よりも低値であることに注意が必要です。そのため，定常状態未到達のトラフ値を基準とした比例計算は，定常状態で過量投与になるリスクが高いため，TDM解析支援ソフトを利用したほうが良いでしょう。Case 1は，腎機能低下患者であり，投与3日目では定常状態に到達していません。実際，**選択肢b.**の投与設計での予測トラフ値は20μg/mL未満に留まりますが，予測AUC_{24h}が600μg・h/mL以上なので急性腎障害（AKI）のリスクが高く，妥当ではありません。

ベイズ推定による予測値は母集団と症例の間の値となる

　前述したように，Case 1の感染部位を踏まえると，少し増量が必要に思えます。**選択肢c.**も**選択肢d.**も1日投与量を700mgへ増量した投与設計です。1日投与量が同じなので，AUCは同じですね。一方で，分割投与することで，トラフ値は上昇します（血中濃度の振れ幅は小さくなる）。

　さて，ベイズ推定により推定される患者パラメータ（血中濃度推移と読み替えても良い）は，実測値のみに基づいた患者本人の正確なパラメータではなく，母集団パラメータを基準として，実測値によって「ゆらぎ（個体間変動・個体内変動）」を補正して算出された推定パラメータであることはご存知でしょうか？つまり，患者の推定パラメータで予測されたトラフ値は，多くの場合は，患者の

実測値と母集団パラメータをもとにした予測値との間のような値になります。Case 1のように，「予測値（3日目：6.8μg/mL）＜実測値（9.5μg/mL）」となる場合は，定常状態のトラフ値をやや低く見積もっているかもしれません。Case 1は，VCMによる腎障害のリスク因子であるCKD患者であり，かつ高齢で，利尿薬やRAS阻害薬を併用していることから，AKIの高リスク患者ということも，刮目すべきポイントです。したがって，VCMのトラフ値が20μg/mLを超えることは何としても避けたい。これらを踏まえて考えると，**選択肢c.** では，トラフ値が20μg/mLを超える懸念が払拭できないため，**選択肢d.** が最も妥当な対応であると考えます。

　現在，TDMガイドラインは変遷のときを迎えていますが，トラフ値20μg/mL以上が腎障害のリスク因子である報告が多数なされてきたことは紛れもない事実です[4]。今後，腎障害や耐性菌抑制の観点でも，AUCに基づく考え方が主流となるかもしれませんが，さらなる情報の蓄積が待たれます。なお，Case 1ではピーク値を測定していません。日本化学療法学会の抗菌薬TDMガイドライン作成委員会[5] によると，TDM解析ソフトPATにおいて，1日1回投与よりも1日2回投与が，トラフ値だけでなく，トラフ値とピーク値の2点採血が，予測精度が高まるとアナウンスされています。しかし，予測精度を追い求めるあまり，トラフ値を上昇へシフトさせる分割投与をあえて選択することには議論の余地があろうかと思います。

■ 問3の解答

　b．1回1錠　1日2回

理論の復習

　ST合剤は，ニューモシスチス肺炎の治療や予防の第一選択薬であることや，市中MRSAに対して感受性を有することが多いなど，ここぞというときに重宝する抗菌薬の一つです。ただし，CKD患者に対しては，CCr 30mL/min以下では通常量の半量に，CCr 15mL/min未満では使用を避けることとなっており，やや使いづらいという側面もあるでしょう（表2）[6]。さて，CKD患者への投与設計の基本が負荷投与と維持投与であることは，繰り返しお伝えしました。ただし，投与設計とは，腎機能を計算して一覧表にあてはめるだけのものではありません。

年齢や体格，併用薬，症状などさまざまな情報を収集し決定する必要があり，また，ほとんどのケースでは，"大外れ"さえしなければ良いのです。

解 説

TIPS 薬剤のメリット，デメリットを改めて考えよう！

ST合剤の投与量は，添付文書や腎機能別投与量一覧表を見ると，それほど迷わないかもしれません。Case 1のeCCrは27 mL/minですから，通常量の半分へ減量します。一般感染症に対する通常用量は，1回2錠，1日2回ですので，**選択肢b.** が正解となります。なお，**選択肢a.** は，通常用量ですので除外されます。

このとき，Case 1は高齢かつ痩せ型のため，想定以上に腎機能が悪い可能性も念頭に置く視点も大切です。つまり，ひょっとするとCCr 15 mL/min未満に該当するため，投与を避けたほうが良いかもしれないという視点です。そこで，**選択肢d.** も候補となりうるでしょう。ただし，「抗菌薬は，十分な量をできるだけ短期間に投与する」ことも重要です。過少投与では，治療失敗や耐性菌誘導につながるおそれがあるためです。よって，腎機能以外の患者背景も丁寧に確認する必要があります。

ST合剤の過量投与は，高カリウム血症や低血糖，AKIを引き起こします[7]。ST合剤によるAKIは，VCMに匹敵するともいわれており[8]，高度腎機能低下患者であるCase 1では，AKIを何としても避けたいところです。その一方で，ST合剤服用中の高カリウム血症やAKI，血液毒性の発生率は，スルファメトキサゾールの血中濃度に依存しないとの報告もあります[9]。特に，高カリウム血症は，腎機能障害自体が独立したリスク因子であり，RAS阻害薬を高率に併用するCKD患者の特徴を鑑みても，ST合剤の投与量調節がどれほど奏効するかは未知数と考えます。以上より，より腎機能が低下していると見積もって減量する際，減量によるリスク回避のメリットよりも，過少投与によるデメリットが上回ると考えます。よって，筆者は，**選択肢d.** を除外して考えます。

TIPS 腎機能低下患者における負荷投与の必要性を症例ごとに検討しよう！

急性期に使用するVCMの場合は，早期に血中濃度を有効域に到達させるため

負荷投与の重要性を述べました。一方で，急性期を過ぎてST合剤へ切り替える際には，負荷投与による血中濃度の上昇を急ぐ必要性はあまりなさそうです。それでもやはり気になる場合は，ST合剤の血中濃度が安定するまでの1〜2日間程度，VCMと併用すれば良いでしょう。このように，「腎機能低下患者＝腎排泄型薬物の負荷投与が必要」，と杓子定規に考えるのではなく，症例に応じて柔軟に対応します。以上より，**選択肢c.**は除外されます。

[文献]

1）日本化学療法学会，他；抗菌薬TDMガイドライン作成委員会・編：抗菌薬TDMガイドライン2016. 2016

2）MRSA感染症の治療ガイドライン作成委員会. MRSA感染症の治療ガイドライン―改訂版―2019（http://www.chemotherapy.or.jp/guideline/guideline_mrsa_2019.pdf）（2021年4月14日アクセス）

3）Rybak MJ, et al.：Therapeutic monitoring of vancomycin for serious methicillin-resistant Staphylococcus aureus infections：A revised consensus guideline and review by the American Society of Health-System Pharmacists, the Infectious Diseases Society of America, the Pediatric Infectious Diseases Society, and the Society of Infectious Diseases Pharmacists. Am J Health Syst Pharm, 77：835-864, 2020

4）van Hal SJ, et al.：Systematic review and meta-analysis of vancomycin-induced nephrotoxicity associated with dosing schedules that maintain troughs between 15 and 20 milligrams per liter. Antimicrob Agents Chemother, 57：734-744, 2013

5）日本化学療法学会抗菌薬TDMガイドライン作成委員会：Webセミナー：バンコマイシンにおけるTDMの新時代到来〜トラフからの脱却，やるなら今でしょう！〜（http://www.chemotherapy.or.jp/guideline/tdm_vancomycin_webseminar.html）（2021年3月22日閲覧）

6）シオノギファーマ株式会社：バクタ配合錠，添付文書（2021年3月改訂，第2版）

7）Brown, GR.：Cotrimoxazole-optimal dosing in the critically ill. Ann Intensive Care, 4：13, 2014.

8）Patek TM, et al.：Comparing acute kidney injury reports among antibiotics：a pharmacovigilance study of the FDA adverse event reporting system（FAERS）. Drug Saf, 43：17-22, 2020

9）Lauren LI, et al.：Relationship of sulfamethoxazole therapeutic drug monitoring to clinical efficacy and toxicity：A retrospective cohort study. Ther Drug Monit, 38：319-326, 2016

（森住 誠）

CKD患者にもPK/PD理論はあてはまるの？

　PK/PD理論とは，薬物動態学（PK）と薬力学（PD）から臨床効果を予測する手法で，種々の抗菌薬において，その指標や目標値はおおむね明らかになっています（表1）[1]。βラクタム系抗菌薬であれば，1日のうち最小発育阻止濃度（MIC）を超えている時間の割合（time above MIC％；TAM％）が大きいほど効果が高いとされています。また，アミノグリコシド系やキノロン系は，血液−組織間が平衡状態となった時点の血中濃度とMICの比（C_{peak}/MIC）が，グリコペプチド系やキノロン系，マクロライド系では，MICに対する曝露量の比（AUC/MIC）が

表1　各抗菌薬のPK/PDパラメータおよび目標値

抗菌薬	PK/PDパラメータ	PK/PDパラメータの目標値
ペニシリン系	TAM％	30％（増殖抑制作用）
		50％（最大殺菌作用）
セフェム系	TAM％	40％（増殖抑制作用）
		60〜70％（最大殺菌作用）
カルバペネム系	TAM％	20〜30％（増殖抑制作用）
		40〜50％（最大殺菌作用）
キノロン系	AUC/MIC	30（*S. pneumoniae*）
		125（*Staphylococci, GNR*）
	C_{peak}/MIC	8〜12
マクロライド系	AUC/MIC	25
アミノグリコシド系	C_{peak}/MIC	8〜10
バンコマイシン	AUC/MIC	400
ダプトマイシン	AUC/MIC	666
リネゾリド	AUC/MIC	100以上
リンコマイシン系	TAM％	50〜60
テトラサイクリン	AUC/MIC	不明

〔日本化学療法学会・編：抗菌薬適正使用生涯教育テキスト（第三版），2020より〕

細菌学的効果と相関します。しかしながら，PK/PD理論はまだまだ不明な部分も多く，CKD患者における情報も十分とはいえません。CKD患者には，ひとまず健常人のAUCにあわせるよう投与量を調整するほかないでしょう。ただし，そうすることで，PK/PD理論の観点からは2つの問題が生じます。

まず1つ目は，隔日投与する場合です。ダプトマイシンはCCr 30mL/min未満もしくは透析患者の場合，1回量はそのままに，投与間隔を24時間から48時間へ延長することが推奨されています[2]。ダプトマイシンはメチシリン耐性黄色ブドウ球菌（MRSA）に対してMIC≧2で耐性である[3]ことから，目標AUCは666µg・h/mL以上となります。しかしながら，AUC_{24-48h}は4mg/kgだと500µg・h/mLに届かず，たとえ6mg/kgであっても600µg・h/mL程度となり，非投与日では目標域を下回ってしまいます。このことは，高度腎障害患者に対してレボフロキサシン250mgを隔日投与する時にも，同様のことがいえます。

2つ目は，PAEが期待できない可能性があることです。PAEとは，post-antibiotic effectの略で，抗菌薬が短時間微生物に接触した後にも持続してみられる増殖抑制効果のことです。アミノグリコシド系は，グラム陰性桿菌（GNR）に対してPAEが確認されており，1日1回投与でも有効性が期待できる所以でもあります。ただし，GNRに対して最大8時間程度[4]であり，患者の腎機能に応じて投与間隔を48〜72時間おきに延長した場合，24時間以降にどれほど有効性が期待できるかは不明です。また，PAEは宿主の防御反応とも関連している[5]ことから，易感染性宿主であるCKD患者でも同様の効果が期待できるかは明らかではありません。

このように，特に高度腎障害患者では，腎機能に応じた投与量調整によりPK/PD理論から外れてしまう可能性があります。しかし，現時点ではこのジレンマをクリアカットに解決する手段はありません。したがって，より丁寧な有効性と安全性のモニタリングの徹底が，われわれ薬剤師の責務ではないかと考えます。

■文献
1) 日本化学療法学会・編：抗菌薬適正使用生涯教育テキスト（第三版），2020
2) MSD株式会社：キュビシン，添付文書（2020年12月改訂，第1版）
3) 金坂伊須萌，他：Daptomycin投与後に分離された同薬低感受性*Methicillin-resistant Staphylococcus aureus*の検討．感染症学雑誌，90：493-498, 2016
4) 戸塚恭一：化学療法の基礎；抗菌薬の特性と投与方法．日内科誌，79：1627-1631, 1990
5) 小川正俊：Sub MIC（最小発育阻止濃度以下）の抗菌薬の*in vivo*効果に関する研究．CHEMOTHERAPY, 34：1-7, 1986

（森住 誠）

Lesson 13 | CKD患者に抗ウイルス薬の適切な使用を実践しよう

今回の目標

□ 腎機能の指標となるパラメータの意味を理解し，使い分けができる。

□ 腎機能や体格を考慮した薬物の投与設計ができる。

Case 1 帯状疱疹に対してアシクロビル（ACV）注が投与開始となったCKD患者

患者 60歳，男性

現病歴 腹部に広範囲の発赤・激痛を認めたため受診。腹部帯状疱疹と診断された。病変が広範囲かつ免疫不全状態（プレドニゾロン内服中）であるため，ACVによる点滴加療が必要と判断され入院となった。

主訴 腹部の発赤・疼痛

既往歴 高血圧（40歳代），糖尿病（40歳代），CKD（50歳代），関節リウマチ（30歳代）

アレルギー・不耐性・薬物有害反応 特記事項なし

薬歴
[1] アジルサルタン錠20mg 　　　　　　1回1錠　1日1回　朝食後
[2] メトホルミン錠500mg 　　　　　　　1回1錠　1日3回　毎食後
[3] サラゾスルファピリジン錠500mg　　　1回1錠　1日2回　朝夕食後
[4] プレドニゾロン錠5mg 　　　　　　　1回2錠　1日1回　朝食後

身体所見 身長172cm，体重91kg，体表面積2.04m^2，BMI 30.8kg/m^2（筋肉質ではない），体温36.8℃，血圧121/59mmHg，脈拍61回/min，呼吸数18回/min，SpO$_2$ 99％（室内気），尿量1,500mL/day，標準体重65.1kg，理想体重*1 67.8kg，補正体重*2 77.1kg

血液検査 BUN 12mg/dL，Cr 1.3mg/dL，HbA1c 7.3％

腎機能推算値 ①Cockcroft-Gault式（CG式）から算出した体表面積未補正推算クレアチニンクリアランス（eCCr）＝78mL/min
②CG式から算出した体表面積補正eCCr＝66mL/min/1.73m^2

③日本人のGFR推算式から算出した体表面積未補正eGFR＝53mL/min

④日本人のGFR推算式から算出した体表面積補正eGFR＝45mL/min/1.73m^2

ADL 自立

＊1 理想体重＝50（女性は45）＋〔2.3×（身長-152.4）〕/2.54

＊2 補正体重＝理想体重＋（体重－理想体重）×0.4

問1 以下の記述のうち正しいものはどれか？（複数選択可）

a. CG式から求められるeCCrは，GFRの近似値であり，日本人のGFR推算式とともにGFRを簡易に把握するために使用される。

b. CG式および日本人のGFR推算式から求められる値の単位はともに「mL/min」である。

c. ACV注は，いわゆる体格用量（体格に応じて投与量が設定される）の薬剤である。

d. Case 1は，痩せでも肥満でもない標準的な体格である。

解答

問2 ACV注の投与設計に用いるうえで，適切な腎機能の指標は以下のうちどれか？

a. CG式から算出した体表面積未補正eCCr＝78mL/minを用いる。

b. CG式から算出した体表面積補正eCCr＝66mL/min/1.73m^{2}を用いる。

c. 日本人のGFR推算式から算出した体表面積未補正eGFR＝53mL/minを用いる。

d. 日本人のGFR推算式から算出した体表面積補正eGFR＝45mL/min/1.73m^{2}を用いる。

解答

問3 問1, 2を踏まえ, ACVの投与量の計算値として好ましいものは以下のうちどれか？

a. 投与設計には実体重を用い, 455mgを8時間ごととする。

b. 投与設計には補正体重を用い, 385mgを8時間ごととする。

c. 投与設計には実体重を用い, 455mgを12時間ごととする。

d. 投与設計には補正体重を用い, 385mgを12時間ごととする。

解答

> **MEMO**
>
> ●ACVの腎機能に応じた推奨投与量
>
> ※通常, 成人にはACVとして1回体重1kgあたり5mgを1日3回点滴静注する。
>
> | クレアチニンクリアランス
(mL/min/1.73m^2) | 標準1回投与量に対応する百分率（%） | 投与間隔（h） |
> | :---: | :---: | :---: |
> | >50 | 100 | 8 |
> | 25〜50 | 100 | 12 |
> | 10〜25 | 100 | 24 |
> | 0〜10 | 50 | 24 |
>
> 注）外国人における成績である。
>
> 〔グラクソ・スミスクライン株式会社：ゾビラックス点滴静注用250,
添付文書（2017年12月改訂, 第18版）より〕

■ 問1の解答

a. CG式から求められるeCCrは，GFRの近似値であり，日本人のGFR推算式とともにGFRを簡易に把握するために使用される。

c. ACV注は，いわゆる体格用量（体格に応じて投与量が設定される）の薬剤である。

解説

腎機能の推算式は何を推算しているのか，あらためて確認しておきましょう

　腎排泄型薬物の投与設計を行う際は，Cockcroft-Gault式（CG式）や日本人のGFR推算式を用いた腎機能の推定が頻用されています。さまざまな機能をもつ腎臓ですが，ここでいう腎機能は一般的にGFRを指します。日本人のGFR推算式からは，その名の通りGFRが推算でき，GFRの代替指標であるeGFRを得ることができます。一方，CG式からはクレアチニンクリアランス（CCr）の推算値である推算クレアチニンクリアランス（eCCr）が得られます。CCrという名称から，GFRとは無関係と誤解されることもありますが，クレアチニンのクリアランスは，その動態的特徴からGFRの近似値となるため，GFRの代替指標として利用されています（図1）。よって，**選択肢a.** を選択します。これらの推算式の特徴・使い分けについては後述します。

　あわせて，なぜGFRを実測せずに代替指標を用いるのかも確認しておきましょう。これは実測する方法が煩雑であるためです。GFRは，イヌリンを用い

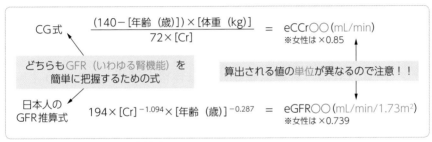

図1 **頻用される腎機能の推算式**

ることで実測することが可能ですが，点滴や多量の飲水，正確な時間管理が必要であるため日常診療で測定することは困難です。CCrの実測は，GFRの実測に比べると簡易ではありますが，こちらも24時間蓄尿が必要になるなど，やはり大変です。このため簡単に評価できる代替指標として推算値が頻用されています。

推算式から求められる値の単位は「mL/min」と「mL/min/1.73m²」の2パターン

われわれが頻用する腎機能の推算値としては，eGFRとeCCrの2つが一般的ですが，これらにはそれぞれ単位が「mL/min」と「mL/min/1.73m²」があります。前者は体表面積未補正の指標であり，患者の腎機能そのものを示しています。後者は体表面積補正の指標で，その患者の体表面積が1.73m²だと仮定した場合の腎機能を示しています（図2）。CG式から求められるeCCrの単位は「mL/min」であり，日本人のGFR推算式から求められるeGFRの単位は「mL/min/1.73m²」です（図1）。そのため**選択肢b.**は誤りとなります。頻用されている2つの式ですが，得られる値の意味が異なるため注意が必要です。「mL/min/1.73m²」と「mL/min」の値は相互に変換でき，その変換方法は体表面積を用いた単純な比例計算です。これらの使い分けについても後述します。

アシクロビル（ACV）注の用量設定方法

ACV注の添付文書に記載されている投与量は，「通常，成人にはACVとして1回体重1kgあたり5mgを1日3回点滴静注する」[1]となっています。体格（体重）によって用量が設定されるため，ACV注はいわゆる体格用量の薬剤であることがわかります。よって，**選択肢c.**も選択します。一方，用量が「mg/day」のように，ベースとなる投与量が体格によって変化しない薬剤は固定用量の薬剤とよばれます。

用量設計時・腎機能確認時には体格も確認しましょう！

Case 1の患者は，身長172cm，体重91kg，体表面積2.04m²，BMI 30.8kg/m²（筋肉質ではない）というプロファイルから肥満であるといえます。このため，**選択肢d.**は誤りとなります。

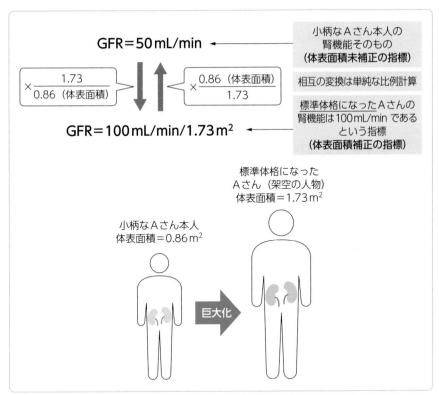

図2 mL/min/1.73m^{2}の指標は体格が1.73m^{2}であった場合の腎機能

　もちろん筋骨隆々で体格が大きい可能性もありますので，臨床現場では実際に患者さんを見て確認しましょう（筋骨隆々な方の場合は筋肉量の多さから血清Cr値が腎機能とは関係なく高くなることなども考慮する）。

■ 問2の解答

　d. 日本人のGFR推算式から算出した体表面積補正eGFR＝45mL/min/1.73m^{2}を用いる。

⚖ 理論の復習

問1では，腎機能の指標としてeGFRおよびeCCrが頻用されること。そして，

それらにはそれぞれ体表面積未補正の指標（単位：mL/min）と体表面積補正の指標（単位：mL/min/1.73m²）があることを確認しました。問2では，これらを投与設計時にどのように使い分けるかを整理します。ポイントは以下の2つです。
①投与設計で体表面積未補正の指標と体表面積補正の指標のいずれを使用するか。
②eCCrとeGFRのいずれを使用するか。

体表面積未補正の指標と体表面積補正の指標の選択

1. 固定用量か体格用量か？で選択する

　体表面積未補正の指標と体表面積補正の指標のどちらの指標を選択するかは，薬剤が固定用量もしくは体格用量のどちらであるかによって行います。固定用量の場合は，患者の腎機能そのものを示す体表面積未補正の指標を用います。ここで体表面積補正の指標を用いてしまうと，その患者の体格が1.73m²だと仮定した場合の腎機能で用量調節を行ってしまうため，体格が1.73m²より小さい患者は過量投与に，大きい患者は過少投与となる可能性があります。

　一方，体格用量の場合は，体表面積補正の指標を用います。なぜなら，体格用量では，体格が小さければベースとなる投与量が少なく，体格が大きくなれば多く設定されます。ここでさらに腎機能として体表面積未補正の指標を使用してしまうと，推算式にも体重や体表面積が含まれているため（図3），体格が小さければ腎機能は小さく推算され，投与量は減量されます。一方，体格が大きければ腎機能は大きく推算され，かつ投与量は増量される。このように，体格の影響を二重に受けてしまい，過少もしくは過量投与になることがあります。

　体表面積補正の指標であれば，その患者が1.73m²の体格であると仮定した場合の腎機能の推算値［イメージとしては，その患者の体格に見合った腎機能であるかどうかの指標（図4）］であり，体格によって変化しないため，過小あるいは過量投与にならないよう投与設計することができます。言い換えると，あらかじめ体格にあわせて投与量（体格用量）が調節されるのであれば，腎機能そのものではなく，体格あたりの腎機能が十分かどうか（体格に見合った腎機能かどうか）で投与設計すべきということになります。

2. 薬物動態の式と血中濃度推移から理解を深める

　この部分は非常にややこしいので，もう一度視点を切り替えて，薬物動態の式と血中濃度推移のグラフを用いて考えてみます。

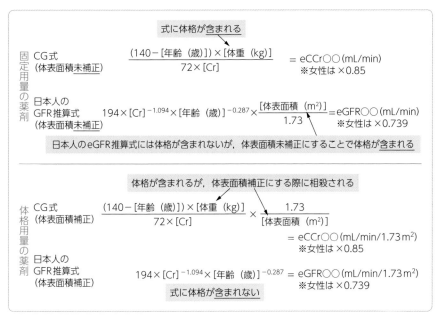

図3 各腎機能推算式の特徴と選択方法

　血中濃度の推移は上昇幅と消失カーブにより決定されます（図5）。この2つの
ファクターが一致すれば，血中濃度の推移は一致することになります。上昇幅は
「投与量/分布容積」で表されますが，分布容積は体格によって規定されること
が一般的（L/kg，L/m^{2}など）ですので，上昇幅は「投与量/体格」と考えること
ができます。言い換えると上昇幅は，体格あたりの投与量で決まるということです。
　次に，消失カーブを規定する因子は消失速度定数（K）です。Kはクリアラン
ス/分布容積で表されますので，こちらも同様に消失カーブは，体格あたりのク
リアランスで規定されるとイメージできます。わかりやすいように100%腎排泄
であると仮定して考えると，クリアランスは腎機能で規定されるので，消失カー
ブは，体格あたりの腎機能に規定されると考えることができます。体格あたりの
腎機能…どこかで出てきましたね。そうです，「体表面積補正の指標」です。こ
こから理解できることは，消失カーブを評価する際は体表面積補正の指標を用い
るということです。
　これらを念頭に置いて，体格用量，固定用量のそれぞれの薬剤で，体格・腎機
能の異なる3者（A氏・B氏・C氏）において薬剤曝露量（すなわちAUC）を同
等にするにはどのような調節が必要となるか考えていきます（図6）。A氏は体

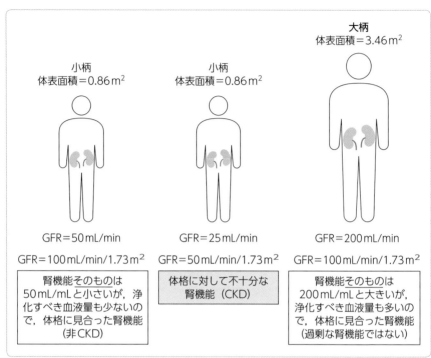

図4 　体表面積未補正の指標は腎機能そのものを，体表面積補正の指標は腎機能が体格に見合っているかを示す

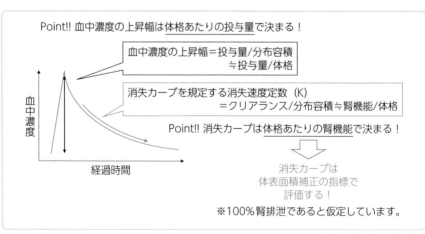

図5 　上昇幅と消失カーブを規定する因子のとらえ方

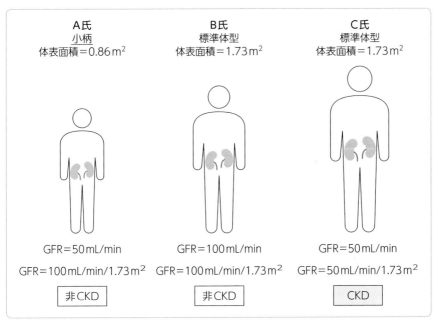

図6 体格・腎機能の異なる3者（A氏・B氏・C氏）においてAUCを同じにするには

格が小さく他2者の1/2の体表面積です。また，C氏は体表面積補正のGFRが他2者の1/2であるCKD患者です。

①体格用量の場合

体格用量では，体格に応じて用量が設定されるため，通常量が投与されれば，A氏のように体格が小さくても上昇幅（体格あたりの投与量）は他の2者と一致します（図7）。このように，体格用量の場合，上昇幅（体格あたりの投与量）は患者の体格によらず一致するため，後は，消失カーブが一致すればAUCが一致します。消失カーブの評価は前述の通り体格あたりの腎機能（体表面積補正の指標）を用います。つまり，A氏とB氏は上昇幅に加え，消失カーブも一致するため，AUCが一致します。通常量から増減させる必要はありません。一方で，C氏は，消失カーブがA氏・B氏と比べて1/2となるため，通常量を投与するとAUCは他2者の2倍になります〔薬物動態の式でみると，ACU＝投与量/（K×分布容積）のKが1/2になる〕。AUCを一致させるためには，通常量から1/2に減量するか投与間隔を2倍に延長する必要があります。

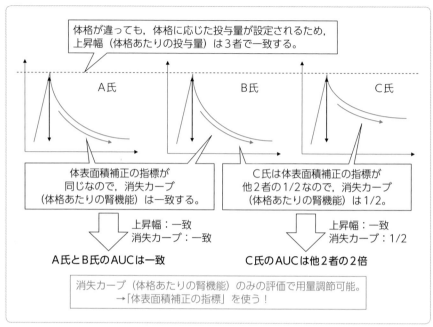

図7 体格用量の薬剤

②固定用量の場合

　固定用量では，体格の大小によらず同じ量が投与されます（図8）。このため，通常量が投与されれば体格が他の2者と比較して1/2であるA氏の上昇幅（体格あたりの投与量）は2倍になります。消失カーブはB氏と同じなので，結果AUCはB氏の2倍になります。

　一方，C氏は，B氏と体格が同じなので上昇幅は一致しますが，前述のとおり消失カーブが1/2ですので，こちらも結果AUCは2倍となります。A氏とC氏は投与量を1/2にするか投与間隔を2倍に延長する必要があります。

　このように，体格用量の場合は，投与される患者の体格によらず上昇幅が一致するため，消失カーブのみの評価で用量調節を行います。つまり，用いるべき腎機能の指標は体格あたりの腎機能である体表面積補正の指標です。一方で，固定用量では，消失カーブに加え上昇幅も考慮する必要があるため，体格を含めた評価が必要です。このため，用いるべき腎機能の指標は，体格も考慮される体表面積未補正の指標となります。

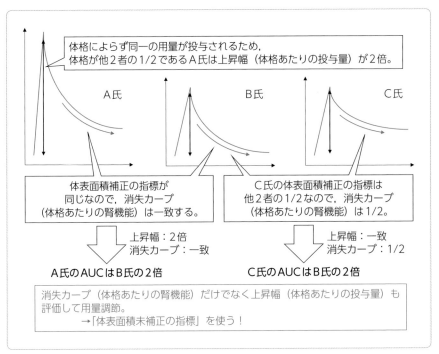

 eCCr と eGFR のいずれを使用するか

　eCCrとeGFRのいずれを使用するかという選択は，推奨投与量の根拠となる試験で使用された血清Cr値の測定方法によって行います。血清Cr値の測定法として，わが国では正確な値が測定される「酵素法」が広く用いられていますが，海外では以前「Jaffe法」が用いられていました。Jaffe法で測定された血清Cr値は，酵素法で測定された血清Cr値よりも0.2程度大きくなるため，解釈に注意が必要です。通常，CCrはクレアチニンが糸球体濾過に加え，尿細管分泌により排泄される影響で，GFR（正常値は約100 mL/min）よりも20〜30%高値（正常値は約120 mL/min）となりますが，Jaffe法で測定された血清Cr値を用いてeCCrを推算した場合，この20〜30%の高値が相殺されGFRとCCrの尺度が近似（ともに正常値は100 mL/min）します（図9）。つまり，Jaffe法を用いた試験によって設定されたeCCr（$eCCr_{Jaffe}$）に基づく推奨投与量に，酵素法で測定したeCCr（$eCCr_{Enzyme}$）をあてはめてしまうと，血清Cr値0.2の差を無視した

図8　固定用量の薬剤

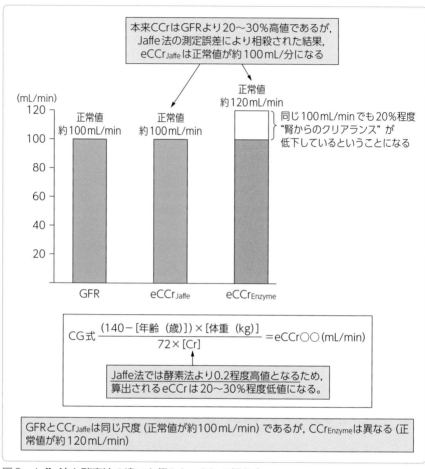

図9 Jaffe法と酵素法の違いを鑑みたeCCrの捉え方

過量な投与設計となってしまいます。このため，推奨投与量がeCCr_Jaffeに基づき設定されている場合には，①eGFRを用いる（もともと正常値が100mL/分），②血清Cr値＋0.2を行ったうえで算出したeCCrを用いる（Jaffe法の測定誤差を補正），③eCCr_Enzyme×0.78を用いる（GFRに近似）——などの補正を行うことが好ましいといえます。

　該当薬剤の推奨投与量がどの測定法に基づくかは，試験時の資料を確認しなければなりません。明確な線引きは困難ですが，米国では1995年頃にJaffe法の誤差を補正することで酵素法と同等の値を表示するcompensated-Jaffe法が普及

し[2]，2006年には同位体希釈質量分析（IDMS）に準じた測定法（血清Cr値を正確に測定できる）に基づく推算式に関する報告がなされている[3]ため，これらの時期が目安となると考えられます。

解説

ACV注は体格用量の薬剤

ACV注は体格用量の薬剤であるため，用量設計に用いる腎機能の指標としては体表面積補正の指標が好ましく，**選択肢a.とc.**は除外され，**選択肢b.とd.**が正解の候補となります。Case 1は体表面積が$2.04\,m^2$であり，$1.73\,m^2$より2割程度も大きいため，体表面積未補正の指標で評価した腎機能が体表面積補正の指標で評価した腎機能より2割程度大きくなります。このため，誤った指標を選択すると過量投与になってしまうことがあります。

添付文書に記載されたACV注の推奨投与量はJaffe法で行われた試験に基づく

ACV注の添付文書には，CCr（$mL/min/1.73\,m^2$）に基づく推奨投与量が記載されています[1]。CG式から算出されるeCCrの単位はmL/minであるため，あまり馴染みのない指標ですが，添付文書どおりにこの指標を用いると過量投与となる場合があります。添付文書に記載された推奨投与量の根拠となる文献を確認すると，血清Cr値の測定にJaffe法を用いたという記載はありませんが，1982年に報告された文献であることから[4]，Jaffe法が用いられていると考えられます。そのため，ACV注の投与設計にはeCCrよりもeGFRを用いることが好ましく，**選択肢b.かd.**のうち，**選択肢d.**を選択します。

薬剤特性から推算値の選択をするだけでは不十分な場合もある

問2では，推算値の選択の方法を「体格用量か固定用量か」および「試験で使用された血清Cr値の測定方法は何か」という2つの薬剤特性から考えました。もちろん，この薬剤特性からのアプローチは大切ですが，これだけで正しい腎機能

に応じた用量設計が行えるわけではありません。推算式から得られた腎機能はあくまでも推算値です。当然，真の腎機能からのズレが生じます。eGFRは痩せた患者では過大評価しやすく，eCCrは加齢とともに過小評価しやすいなど，推算式によってズレが大きくなる状況は異なります。そもそも，推算に使用した血清Cr値が正確に腎機能を反映していないかもしれません。より正確に腎機能に応じた用量設計を行うためには，薬剤特性から推算式を選択することを基本とし，推算式の特性や患者の状態も併せて考えることも必要となります。

■ 問3の解答

> d. 投与設計には補正体重を用い，385mgを12時間ごととする。

解 説

　問2ではACV注の用量設計を行ううえでの適切な腎機能の指標の選択について考えました。

　「日本人のGFR推算式から算出した体表面積補正のeGFR＝45mL/min/1.73m^2」を使用することが適切でしたので，標準1回投与量に対応する百分率は100％，投与間隔は12時間毎となり，**選択肢a.とb.**は除外されます。

　次に，どの体重を投与設計に用いるかを考えます。体格用量の薬剤では，投与量を算出するために体格を用いますが，薬剤によっては肥満（脂肪）で体格が大きい場合には，実体重を使用せず，理想体重や補正体重を用いることが好ましいことがあります。これは「薬剤の薬物動態に脂肪組織の量は影響しないので，脂肪組織を除いた体重で評価しましょう」という考え方です。理想体重は，「理想体重を超えた体重はすべて脂肪によるもの」という考え方，補正体重は，「理想体重を超えた体重の40％は細胞外液によるもので，残りは脂肪」という考え方です。補正体重の式の係数0.4（40％）はこの考えに基づいて設定されています。

　代表的な薬剤をあげると，アミノグリコシド系薬剤では補正体重の使用が推奨されています。一方で，ダプトマイシンのように補正体重と実体重どちらを用いてもアウトカムに差はなかったとされる報告があるものや，バンコマイシンのように実体重の使用が推奨される場合もあります[5]。このようにすべての薬剤で補正体重を用いることが好ましいわけではありません。補正体重を用いることが好ましい薬剤の傾向は，脂肪に分布せず細胞外液に分布しやすい薬剤にあると思わ

れます。特徴としては，水溶性・分子量が大きい・タンパク結合率が高いなど，分布容積が小さくなる薬剤が該当するでしょう。しかしながら，十分な統一された見解は得られているとは言い難いのが現状で，薬剤個別の対応が求められます。

Case 1は肥満である

Case 1は肥満の患者でした。ACV注に関しては標準体重や補正体重を用いたほうが非肥満患者に近似した薬剤曝露が得られるという報告[1), 6)]があります。このため，Case 1におけるACV注の用量設計でも，補正体重を用いることが好ましいと考えられます。Case 1での補正体重は77.1 kgですので，計算値は「77.1（kg）×5（mg/kg）＝385（mg）」となります。よって，残された選択肢のうち，**選択肢c**は除外，**選択肢d.**を選択します。

肥満患者においてCG式を用いたeCCr（mL/min）算出を行う際の注意点

ACV注の用量調節の際には，腎機能の指標として体表面積補正のeGFRを用いることが好ましく，この推算式には体重が含まれないため該当しませんが，CG式から体表面積未補正のeCCrを算出する際には，推算式に体重が含まれるため，肥満患者の場合に腎機能を過大評価してしまうおそれがあります。このため，肥満患者においてCG式を用いる際には，理想体重や補正体重を用いることが適切です。一方，体表面積未補正eGFR（mL/min）の場合は，体格として体表面積（体重だけでなく身長も加味されている）を用いるため，肥満の影響を受けにくく，そのまま使用できます[7)]。

用量設定は基準にあてはめるだけにあらず！という感覚は大切

本稿では，添付文書に記載のある基準にあてはめて用量設計を行いました。「腎機能が基準より1でも下回っていれば低用量側，上回っていれば高用量側」という考え方です。ですが，この設計方法が本当に正しいのか？ という感覚はもっておかなくてはなりません。前述のとおり推算式から得られた腎機能はあくまでも推算値です。また，薬物動態から考えても，たった1の腎機能の違いで血

中濃度は急上昇するわけではありません。本来は排泄能の低下に伴って徐々に血中濃度は上昇します。帯状疱疹という疾患の特性から考えても，薬剤投与なしでも自然に改善するケースもある一方で，帯状疱疹後神経疼痛を気にする場合や，免疫抑制が強くかかっている状況であれば，十分な治療強度が必要となるケースもあるでしょう。過量・過少どちらにズレる可能性が高いか？　またそうなった場合それぞれのリスクは？　などを考えながら治療に必要で安全な用量の設計ができることが理想です。

　帯状疱疹に対するACV注の基本投与量は5mg/kg/回ですが，脳炎・髄膜炎の適応では最大10mg/kg/回の投与が行われる薬剤なので，ある程度用量の天井は高いという認識はもってもいいかもしれません。もちろん，ACVの過量投与時には，腎症や脳症などの副作用のリスクがあるためモニタリングは必要ですが，副作用を恐れるあまり，Case 1のような広範囲の病変がみられる免疫抑制患者で過少投与となってしまうことは避けたい場合が多いでしょう。動態を変化させる併用薬の確認や脱水を避けるなどの対策も併せて行いながら，あえて計算で得られた推奨量を超えた設定を選択する場合もあると考えます。

［文献］
1）グラクソ・スミスクライン株式会社：ゾビラックス点滴静注用250，添付文書（2020年12月改訂，第1版）
2）堀尾　勝：腎機能の評価. 日本内科学会雑誌，96：159-165，2007
3）Levey AS, et al：Using standardized serum creatinine values in the modification of diet in renal disease study equation for estimating glomerular filtration rate. Ann Intern Med, 145：247-254, 2006
4）Blum MR, et al：Overview of acyclovir pharmacokinetic disposition in adults and children. Am J Med, 73：186-192, 1982
5）日本語版サンフォード感染症治療ガイド―アップデート版（https://lsp-sanford.jp/sguide/aaindex2.php）（アクセス日：2021年5月11日）
6）Turner RB, et al：Prospective, controlled study of acyclovir pharmacokinetics in obese patients. Antimicrob Agents Chemother, 60：1830-1833, 2016
7）平田純生：腎機能評価10の鉄則 解説（http://cms.softsync.jp/rinshoyakuri/blog/2019/10/10-5.html）（アクセス日：2020年1月5日）

（角田隆紀）

CKD患者の投与設計に必要な情報を収集するコツってあるの？

筆者がよく利用する情報源をご紹介します（表1）。これらから欲しい情報が得られない場合は，添付文書やインタビューフォーム（IF）から「尿中未変化体排泄率」を確認し，Giusti-Hayton（GH）法より用量を計算します。ただし，「尿中未変化体排泄率」を参照する際には，いくつかの注意点があります。内服薬の

表1　CKD患者の投与設計における主な情報源

資料名	形式	内容
日本腎臓病薬物療法学会誌	書籍	学会員になれば定期的に郵送されてきます。推奨投与量だけでなく，透析性，タンパク結合率，尿中未変化体排泄率や分布容積などの豊富なデータが収載されています。
日本腎臓病薬物療法学会Webサイト（https://www.jsnp.org/）	Web	学会員であれば「腎機能別薬剤投与方法一覧」が閲覧できます。学会員でなくても，情報量は少なくなりますが「腎機能低下時に最も注意が必要な薬剤投与方法一覧」が閲覧できます。
腎機能別薬剤投与量POCKETBOOK	書籍	シンプルに推奨用量が確認できます。
白鷺病院Webサイト（http://www.shirasagi-hp.or.jp/guideline.html）	Web	登録（無料）すれば閲覧できます。推奨用量だけでなく，透析性の具体的な「%」やTDMのポイントなどについても記載されています。引用文献が表記されており，原著文献を確認する際にも便利です。
サンフォードガイド（https://pfizerpro.jp/cs/sv/sanford/index.html）	Web & 書籍	書籍を購入しなくても，ファイザープロに登録（無料）すればWebで閲覧できます。感染症治療薬の情報のみですが，海外の用量を参考にする際などに有用です。推奨投与量の腎機能の区切りが他の情報と比較してやや大雑把です（CCr 10〜50mL/minが同じ推奨用量）。
Up To Date（https://www.uptodate.com/contents/search）	Web	有料登録が必要です。英語表記です。薬剤名で検索し，「Dosing：Renal Impairment：Adult」の項目に腎機能に応じた推奨用量が記載されています。

場合は，バイオアベイラビリティに注意が必要です。例えば，アシクロビルの注射剤の「尿中未変化体排泄率」は68〜76％ですが，内服薬のIFには，「投与量の12〜25％が未変化体として尿中に排泄された。」と記載があります。注射剤は腎排泄型薬剤で，内服薬は非腎排泄型薬剤ということでしょうか？これは違いますね。内服薬のバイオアベイラビリティが考慮されていません。アシクロビルの内服薬のバイオアベイラビリティは10〜20％なので，吸収された薬剤は，ほぼ腎排泄であるという認識が必要です。また，代謝物に活性がある薬剤にも注意が必要です。こちらも例をあげると，バラシクロビルは，IFに「投与量の0.4％が未変化体として排泄された」と記載されています。バイオアベイラビリティ（54.2％）を考慮しても腎排泄ではない薬剤であると認識できそうですが，ここにも落とし穴があります。バラシクロビルは，体内でほぼアシクロビルに代謝されて薬効を発揮します。つまり，未変化体ではなく，代謝されて生じるアシクロビルの排泄を確認しなければなりません。バラシクロビルは投与量の43.1％がアシクロビルとして尿中に排泄されるため，バイオアベイラビリティを考慮するとやはり腎排泄であると認識できます。他にも，薬剤が排泄されるための十分な時間が経過していない時点でのデータが記載されている場合や，そもそもデータが未変化体のものなのか代謝物のものなのか区別できない記載方法になっている場合もあるので，そのデータが意味するものは何なのか，しっかり確認することが必要です。

　CKD患者での薬物動態を検討した文献を参考にすることもあります。GH法はあくまでも簡易な計算値ですので，実際にCKD患者で薬物動態が評価されている文献があれば，より正確な投与設計を行うための参考になります。PubMedなどでは「薬物名　renal impairment pharmacokinetics」のような検索を行えば目的の文献が得られやすいと思います。

（角田隆紀）

Lesson 14 CKD患者に適切な緩和医療を実践しよう

□ がん性疼痛への薬物治療の基礎を理解する。
□ 臓器障害を考慮した鎮痛薬の選択が実践できる。

Case 1 がん性疼痛を訴える高齢CKD患者

患　者　75歳，男性

主　訴　下腹部痛，会陰部痛

現病歴　膀胱がんおよび前立腺間質浸潤と診断され，膀胱周囲に疼痛を訴え，外来にてアセトアミノフェン錠1,500mg/日が開始となる。数日前より疼痛増悪を認め，疼痛コントロール目的で入院となった。なお，近医にて週3回の血液透析（HD）を行っている。

既往歴　CKD，高血圧

アレルギー・不耐性・薬物有害反応　特記事項なし

薬　歴

[1] アセトアミノフェン錠500mg　　　1回1錠　1日3回　朝昼夕食後
[2] 沈降炭酸カルシウム錠500mg　　　1回2錠　1日3回　朝昼夕食直後
[3] カルシトリオールカプセル0.5μg　1回1錠　1日1回　朝食後
[4] ルビプロストンカプセル12μg　　1回1錠　1日2回　朝夕食後
[5] アムロジピン錠5mg　　　　　　　1回1錠　1日1回　朝食後

身体所見　身長175cm，体重71kg，体表面積1.86m^2，体温36.5℃，血圧140/70mmHg，脈拍数90回/分（整），SpO$_2$ 99%（室内気），意識清明

血液検査　TP 6.0g/dL，Alb 3.1g/dL，T-Bil 1.0mg/dL，AST 32U/L，ALT 40U/L，UA 5.3mg/dL，BUN 44mg/dL，Cr 6.39mg/dL，Na 135.3mEq/L，K 4.6mEq/L，Cl101mEq/L，Ca 9.0mg/dL，P 2.5mg/dL，CRP 12.0mg/dL，WBC 9,330/μL，RBC 449万/μL，Hb 13.1g/dL，Plt 50.1万/μL

問1 がん性疼痛に関する記述のうち適切なのはどれか，2つ選べ。

a. 腎障害でNSAIDsが使用しにくい場合には，アセトアミノフェンを用いることができる。

b. オピオイドを導入する際には，非オピオイド鎮痛薬を中止して切り替えることが望ましい。

c. びりびり電気が走るようなしびれ，じんじんする痛みを神経障害性疼痛という。

d. 神経障害性疼痛には，オピオイドが効きやすい。

解答

問2 入院後，患者から「痛みで夜間眠れていない」と言われた。主治医に提案する鎮痛薬（オピオイド）として最も適切なものは，以下のうちどれか？

a. モルヒネ硫酸塩水和物徐放錠

b. コデインリン酸塩錠

c. オキシコドン徐放錠

d. フェンタニル経皮吸収型製剤

解答

問3 オピオイド鎮痛薬を開始3日後に訪床すると，患者から会陰部に「じんじんする痛み」があると言われた。主治医に提案する鎮痛補助薬とその用法・用量の組み合わせとてして適当なものは，以下のうちどれか？

a.	デュロキセチンカプセル20mg	1回1Cap	1日1回	朝食後
b.	プレガバリン錠75mg	1回1錠	1日2回	朝夕食後
c.	ミロガバリン錠5mg	1回1錠	1日2回	朝夕食後
d.	アミトリプチリン錠10mg	1回1錠	1日1回	眠前

解答

■ 問1の解答

a. 腎障害でNSAIDsが使用しにくい場合には，アセトアミノフェンを用いることができる。

c. びりびり電気が走るようなしびれ，じんじんする痛みを神経障害性疼痛という。

解 説

がん性疼痛の約80％は，鎮痛薬を適切に使用することによって緩和できるといわれており[1]，痛みの原因に応じた疼痛治療が必要です。また，薬物治療においては，副作用を理解して適切な選択を行なうことが重要です。

 ## 臓器障害を考慮した鎮痛薬を選択する

弱い痛みには非オピオイド鎮痛薬のなかでもNSAIDs，アセトアミノフェンなどが用いられます[2]。NSAIDsの副作用としては，主にCOX-1阻害による恒常的なプロスタグランジン合成阻害による消化管障害，腎障害，血小板凝集抑制などがあります。アセトアミノフェンは，NSAIDsと比較すると消化管粘膜障害，腎障害のリスクが極めて少ないものの，高用量での肝障害に注意が必要です。よって，**選択肢a.**は正となります。ただし，アセトアミノフェンはNSAIDsと比べ，抗炎症作用は非常に弱いため，鎮痛効果を十分に評価する必要があります[2]。なお，重篤な肝障害・腎障害にはアセトアミノフェンとNSAIDsともに添付文書上は禁忌ですが，血液透析（HD）中の患者には両剤とも使用可能とされています[3]。

 ## オピオイド開始時に非オピオイド鎮痛薬を中止しない

オピオイドと作用機序の異なるアセトアミノフェンやNSAIDsなどの非オピオイド鎮痛薬は併用効果が期待できるため，毒性などに問題がなければ併用します[2]。そのため，**選択肢b.**は誤りとなります。なお，骨転移の痛みには抗炎症作用のあるNSAIDsが効果的です。

表1 痛みの性状と分類

侵害受容性疼痛	内臓痛	腹部腫瘍の痛みなど局在が曖昧で鈍い痛み，ずーんと重い	オピオイドが効きやすい
	体性痛	骨転移など局在がはっきりした鋭い痛み，ズキッとする	突出痛に対するオピオイドの頓服使用が重要
神経障害性疼痛		神経叢や脊髄への浸潤などびりびり電気が走るようなしびれる・じんじんする痛み	難治性で鎮痛補助薬を必要とすることが多い

〔日本医療学会：PEACEプロジェクトがん疼痛の評価と治療より〕

痛みの性状と特徴を理解する

　痛みの性状により侵害受容性疼痛（内臓痛，体性痛），神経障害性疼痛に分類することができます（表1）。痛みの原因を評価することは，適切な鎮痛薬の選択につながるため重要です。

　腹部腫瘍によるずーんと重い鈍痛や骨転移によるズキッとする鋭い痛みには，オピオイドが有効です。また，脊髄浸潤などによるじんじんする神経障害性疼痛の緩和には，三環系抗うつ薬やセロトニン・ノルアドレナリン再取り込み阻害薬，抗けいれん薬などの鎮痛補助薬が有効となります[4]。よって，**選択肢c.**は正，**選択肢d.**は誤りです。

■ 問2の解答

　c. オキシコドン徐放錠

理論の復習

　世界保健機構（WHO）は，がん対策の4本の柱の一つに"有効ながん疼痛対策"をあげ，「WHO方式がん疼痛治療法」を作成しました。それを普及するために「がんの痛みからの解放」の初版が1968年に出版され，2018年には「WHO guidelines for the pharmacological and radiotherapeutic manage-ment of cancer pain in adults and adolescents」として改訂されました。

　2018年に改訂された本ガイドラインでは，WHO方式がん疼痛治療法は，7

表2 がん疼痛マネジメントの7つの基本原則

① 患者の生活の質を維持できるレベルまで痛みを軽減することが疼痛治療の目標である。
② 最初のステップは，病歴・身体所見・心理的症状などを含めた包括的な痛みの評価である。
③ オピオイドの適切かつ効果的な管理は，患者の安全確保と薬物乱用の防止に寄与する。
④ がん疼痛マネジメントは薬物療法が含まれるが，心理社会的及び精神的ケアも含まれうる。
⑤ オピオイドを含む鎮痛薬は，いずれの国でも使用できるべきである。
⑥ 鎮痛薬は，『経口的に』『時間を決めて』『患者ごとに』『細かい配慮をもって』投与する。
⑦ がん疼痛治療は，がん治療の一部として考えられる。

〔WHO guidelines for the pharmacological and radiotherapeutic management of cancer pain in adults and adolescents. 2018より〕

表3 推奨のサマリー（鎮痛薬の項目を抜粋）

鎮痛薬	導入	推奨：迅速，効果的かつ安全な疼痛管理を達成するために，臨床的評価及び痛みの重症度に応じてNSAIDs，アセトアミノフェン（以下，非オピオイド鎮痛薬）およびオピオイドを単独または組み合わせて使用すべきである。
		備考：痛みの強さに適した強さの鎮痛薬を開始すべきである。非オピオイド鎮痛薬は，中等度または重度の痛みに対して単独で開始されるべきではない。痛みの強さにより，非オピオイド鎮痛薬とオピオイドを組み合わせて開始することができる。
	維持療法	[オピオイドの種類の選択] 推奨：効果的かつ安全な疼痛管理を維持するために，臨床的疼痛評価および痛みの強さに応じて，どのオピオイドが選択されてもよい。
		備考：オピオイドの至適用量とは，患者が許容できるレベルまで痛みを緩和する用量である。オピオイドの効果は患者・薬剤によって異なる。
		[オピオイドの投与経路] 経口又は経皮投与が不可能である場合，患者にとって痛みが少ない皮下投与が筋肉内投与より優先される。
	＊中等度のがん疼痛に対してモルヒネが弱オピオイドに比べ，有害事象は同等で，有効率が高く，痛みの強さをより軽減したと報告されている。	
	オピオイドの中止	患者にオピオイドへの身体的依存がありオピオイドを中止する場合，退薬症状を回避するために徐々に減量すべきである。

〔WHO guidelines for the pharmacological and radiotherapeutic management of cancer pain in adults and adolescents. 2018より〕

つの基本原則（表2）と推奨（表3）で構成されています[2]。また，本ガイドラインの鎮痛薬リスト（表4）を示します。

表4　WHOがん疼痛ガイドラインの鎮痛薬リスト

非オピオイド鎮痛薬		アセトアミノフェン NSAIDs
オピオイド	弱	コデイン
	強	モルヒネ ヒドロモルフォン オキシコドン フェンタニル メサドン

〔WHO guidelines for the pharmacological and radiotherapeutic management of cancer pain in adults and adolescents. 2018より〕

 Case 1 は HD 患者である

　モルヒネは肝臓でグルクロン酸抱合され，モルヒネ-3-グルクロニド（morphine-3-glucuronide；M3G）とモルヒネ-6-グルクロニド（morphine-6-glucuronide；M6G）に代謝されます。M3Gは薬理作用を示さないが，M6Gはモルヒネの数十倍の薬理作用を示すことが知られています[5]。そして，M6Gのほとんどが腎臓から尿中排泄されるため，腎障害患者にモルヒネを使用するとM6Gが蓄積して，過鎮静となる危険性があります。そのため，腎障害を有する患者にはモルヒネの投与は避けるべきです。コデインは10%程度がモルヒネに変換され，さらにM3GおよびM6Gに代謝されます。そのため，モルヒネと同様にコデインもまた，腎障害を有する患者には投与を避けるべきです。よって，**選択肢a.** と**選択肢b.** は誤りとなります。

　オキシコドンは，主にノルオキシコドンおよびオキシモルフォンに代謝されます。ノルオキシコドンは薬理作用を示しませんが，オキシモルフォンはオキシコドンの十数倍の薬理作用を示すことが知られています。しかし，オキシモルフォンの生成はモルヒネのM6Gと比較するとごく少量であるため，オキシコドンはモルヒネと比べ，腎障害を有する患者に比較的安全に使用することができます。よって，**選択肢c.** は正となります。ただし，血漿タンパク結合率が低いため，HDにより一部除去され，一時的な血中濃度低下により，HD中あるいはHD後にオピオイドの追加投与が必要になる可能性があります[6]。

　フェンタニルは，肝臓で薬理作用を示さないノルフェンタニルに代謝されます。

臨床試験から比較的安全に腎障害患者に使用できます。血中濃度の上昇はほぼありませんが，呼吸抑制などの副作用に注意が必要です。

〖TIPS〗 オピオイドの排泄経路・剤形による使い分けを理解しよう！

　弱いがん性疼痛における第一選択薬は，NSAIDsまたはアセトアミノフェンとなります。これら非オピオイド鎮痛薬で鎮痛が不十分である場合にはオピオイドを上乗せします。鎮痛薬の剤形には，錠剤やカプセル剤，貼付剤，坐剤，注射剤などありますが，まずは経口剤を優先します。そのため，経口内服が可能な患者へのオピオイド導入では注射剤，経皮吸収型製剤は不適当です。また，フェンタニル貼付剤に至っては添付文書に「本剤貼付前にオピオイド鎮痛剤を使用していないがん疼痛患者に対しては，経口オピオイド鎮痛剤に比べ本剤による治療が有益であると考えられる場合（経口投与が困難な患者，経口剤による副作用発現のおそれがある患者，多剤併用等により貼付剤の投与が望まれる患者など）にのみ使用すること」と記載されています[7]。よって，**選択肢d.** は最も適切であるとはいえず，誤りとなります。また，重度腎障害を認めている場合，代謝活性体が腎排泄型であるモルヒネは不適当です。オキシコドンも同様に腎排泄型の活性代謝物を生成するが少量のためモルヒネより安全に使用することが可能です[8]。

　なお，フェンタニルも比較的安全に使用しやすいため，オキシコドン徐放錠または注射液やフェンタニル注射液より導入，タイトレーション後にフェンタニル貼付剤に切り替えていくことも一つの方法です。

■ 問3の解答

　d. アミトリプチリン錠10mg　1回1錠　1日1回　眠前

⚖Theory 理論の復習

　がん性疼痛に対する薬物療法は，オピオイドやNSAIDsを中心とした鎮痛薬の使用が主体です。しかし，がん性疼痛のなかには，オピオイドやNSAIDsが効きにくい痛みも含まれます。このような難治性の痛みに対してオピオイドやNSAIDsと併用して鎮痛効果を高めるために鎮痛補助薬があります。

　ただし，がん性疼痛に対する鎮痛補助薬の選択法や使用方法に関して確立され

表5　鎮痛補助薬の投与方法の目安

薬効分類		成分名	開始用量	維持量	適応症
抗うつ薬	三環系抗うつ薬(TCA)	アミトリプチリン	10mg/日1日1回 眠前	10〜75mg/日1〜3日ごとに増量	うつ病, 夜尿症, 末梢神経障害疼痛
	セロトニン・ノルアドレナリン再取り込み阻害薬(SNRI)	デュロキセチン	20mg/日1日1回 朝	40〜60mg/日7日ごとに増量	うつ病, 糖尿病性神経障害, 変形性関節痛 など
抗けいれん薬		プレガバリン	50〜100mg/日1日2回 or1日1回 眠前	300〜600mg/日3〜7日ごとに増量	神経障害性疼痛, 線維筋痛症 など
		ミロガバリン	10mg/日1日2回	30mg/日1日2回	末梢神経障害性疼痛

〔日本緩和医療学会 緩和医療ガイドライン委員会・編：がん疼痛の薬物療法に関するガイドライン2014年版.
金原出版，2014より〕

ているエビデンスはそれほど多くはありません。そのため，症例ごとに痛みの評価を行い，有効性と安全性を考慮しながら薬物の選択，段階的な投与量の調整が必要です。また，効果発現までに時間がかかる薬物もあるため，効果判定の期間も薬物ごとに検討する必要があります。また，抗けいれん薬，抗不整脈薬などの安全域の狭い薬物を使用する場合は，より注意深く副作用モニタリングを行わなければなりません[2), 9)]。

　鎮痛補助薬のなかには，保険適用外での使用となる場合も多く，投与の際は患者への十分な説明と同意が必要です。この点では神経障害性疼痛に保険適用のあるプレガバリンやミロガバリン，アミトリプチリンなどは選択しやすい薬物です。その他，セロトニン・ノルアドレナリン再取り込み阻害薬（SNRI）であるデュロキセチンは，うつ病やうつ状態のほかに，糖尿病性神経障害，線維筋痛症，慢性腰痛，変形性関節症に保険適用があります（表5）。

解説

Case 1 は HD 患者である

　デュロキセチンは，投与量の約70％が代謝物として尿中に排泄される肝代謝

表6 ミロガバリンの腎機能別投与量の目安

		腎機能障害の程度（CCr，mL/min）		
		軽度 (90>CCr≧60)	中等度 (60>CCr≧30)	重度（血液透析患者を含む）(30>CCr)
1日投与量		10〜30mg	5〜15mg	2.5〜7.5mg
初期用量		1回5mg 1日2回	1回2.5mg 1日2回	1回2.5mg 1日1回
有効用量	最低用量	1回10mg 1日2回	1回5mg 1日2回	1回5mg 1日1回
	推奨用量	1回15mg 1日2回	1回7.5mg 1日2回	1回7.5mg 1日1回

〔第一三共株式会社：タリージェ錠2.5mg，添付文書（2021年1月改訂，第1版）より〕

型薬物でありますが，健康成人〔クレアチニンクリアランス（CCr）75mL/min以上〕と比べ，高度の腎障害患者（CCr 30mL/min未満）の場合，最高血中濃度Cmaxおよび AUCがいずれも2倍に増大したと報告されており，添付文書には高度の腎障害患者に投与禁忌と記載されています[10]。よって，**選択肢a.** は除外されます。

　プレガバリンとミロガバリンは，腎排泄型薬物であり，添付文書には腎障害の程度にあわせた投与量の目安が記載されています（表6，表7）。また，プレガバリンは，投与6時間後から4時間のHDにより血中濃度がおよそ50%減少したと報告されており，朝食後に内服した場合は，HD後に症状に応じた補充投与を考慮する必要性があります[11]。なお，ミロガバリンは，4時間のHDでの除去率は15%程度であったため，補充投与の必要性は低いです[12),13]。

🛠 鎮痛補助薬の腎障害にあわせた至適用量を確認しよう！

　プレガバリンは，腎排泄型薬物のため，HD患者への投与は，初回は1日1回25mgより開始して1日1回75mg（維持量）まで効果と副作用をモニタリングしながら段階的に増量することが望ましいです。そして，HDにより50%が除去されることからHD後の疼痛によっては補充投与の必要性が考えられます[11]。なお，ミロガバリンも腎排泄型薬物のため，HD患者への投与は，1日1回2.5mgより開始して1日1回7.5mg（維持量）まで効果と副作用をモニタリングしなが

表7　プレガバリンの腎機能別投与量の目安（神経障害性疼痛）

CCr (mL/分)	≧60	≧30～<60	≧15～<30	<15	血液透析後の 補充用量
1日投与量	150～600mg	75～300mg	25～150mg	25～75mg	
初期用量	1回75mg 1日2回	1回25mg 1日3回 または 1回75mg 1日1回	1回25mg 1日1回 もしくは2回, または 1回50mg 1日1回	1回25mg 1日1回	25mg または50mg
維持量	1回150mg 1日2回	1回50mg 1日3回 または 1回75mg 1日2回	1回75mg 1日1回	1回25mg または50mg 1日1回	50mg または75mg
最高投与量	1回300mg 1日2回	1回100mg 1日3回 または 1回150mg 1日2回	1回75mg 1日2回 または 1回150mg 1日1回	1回75mg 1日1回	100mg または 150mg

〔エーザイ株式会社：リリカカプセル25mg，添付文書（2020年10月改訂，第1版）より〕

ら段階的に増量することが望ましいです[12]。よって**選択肢b.** および**選択肢c.** は用量が不適当であるため，誤りとなります。

　アミトリプチリンは肝代謝型薬物であるため，腎機能による投与量の調整は不要です。鎮痛補助薬として使用する際は添付文書の末梢性神経障害性疼痛の用法・用量を参照して1日1回10mgより開始して効果と副作用をモニタリングしながら段階的に増量することが望ましいです。副作用として眠気やめまいなどが報告されているため，眠前の内服が推奨されます。よって，**選択肢d.** が正となります。ただし，副作用として便秘・口渇も報告されているため，特にHD患者においては症状に応じた減量または他剤への変更を考慮する必要があります。また，本剤はCYP2D6阻害作用を有するシナカルセトなどにより代謝が阻害され，血中濃度が上昇するおそれがあるので併用薬の確認も必要です[14]。

[文献]
1）厚生労働省医薬食品局：医療用麻薬適正使用ガイダンス. 2012
2）日本緩和医療学会緩和医療ガイドライン作成委員会・編：がん疼痛の薬物療法に関するガ

　　イドライン（2020年版），2020
3) 平田純生，他：HD患者への投薬ハンドブック改訂2版．じほう，2009
4) 吉田健史・編：がん治療のための緩和ケアハンドブック．羊土社，2017
5) Dean M：Opioids in renal failure and dialysis patients. J Pain Symtom Management, 28：497-504, 2004
6) Murtagh FEM, et al：The use of opioid analgesia in end-stage renal disease patients managed without dialysis. J Pain Palliat Care Pharmacother, 21：5-16, 2007
7) 協和キリン株式会社：フェントステープ0.5mg，添付文書（2020年6月改訂，第1版）
8) シオノギファーマ株式会社：オキシコンチン錠5mg，添付文書（2019年4月改訂，第13版）
9) National Comprehensive Cancer Network：NCCN Clinical Practice Guidelines in Oncology（http://www.nccn.org/professionals/physican_gls/）
10) 塩野義製薬株式会社：サインバルタカプセル20mg，添付文書（2020年2月改訂，第2版）
11) ファイザー株式会社：リリカカプセル25mg，添付文書（2020年10月改訂，第1版）
12) 第一三共株式会社：タリージェ錠2.5mg，添付文書（2021年1月改訂，第1版）
13) Kato M, et al：Pharmacokinetics and safety of a single oral dose of mirogabalin in Japanese subjects with varying degrees of renal impairment. J Clin Pharmacol, 58：57-63, 2018
14) 日医工株式会社：トリプタノール錠10，添付文書（2019年6月改訂，第7版）

（片岡憲昭）

CKD患者にアセトアミノフェンは本当に安全なの？

　アセトアミノフェンは，添付文書において重篤な腎障害のある患者は禁忌とされていますが，腎障害を起こしにくいことから，CKD患者や高齢者の鎮痛薬として，NSAIDsより優先して使用することが推奨されています。そのため，日常において安易にCKD患者の鎮痛薬にアセトアミノフェンを提案していないでしょうか。

　アセトアミノフェンは，臨床用量であれば主にグルクロン酸抱合または硫酸抱合され，胆汁や尿中に排泄されます。臨床用量を超える大量投与時には，この経路に飽和が生じるため，CYP2E1によって中間代謝物 *N*-acetyl-*p*-benzoquinone imine（NAPQI）に代謝されます。NAPQIはグルタチオン抱合を受けて尿中に排泄されますが，大量投与時にはグルタチオンが急速利用により枯渇するため，肝内にNAPQIが蓄積し，肝障害が惹起されます（図1）。アセトアミノフェンの尿中未変化体排泄率はわずかですが，重度から末期腎不全患者の連続経口投与では，健常者に比較してグルクロン酸抱合体のみならずアセトアミノフェンのトラフ値が上昇すると報告されています[1]。これは，胆汁中に排泄されたグルクロン酸抱合体が腸肝循環をたどることで，アセトアミノフェンの血中濃度が上昇するためと考えられます。ただし，血中濃度の上昇は臨床上問題となる程ではなく，基本的に減量は不要とされます。一方で，急性腎障害の動物モデルでCYP2E1の発現が

アセトアミノフェン

NHCOCH₃ — 硫酸抱合 ← 35% — NHCOCH₃ — グルクロン酸抱合 → 60% — NHCOCH₃

OSO₃H　　　　　　　　　OH　　　　　　　　　OGluc

大量投与時
CYP2E1

NHCOCH₃ — グルタチオン抱合 ← NCOCH₃

SG
OH　　　　　　　　　O

NAPQI

図1　アセトアミノフェンの代謝経路

増加するとの報告もあり[2]，肝障害の有害事象にはより留意し，特に高用量投与や長期投与時あるいは肝不全の併存時は，減量や投与間隔の延長を考慮すべきです。実際に，高用量投与となるアセトアミノフェンの注射剤において，わが国の添付文書に記載はありませんが，米国ではCCr 30 mL/min以下では1日の総投与量を減らし，投与間隔の延長を考慮することが記載されています。なお，血液透析患者の連続経口投与では，血液透析により除去されやすいため，蓄積性はないとされています[3]。

　アセトアミノフェンと腎障害の関連性は，希薄との報告がわが国からあります[4]。しかしながら，メタ解析では，アセトアミノフェンが成人において新たな腎障害を発症するリスクを有意に増加させることも報告されています[5]。アセトアミノフェンによる腎障害の機序としては，肝臓同様に尿細管においてCYPを介してNAPQIが形成されることによる尿細管壊死とされています[6]。機序からも理解できるように，アセトアミノフェンの曝露量，肝不全の併存，アルコール摂取が腎障害のリスク因子とされています[5]。これらのことから，CKD患者において安易にアセトアミノフェンは安全と考えるのではなく，肝不全の併存やアルコール摂取などの患者背景を踏まえ，高用量投与や長期投与患者には有害事象として肝障害のみならず腎障害の出現にも留意すべきです。

■文献

1) Martin U, et al : The disposition of paracetamol and the accumulation of its glucuronide and sulphate conjugates during multiple dosing in patients with chronic renal failure. Eur J Clin Pharmacol, 41 : 43-46, 1991

2) Yu SY, et al : Effects of acute renal failure induced by uranyl nitrate on the pharmacokinetics of intravenous theophylline in rats : the role of CYP2E1 induction in 1,3-dimethyluric acid formation. J Pharm Pharmacol, 54 : 1687-92, 2002

3) Martin U, et al : The disposition of paracetamol and its conjugates during multiple dosing in patients with end-stage renal failure maintained on hae-modialysis. Eur J Clin Pharmacol, 45 : 141-145, 1993

4) Hiragi S, et al : Acetaminophen administration and the risk of acute kidney injury : a self-controlled case series study. Clin Epidemiol, 10 : 265-276, 2018

5) Kanchanasurakit S, et al : Acetaminophen use and risk of renal impair-ment : A systematic review and meta-analysis. Kidney Res Clin Pract, 39 : 81-92, 2020

6) Bessems JG, et al : Paracetamol (acetaminophen)-induced toxicity : mo-lecular and biochemical mechanisms, analogues and protective approach-es. Crit Rev Toxicol, 31 : 55-138, 2001

（浦田元樹）

Lesson 15 | CKD患者に骨粗鬆症治療薬の適切な使用を実践しよう

今回の目標

- □ 腎機能低下患者での適切な薬物選択と副作用マネジメントができる。
- □ 高齢者の認知機能とADLを正しく評価し，適切な薬物選択と副作用マネジメントに活用できる。

Case 1　心血管病を有する高齢CKD患者

患　者　80歳，女性

主　訴　転倒後疼痛

現病歴　2型糖尿病，CKDのため糖尿病内分泌科と腎臓内科に通院中であった。入院前のADLは自立で介護保険サービスの利用なし。買い物中に転倒し左大腿骨近位部骨折に対する手術加療目的で緊急入院。入院の翌日に人工骨頭置換術が施行された。術後合併症はなく，入院3週間後に回復期リハビリテーション病棟へ転棟。3カ月の入院期間でリハビリの実施と介護保険の申請を行い，要介護2を取得。退院後は週2回のデイサービスでリハビリを継続していくこととなり，独居のため娘が週1回自宅に訪れ，買い物や通院などのサポートをしている。

既往歴　2型糖尿病，高血圧，脂質異常症，CKD，脳梗塞，狭心症（ステント留置後）

手術歴　人工骨頭置換術

アレルギー・不耐性・薬物有害反応　特記事項なし

薬　歴

[内服薬]（定期処方薬）

[1] テネリグリプチン錠20mg	1回1錠	1日1回	朝食後
[3] ダパグリフロジン錠5mg	1回1錠	1日1回	朝食後
[4] アムロジピン錠5mg	1回1錠	1日1回	朝食後
[5] アスピリン腸溶錠100mg	1回1錠	1日1回	朝食後
[6] エソメプラゾールカプセル20mg	1回1錠	1日1回	朝食後
[7] アトルバスタチン錠10mg	1回1錠	1日1回	朝食後

身体所見 身長151cm，体重50kg，体表面積1.44m²，体温36.5℃，
血圧132/80mmHg，脈拍数70回/min

血液検査 Hb 8.6g/dL，TP 7.3g/dL，Alb 3.6g/dL，T-Bil 0.4mg/dL，AST
22IU/L，ALT 11IU/L，BUN 18mg/dL，Cr 1.05mg/dL，Na
139mEq/L，K 3.2mEq/L，Cl 98mEq/L，Ca 8.6mg/dL，HbA1c
7.5%，TC 189mg/dL，HDL-C 56mg/dL，TG 105mg/dL，LDL-C
92mg/dL，体表面積補正eGFR 39mL/min/1.73m²，体表面積未
補正32mL/min，eCCr 34mL/min

骨評価 ・腰椎骨密度（DXA法）0.885g/m³，若年成人平均値（YAM）80%
・大腿骨近位部骨密度（DXA法）0.55g/m³，YAM 74%

リハビリテーションサマリー （退院時）
改訂長谷川式認知症スケール（HDS-R）27点（0〜30点，カットオフ20点未満）
ミニメンタルステート検査（MMSE）28点（0〜30点，カットオフ23点未満）
Barthel Index（BI）リハビリテーション開始時80点，退院時90点（0〜100点）

臨床経過 大腿骨近位部骨折二次予防のために骨粗鬆症の薬物療法が検討され
ている。

問1 骨粗鬆症治療薬の開始基準で正しいのはどれか？（複数選択可）

a. 脆弱性骨折の既往がない場合は，骨密度がYAMの80%以下で推奨される。

b. 脆弱性骨折の既往（大腿骨近位部骨折または椎体骨折）があれば，推奨される。

c. 脆弱性骨折の既往（大腿骨近位部骨折または椎体骨折以外）があり，骨密度
がYAMの80%以下では推奨される。

d. 65歳以上で経口副腎皮質ホルモン剤（ステロイド）を3カ月以上服用する場
合は推奨される。

解答

問2 Case 1で導入する治療薬として最も適当な薬物はどれか？

a. アレンドロン酸（週1回製剤）
b. エルデカルシトール
c. テリパラチド（遺伝子組換え）
d. ロモソズマブ
e. デノスマブ

解答

問3 問2の薬物開始後の薬物師のアプローチとして最も適切なものを2つ選べ

a. 血清Na値の定期的な測定を依頼する。
b. 血清Ca値の定期的な測定を依頼する。
c. デノタス®チュアブル錠（沈降炭酸カルシウム・コレカルシフェロール・炭酸マグネシウム錠）1回2錠　1日1回の併用を提案する。
d. アルファカルシドール錠0.5μg　1回1錠　1日1回の併用を提案する。

解答

■ 問1の解答

b. 脆弱性骨折の既往（大腿骨近位部骨折または椎体骨折）があれば，開始が推奨される。

c. 脆弱性骨折の既往（大腿骨近位部骨折または椎体骨折以外）があり，骨密度がYAMの80%以下では開始が推奨される。

d. 65歳以上で経口副腎皮質ホルモン剤（ステロイド）を3カ月以上服用する場合は推奨される。

解 説

骨粗鬆症は，骨強度の低下を特徴とし，骨折のリスクが増大しやすくなる骨格疾患です。また，要介護となる原因として「骨折・転倒」は第4位であり，社会的な問題となっています[1]。骨粗鬆症による骨折イベントのなかでも大腿骨近位

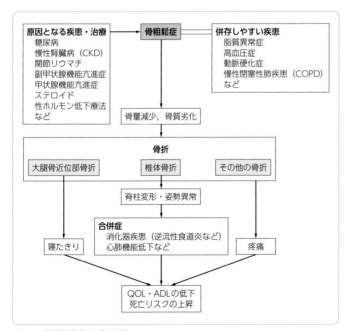

図1　骨粗鬆症の臨床像
〔骨粗鬆症の予防と治療ガイドライン作成委員会：骨粗鬆症の予防と治療ガイドライン 2015年版．ライフサイエンス出版，2015より〕

表1 原発性骨粗鬆症の診断基準（2012年度改訂版）

低骨量を来す骨粗鬆症以外の疾患または続発性骨粗鬆症を認めず，骨評価の結果が下記の条件を満たす場合，原発性骨粗鬆症と診断する。

Ⅰ．脆弱性骨折あり[*1]
- 椎体[*2]または大腿骨近位部骨折あり
- その他の脆弱性骨折[*3]があり，骨密度[*4]がYAMの80％未満の場合

Ⅱ．脆弱性骨折なし
- 骨密度[*4]がYAMの70％または−2.5SD以下の場合

YAM：若年成人平均値（腰椎では20〜44歳，大腿骨近位部では20〜29歳）　SD：標準偏差

[*1]：軽微な外力によって発生した非外傷性骨折（軽微な外力とは，立った姿勢からの転倒か，それ以下の外力をさす）
[*2]：形態椎体骨折のうち，2/3は無症候性であることに留意するとともに，鑑別診断の観点からも脊椎X線像を確認することが望ましい
[*3]：軽微な外力によって発生した非外傷性骨折で，骨折部位は肋骨・骨盤（恥骨・坐骨・仙骨を含む），上腕骨近位部，橈骨遠位端，下腿骨
[*4]：骨密度は原則として腰椎または大腿骨近位部骨密度とする。また，複数部位で測定した場合にはより低い％値またはSD値を採用することとする。腰椎においては，L1〜L4またはL2〜L4を基準値とする。ただし，高齢者において，脊椎変形などのために腰椎骨密度の測定が困難な場合には，大腿骨近位部骨密度とする。大腿骨近位部骨密度には，頸部またはtotal hip（total proximal femur）を用いる。これらの測定が困難な場合は，橈骨，第二中手骨の骨密度とするが，この場合は，％値のみを使用する
※骨量減少（骨減少，low bone mass, osteopenia）：骨密度が−2.5SDより大きく−1.0SD未満の場合を骨量減少とする

〔日本骨代謝学会，他：オステオポローシス ジャパン，21：9-21, 2013より〕

部骨折は，生活機能やQOLを低下させるだけでなく，死亡率を上昇させる生命予後と直結した骨折であることから[2]，その二次予防が重要です。また，生活習慣病患者は骨粗鬆症や骨折のリスクが高く，CKDは糖尿病と並ぶ骨折の独立したリスク因子であり[3]，その起因として，骨量低下よりも骨質劣化の割合が大きいことが知られています（図1）。

TIPS 骨粗鬆症診断には脆弱性骨折の有無と骨密度を確認する

原発性骨粗鬆症の診断では，脆弱性骨折の有無と骨密度測定をあわせて行います（表1）。椎体骨折または大腿骨骨折の既往がある場合は，骨密度の結果を問わず骨粗鬆症と診断され，その他の骨折の既往がある場合は骨密度がYAMの80％以下で骨粗鬆症と診断され薬物療法の対象となります（図2）。

脆弱性骨折の既往がない場合は，骨密度がYAMの70％以下または−2.5SD以下で骨粗鬆症と診断され薬物療法の対象となります（**選択肢a.**は80％のため

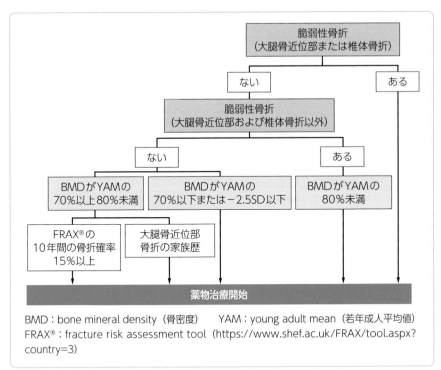

BMD：bone mineral density（骨密度）　　YAM：young adult mean（若年成人平均値）
FRAX®：fracture risk assessment tool（https://www.shef.ac.uk/FRAX/tool.aspx?
country=3）

図2　脆弱性骨折予防のための薬物治療開始基準
〔骨粗鬆症の予防と治療ガイドライン作成委員会・編：骨粗鬆症の予防と治療ガイドライン2015版.
ライフサイエンス出版，p63，2015より〕

不適）。また，糖尿病やCKDなどによる続発性骨粗鬆症においても，診断は原発性骨粗鬆症と同様となります。経口副腎皮質ホルモン剤（ステロイド）服用患者の場合は，ステロイド性骨粗鬆症の管理と治療ガイドライン2014年改訂版を参照します（図3）。治療対象は経口ステロイドを3カ月以上使用中あるいは使用予定の患者で，図3のスコア3以上が治療対象となるため，**選択肢d.**は薬物療法開始に該当します。

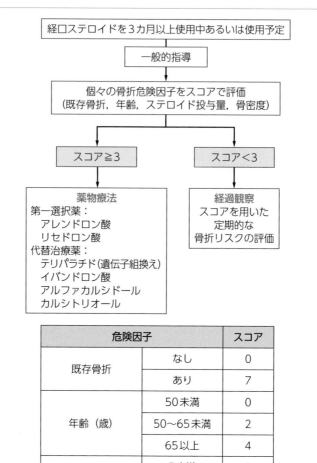

図3　ステロイド性骨粗鬆症の管理と治療のガイドライン（要約）
〔Suzuki Y, et al：J Bone Miner Metab, 32：337-350, 2014より〕

危険因子		スコア
既存骨折	なし	0
	あり	7
年齢（歳）	50未満	0
	50～65未満	2
	65以上	4
ステロイド投与量（プレドニゾロン換算mg/日）	5未満	0
	5～7.5未満	1
	7.5以上	4
腰椎骨密度（%YAM）	80以上	0
	70～80未満	2
	70未満	4

Figure flowchart content:
経口ステロイドを3カ月以上使用中あるいは使用予定
→ 一般的指導
→ 個々の骨折危険因子をスコアで評価（既存骨折, 年齢, ステロイド投与量, 骨密度）
→ スコア≧3 / スコア＜3

スコア≧3：薬物療法
第一選択薬：
　アレンドロン酸
　リセドロン酸
代替治療薬：
　テリパラチド（遺伝子組換え）
　イバンドロン酸
　アルファカルシドール
　カルシトリオール

スコア＜3：経過観察　スコアを用いた定期的な骨折リスクの評価

■ 問2の解答

e. デノスマブ

理論の復習

　骨粗鬆症治療薬は，骨折の予防が目的であり，なかでもADLやQOLの悪化を引き起こす大腿骨近位部骨折，椎体骨折の予防がその中心です（表2）。Case 1はeGFR 39 mL/min/1.73 m²，体表面積未補正eGFR 32 mL/min，推算クレアチニンクリアランス（eCCr）34 mL/minと中等度〜高度の腎機能低下があります。骨粗鬆症治療薬は腎機能低下時に副作用リスクが上昇する薬物が多く，ほとんどの薬物が禁忌，もしくは慎重投与となっているため（表3），薬物選択には注意が必要です。また，投与後はきめ細やかなフォローを行う必要があります。

解 説

⚠WARNING 🏃 PITFALL Case 1は中等度〜高度腎障害の副作用ハイリスク患者，かつ大骨近位部骨折の骨折ハイリスク患者

　大腿骨近位部骨折は，患者のADLを著しく低下させるだけでなく，生命予後を悪化させる重篤な骨折であり，その予防が重要です。しかし，骨粗鬆症は老年症候群でもあり，80歳を超えるような超高齢者や他疾患などにより長期の生命予後が見込めない患者においては薬物療法のメリットをデメリットが上回ることも多く，その介入意義について十分に検討する必要があります。場合によっては，骨粗鬆症治療薬導入により全身状態が悪化してしまうことや，ポリファーマシーとなることもあり，治療を差し控えることも正解となりうるでしょう。骨粗鬆症は高齢患者が多く，多様な病態・環境に応じた個別判断が求められます。

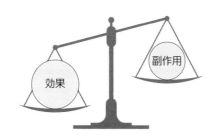

表2　骨粗鬆症治療薬の有効性の一覧

	脊椎錐体骨折抑制効果	非脊椎骨折抑制効果	大腿骨近位部骨折抑制効果
ビスホスホネート製剤			
アレンドロン酸	●	●	●
リセドロン酸	●	●	●
ミノドロン酸	●	—	—
イバンドロン酸	●	▲	—
ゾレドロン酸	○	○	○
エチドロン酸	▲	—	—
抗RANKL抗体			
デノスマブ	●	●	●
SERM製剤			
ラロキシフェン	●	▲	—
バゼドキシフェン	●	▲	—
副甲状腺ホルモン剤			
テリパラチド（遺伝子組換え）	●	●	—
テリパラチド酢酸塩	●	—	—
抗スクレロスチン抗体			
ロモソズマブ	○	○	○
活性型ビタミンD₃製剤			
アルファカルシドール	▲	▲	—
カルシトリオール	▲	▲	—
エルデカルシトール	●	▲	—

●：A評価　▲：B評価　—：C評価（GL2015版での評価）
○：A評価（上記と同様の基準に基づく日本整形外科学会骨粗鬆症委員会での評価）

CKD患者への骨粗鬆症治療薬使用のポイント

　CKD患者における各薬物の注意点と，骨粗鬆症治療薬導入の意義を，患者の認知機能やADLを評価しながら検討していきます。

表3 骨粗鬆症治療薬の腎機能障害患者への投与上の注意

薬剤		腎機能障害患者での投与
アルファカルシドール		慎重投与（血清Ca値の定期的測定を行い，投与量を調整する）
エルデカルシトール		慎重投与（血清Ca値をさらに上昇させ，高カルシウム血症となるおそれがある）
SERM製剤		腎機能障害患者を対象とした国内臨床試験は実施していない。
ビスホスホネート製剤	アレンドロン酸	重篤な腎機能障害のある患者を対象とした臨床試験は実施していない。
	リセドロン酸	腎障害のある患者で慎重投与 高度な腎障害（CCr 30mL/min未満）のある患者で禁忌
	ミノドロン酸	重篤な腎障害のある患者では排泄が遅延するおそれがある。
	イバンドロン酸	高度の腎障害のある患者では排泄が遅延するおそれがある。
	ゾレドロン酸	中等度の腎機能障害のある患者では急性腎障害の発現に注意 重度の腎機能障害患者で禁忌（CCr 35mL/min未満）
デノスマブ		重度の腎機能障害のある患者は臨床試験では除外されている。 低カルシウム血症を起こすおそれがある。
副甲状腺ホルモン製剤		重度の腎機能障害のある患者では血中からのテリパラチドの消失に遅延が認められている。
ロモソズマブ		重度の腎機能障害患者（eGFR 30mL/min/1.73m^{2}未満）あるいは透析を受けている患者では低カルシウム血症が発現しやすい。

1. アレンドロン酸

　ビスホスホネート製剤では，悪性腫瘍領域で使用される「ゾレドロン酸4mg/月1回点滴」の海外臨床試験において，急性腎障害（AKI）の報告があります。経口製剤でのAKIの報告は極めてまれですが，近年は月1回または年1回製剤など，一度に高用量の薬物が投与されることが多くなっているので注意しましょう。特にCKD患者では，腎排泄型薬物であるビスホスホネート製剤の血中濃度がさらに上昇するため，AKI，骨代謝の過剰抑制による無形成骨症惹起などの副作用の危険が高まる可能性があり，注意が必要です。

腎障害の機序としては，ビスホスホネート製剤は投与された後，骨組織の破骨細胞に取り込まれ効果を発揮し，残りは未変化体のまま腎臓から排泄されます。その際に，糸球体のポドサイトと尿細管細胞においても，破骨細胞に対して同様のアポトーシス誘導作用が生じ，急性尿細管壊死による急性腎障害が引き起こされると考えられています。

また，ビスホスホネート製剤は服用時に立位または坐位を30分以上保てない患者では，上部消化管の副作用リスクが増大するため禁忌となっており，腎機能だけでなく患者のADLを確認することが重要です。

Case 1は，要介護認定を受けている高齢患者ではありますが，Barthel Index（BI）90/100点とADLは保たれており，ビスホスホネート製剤の服用は可能と考えられます。しかし，中等度〜高度の腎障害があるためビスホスホネート製剤の選択は避けたほうが良いでしょう。以上より，**選択肢a.**は適切ではありません。

2. エルデカルシトール

活性型ビタミンD_3製剤であるエルデカルシトールは，アルファカルシドールと比較して血清Ca値の上昇作用が強力で，椎体骨折，非椎体骨折の抑制効果においてアルファカルシドールよりも有意に優れていたと報告されています[4]。その反面，高カルシウム血症，高カルシウム尿症のリスクが高く，特にCKD患者では高カルシウム血症による急性腎障害の発症に留意する必要があります。また，大腿骨近位部骨折への有効性はグレードCであり，単剤投与では治療効果の不足が懸念されますので，Case 1では，**選択肢b.**は適切ではありません。

3. テリパラチド（遺伝子組換え）

副甲状腺ホルモン（PTH）製剤であるテリパラチドは，骨形成を強力に促進することで海綿骨量増加，皮質骨外径増大をもたらし，骨強度を著明に増加させます。自己注射製剤のため，注射手技のサポートが必要です。

CKD患者では活性型ビタミンDの低下，低カルシウム血症，高リン血症によるPTHの分泌亢進（二次性副甲状腺機能亢進症）を合併していることが多く，テリパラチドは禁忌となっています。そのため，Case 1では，**選択肢c.**は適切ではありません。

4. ロモソズマブ（抗スクレロスチン抗体）

ロモソズマブは，スクレロスチンに対する中和抗体であり，骨形成や骨芽細胞分化の活性化に関与するWntシグナルの抑制を阻害することで，骨形成促進作用，骨吸収抑制作用の両作用を有し，ビスホスホネート製剤などの既存薬よりも高い骨折予防効果が期待できます。

しかし，発売6カ月後の市販後調査で重篤な心血管系有害事象が68例，同薬と関連が否定できない死亡例が16例報告されました。それに伴い「適正使用のお願い　虚血性心疾患又は脳血管障害発現のリスクについて」が発行され，心血管系有害事象についての注意喚起がされており，脳心血管病を有する患者には使用できません。

また，CKDステージG3b以降まで腎機能が低下すると，血管平滑筋が骨芽細胞様に形質転換され血管の石灰化を促進させることがわかっています。ロモソズマブが血管の骨芽細胞にも作用し，血管石灰化が促進することで心血管リスクを上昇させる可能性が示唆されており[5]，現時点ではCKD患者への安全性も確立していません。Case 1は，CKD患者かつ，狭心症，脳梗塞といった脳心血管病を合併しているため，**選択肢d.**は適切ではありません。

5. デノスマブ

ヒト型抗RANKLモノクローナル抗体製剤であるデノスマブは破骨細胞に作用し，強力に骨吸収を抑制することで骨密度を増加させて骨折イベントを予防します。骨折予防効果は強力であり，椎体骨折，非椎体骨折，大腿骨近位部骨折のすべての部位において有効性はグレードAとなっています。

デノスマブのAUCは腎機能の影響を受けないため，腎機能正常者と同量の投与が可能であり，Case 1では，**選択肢e.**での治療が最も適当と考えられます。

デノスマブの副作用として，骨吸収が抑制され，血清Ca値が低下することで低カルシウム血症を引き起こすため，デノスマブ投与中は補正Ca値が高値でない限り，毎日カルシウムおよびビタミンDの経口補充を行うことが推奨されています。また，CKDステージG4以降の副甲状腺機能が高度に亢進した患者では，骨吸収が抑制された際の血清Ca値の低下がより大きくなるため，低カルシウム血症が重症化，遷延することが報告されており[6]，Case 1でも血清Ca値をより慎重にモニタリングする必要があります。

TIPS 骨折二次予防には多職種連携が必須である！

　骨粗鬆症は診断や治療がまだまだ不十分であり，二次予防の導入率が約20%[7]，また5年間の治療継続率は約50%[8]と極めて低いことが問題となっています。これを改善すべく，骨粗鬆症の予防・治療において，多職種による骨粗鬆症リエゾンサービスの介入が注目されています。リエゾンとは「連絡係」と訳され，診療におけるコーディネーターの役割を意味します。

　薬物師は，服薬アドヒアランスの改善，また，薬物療法を安全に継続していくうえで，医師や看護師，リハビリセラピストなど多職種とコミュニケーションを密にとり，骨折の重症度や認知機能，ADL，自宅環境などを把握することが重要です。リハビリセラピストのサマリーから，認知症スクリーニング検査の改訂長谷川式認知症スケール（HDS-R），ミニメンタルステート検査（MMSE）がともに低下していないこと，移動や階段昇降，入浴，トイレの使用，食事，着衣などの基本的ADLを示すBIの低下が少ないことを確認しました。Case 1は，80歳と高齢かつ腎機能低下があり，デノスマブの低カルシウム血症のリスクがありますが，二次予防を行う意義が大きく，攻めの治療を選択することは妥当と考えられます。

■ 問3の解答

　b.　血清Ca値の定期的な測定を依頼する。
　d.　アルファカルシドール錠0.5μg　1回1錠　1日1回の併用を提案する。

解説

　デノスマブは前述のとおり低カルシウム血症のリスクがあるため，**選択肢b.**の血清Ca値の定期的なモニタリングが必要です。低カルシウム血症の予防として，国内第Ⅲ相臨床試験では，すべての患者に毎日少なくともカルシウム製剤600mgおよび天然型ビタミンD製剤400IUが投与されました[9]。これと同成分のデノタス®チュアブル配合錠がデノスマブ投与に伴う低カルシウム血症の治療および予防に使用可能です。

CKDステージG3b以降では天然型よりも活性型のビタミンD製剤を使用する

　CKDステージG3以降ではビタミンDの活性化能が低下しており，天然型ビタミンD製剤での補充では，血清Ca値の上昇が不十分であるため，活性型ビタミンD製剤を使用する必要があります。そのため，中程度〜高度腎障害があるCase 1では**選択肢c.** ではなく**選択肢d.** を選択します。活性型ビタミンD₃製剤のみで血清Ca値が上昇しない場合には，カルシウム製剤を追加し血清Ca値を調整をします。また，低アルブミン血症がある場合は血清Ca値の解釈に注意が必要です。血清Alb値4g/dL未満では補正Ca値を以下の式（Payneの式）で計算します。

　補正Ca値（mg/dL）＝実測Ca値（mg/dL）＋4－血清Alb値（g/dL）

TIPS デノスマブ中止後のリバウンド現象に注意！

　近年，デノスマブ，テリパラチドの投与中止後に急激な骨密度低下と骨代謝マーカーが変化することが臨床試験で報告されています。特にデノスマブでの骨粗鬆症治療中止後に多発椎体骨折が認められた症例が海外で報告され[10]，投与中止後は，他の骨粗鬆症治療薬の投与を行うよう注意喚起されています。しかしながら，現時点でデノスマブ投与中止後の逐次治療にどの薬物が適切であるか十分なエビデンスはありません。

　前述のようにCKDステージG3b以降では治療薬の選択肢が乏しいため，デノスマブを中止することは難しく，終生の投与が必要になります。このような問題から，骨粗鬆症治療において患者の生涯にわたる治療計画を検討したうえで薬物導入を行う必要があります。

［文献］

1）厚生労働省：平成25年国民生活基礎調査，2013
2）Suzuki T, et al：Low bone mineral density at femoral neck is a predictor of increased mortality in elderly Japanese women. Osteoporos Int, 21：71-79, 2010
3）日本骨粗鬆症学会 生活習慣病における骨折リスク評価委員会・編：生活習慣病骨折リスクに関する診療ガイド2019年度版. ライフサイエンス出版，2019
4）Matsumoto T, et al：A new active vitamin D3 analog, eldecalcitol, prevents the risk of osteoporotic fractures--a randomized, active comparator, double-blind

study. Bone, 49：605-612, 2011

5) Brandenburg VM, et al：Sclerostin in chronic kidney disease-mineral bone disorder think first before you block it！Nephrol Dial Transplant, 34：408-414, 2019

6) Block GA, et al：A single-dose study of denosumab in patients with various degrees of renal impairment. J Bone Miner Res, 27：1471-1479, 2012

7) Hagino H, et al：The risk of a second hip fracture in patients after their first hip fracture. Calcif Tissue Int, 90：14-21, 2012

8) Solomon DH, et al：Compliance with osteoporosis medications. Arch Intern Med, 165：2414-2419, 2005

9) Nakamura T, et al：Fracture risk reduction with denosumab in Japanese postmenopausal women and men with osteoporosis：Denosumab fracture intervention randomized placebo controlled trial（DIRECT）. J Clin Endocrinol Metab, 99：2599-2607, 2014

10) Aubry-Rozier B, et al：Severe spontaneous vertebral fractures after denosumab discontinuation：three case reports. Osteoporos Int, 27：1923-1925, 2016

（大橋泰裕）

活性型ビタミンD₃外用剤による高カルシウム血症に注意を！！

　一般的に，外用剤は薬物が血中に移行する量は極めて少ないため，比較的安全に使用できると考えられています。例えば，NSAIDsでは内服薬での腎障害を回避するために貼付剤や塗布剤への変更を提案することがあります。しかし，活性型ビタミンD₃外用剤では，例外的に血中濃度が上昇するので注意が必要です。

　今回は，筆者が経験した活性型ビタミンD₃外用剤による高カルシウム血症の症例を紹介します。70歳代女性の血液透析患者で，紅皮症にて皮膚科を受診されました。四肢・体幹に皮疹，頭部は乾癬様の鱗屑・落屑を伴う皮疹がみられ，プレドニゾロン錠15mgとステロイド外用剤が処方されました。しかし，症状改善に乏しくマキサカルシトール軟膏が追加となりました。活性型ビタミンD₃製剤は角化抑制作用があり，乾癬などで有効な薬剤です。本症例では患部が広範囲であり，処方量も100gと大量に処方されました。マキサカルシトール軟膏開始5日後の採血にて，補正Ca値が8.0mg/dLから15.5mg/dLへ急激に上昇してしまいました。そのため，服用中のアルファカルシドール錠1.0µg/日，炭酸カルシウム錠3g/日がすぐに中止されました。幸いにも高カルシウム血症による中枢神経障害や消化器症状もみられないことや皮疹が重症であったことから，マキサカルシトール軟膏は継続されましたが，患部の縮小に伴い使用量は減っていきました。血清Ca値は，内服中止と定期的な透析にて低下していきましたが，正常域まで下がるのに約2週間を要しました。

　活性型ビタミンD₃外用剤のなかでも，マキサカルシトールは皮膚からの吸収率が高く，投与量が多いことからAUCが静脈内投与時よりもむしろ高くなります（表1）。また，皮疹が広範囲にある場合や，皮疹重症度が高く，皮膚のバリア機能が低下して経皮吸収が増加する可能性のある患者では，高カルシウム血症が発現しやすいことが知られています。

表1　マキサカルシトール軟膏と注射でのAUC比較

投与法	投与量	AUC（pg・h/mL）
軟膏（塗布1日目）（マキサカルシトールとして50µg/g）	200µg	4,177±2,369
静脈内（単回投与）	3.3µg	354±135
	6.6µg	795±192

本症例は透析患者であり腎障害はありませんでしたが，保存期CKD患者への活性型ビタミンD$_3$外用剤投与により，緊急血液透析を要した急性腎不全の報告[1] もあります。そのため，投与中は血清Ca値および腎機能（Cr，BUNなど）の検査を定期的（開始2～4週後に1回，その後は適宜）に行う必要があることが添付文書で注意喚起されており，検査が未実施であれば薬剤師から処方医への提案が必要です。

■文献

1）平山 尚：活性型ビタミンD3外用剤により高カルシウム血症をきたし緊急血液透析を要した急性腎不全の1例. 日本透析医学会雑誌，45：63-68, 2012

（大橋泰裕）

CKD患者に適切な便秘管理を実践しよう

□ 便秘を来しやすい薬物とその代替薬について理解しよう。
□ CKD患者の便秘に対する下剤の処方と処方時の注意点について理解しよう。

Case 1　他科処方を契機に便秘が悪化したCKD患者

患　者　男性，70歳

主　訴　便秘

現病歴　高血圧性腎硬化症のフォロー目的で，一月に1回腎臓内科へ定期通院している。定期受診時に，便秘がひどくなりお腹が張っているとの訴えがあった。本人いわく，2カ月前に夜間頻尿を認め，近医の泌尿器科を受診した際に，2種類の薬物を処方され，服用を継続している。

既往歴　CKD（高血圧性腎硬化症），高尿酸血症，過活動膀胱，前立腺肥大症

手術歴　なし

生活歴　飲酒なし，喫煙10本/日

アレルギー・不耐性・薬物有害反応　特記事項なし

薬　歴

[腎臓内科]

[1] アムロジピン錠5mg	1回1錠	1日1回	夕食後
[2] シルニジピン錠10mg	1回1錠	1日2回	朝夕食後
[3] フェブキソスタット錠20mg	1回1錠	1日1回	夕食後
[4] ビキサロマーカプセル250mg	1回2Cap	1日3回	毎食直前
[5] ポリスチレンスルホン酸ナトリウムドライシロップ76%（1包3.27g）			
	1回1包	1日3回	毎食後
[6] アスピリン腸溶錠100mg	1回1錠	1日1回	朝食後
[7] ランソプラゾール錠15mg	1回1錠	1日1回	夕食後

[泌尿器科]

[8] シロドシン錠4mg	1回1錠	1日2回	朝夕食後
[9] ソリフェナシン錠2.5mg	1回1錠	1日1回	夕食後

| 身体所見 | 身長176cm, 体重57.6kg, 体表面積1.71m², 血圧135/75mmHg, 脈拍数70回/min, SpO₂ 98%（室内気）, 意識清明 |

身長176cm, 体重57.6kg, 体表面積$1.71m^2$, 血圧135/75mmHg, 脈拍数70回/min, SpO_2 98%（室内気）, 意識清明

血液検査 TP 6.7g/dL, Alb 3.6g/dL, UA 5.8mg/dL, BUN 21mg/dL, Cr 1.9mg/dL, Na 141mEq/L, K 4.7mEq/L, Cl 105mEq/L, Ca 9.6mg/dL, P 4.4mg/dL

排便 4日に1回程度

腎機能推算値 日本人のGFR推算式によるeGFR 28mL/min/$1.73m^2$

問1 Case 1で便秘の原因と考えられる薬物はどれか？

a. ビキサロマー
b. ポリスチレンスルホン酸ナトリウム
c. ランソプラゾール
d. ソリフェナシン

解答

問2 問1で選択した薬物を処方変更する場合に，Case 1への便秘対策として適切なものはどれか？

a. 沈降炭酸カルシウム錠500mg	1回1錠 1日3回
b. クエン酸第二鉄錠250mg	1回1錠 1日3回
c. ポリスチレンスルホン酸カルシウムゼリー	1回1個 1日3回
d. ファモチジン錠10mg	1回1錠 1日1回
e. ビベグロン錠50mg	1回1錠 1日1回
f. ミラベグロン錠50mg	1回1錠 1日1回

解答

[臨床経過]

　問2で便秘対策を行った1カ月後の外来受診時，症状の改善が不十分であるとの訴えがあった。

問3 Case 1への下剤処方として適切なものはどれか？

a. ルビプロストンカプセル24μg　　1回1Cap　　1日1回　　夕食後
b. センノシド錠12mg　　　　　　　1回2錠　　1日1回　　眠前
c. 酸化マグネシウム錠500mg　　　1回2錠　　1日3回　　毎食後
d. リナクロチド錠0.25mg　　　　　1回2錠　　1日1回　　朝食前

解答

■ 問1の解答

a. ビキサロマー
d. ソリフェナシン

 理論の復習

便秘は，医学的に「本来体外に排出すべき糞便を十分量かつ快適に排出できない状態」と定義されています。慢性便秘症のうち，二次性便秘症では，基礎疾患などの原因疾患のあるものと，薬物性によるものに分類されます。慢性便秘症の基礎疾患として，うつ病や心気症，糖尿病，甲状腺機能低下症，神経筋疾患，便秘型過敏性腸症候群などに加えてCKDもあげられます。また，薬物性便秘の原因としては，抗コリン薬やオピオイド，抗パーキンソン病薬など，多数の薬物があげられます（表1）[1]。

解 説

CKDステージG4以降に必要となる薬物は便秘を来しやすいものが多い！

CKDステージG4以降で処方されることが多い球形吸着炭やリン吸着薬，カリウム吸着薬の一部は便秘を来しやすいことが知られています。リン吸着薬のうち，リン結合性ポリマー製剤であるセベラマー塩酸塩やビキサロマーは，腸内で膨潤することにより，特に便秘を来しやすく，その頻度はそれぞれ，25.0%[2]，15%[3]といわれています。そのため，**選択肢a.**が該当します。カリウム吸着薬においては，ポリスチレンスルホン酸カルシウムの便秘の頻度は5%以上[4]と高い。また，ポリスチレンスルホン酸ナトリウムは，便秘の頻度が1.9%である一方，下痢の頻度が3.2%[5]と高くなっています。表1に記載されている薬物ではありますが，今回の**選択肢b.**は除外と考えてよいと思われます。

プロトンポンプ阻害薬（PPI）は便秘より下痢に注意！

近年，PPIの投与と水様性の下痢を主徴としたコラーゲン形成大腸炎（collag-

表1 慢性便秘症を引き起こす薬剤

薬剤種	薬品名	薬理作用，特性
抗コリン薬	アトロピン，スコポラミン，抗コリン作用をもつ薬剤（抗うつ薬や一部の抗精神病薬，抗パーキンソン病薬，ベンゾジアゼピン受容体作動薬，第一世代の抗ヒスタミン薬など）	消化管運動の緊張や蠕動運動，腸液分泌の抑制作用
向精神薬	抗精神病薬，抗うつ薬（三環系・四環系抗うつ薬，選択的セロトニン再取り込み阻害薬，セロトニン・ノルアドレナリン再取り込み阻害薬，ノルアドレナリン作動性・特異的セロトニン作動性抗うつ薬）	抗コリン作用，四環系よりも三環系抗うつ薬で便秘を引き起こしやすい
抗パーキンソン病薬	ドパミン補充薬，ドパミン受容体作動薬，抗コリン薬	中枢神経系のドパミン活性の増加作用やアセチルコリン活性の低下作用，抗コリン作用
オピオイド	モルヒネ，オキシコドン，コデイン，フェンタニル	消化管臓器からの消化酵素の分泌抑制作用，蠕動運動抑制作用，セロトニンの遊離促進作用
化学療法薬	植物アルカロイド（ビンクリスチン，ビンデシン），タキサン系（パクリタキセル）	末梢神経障害や自律神経障害，薬剤の影響とは異なりがん治療に伴う精神的ストレス，摂取量の減少，運動量の低下なども関与
循環器作用薬	Ca拮抗薬，抗不整脈薬，血管拡張薬	Caの細胞内流入の抑制で腸管平滑筋が弛緩する
利尿薬	抗アルドステロン薬，ループ利尿薬	電解質異常に伴う腸管運動能の低下作用，体内の水分排出促進作用
制酸薬	アルミニウム含有薬（水酸化アルミニウムゲル，スクラルファート）	消化管運動抑制作用
鉄剤	フマル酸第一鉄	収斂作用で蠕動運動の抑制作用
吸着，陰イオン交換樹脂	沈降炭酸カルシウム，セベラマー，ポリスチレンスルホン酸カルシウム，ポリスチレンスルホン酸ナトリウム	排出遅延で薬剤が腸管内に蓄積し，二次的な蠕動運動抑制作用
制吐薬	グラニセトロン，オンダンセトロン，ラモセトロン	セロトニン（5-HT3）拮抗作用
止痢薬	ロペラミド	末梢性オピオイド受容体刺激作用

〔日本消化器病学会関連研究会 慢性便秘の診断・治療研究会・編：慢性便秘症診療ガイドライン2017，南江堂，2017より〕

enous colitis）の発症の関連について報告されています[6]。PPIが発症に関連する機序に関しては明らかになっていませんが，中止により速やかに下痢が改善する例が多いことから，PPI投与中の難治性の下痢においてはPPIの中止を考慮する必要があります。したがって，PPIは便秘より下痢に注意が必要であることから，**選択肢c.** は除外となります。

 他院処方でも便秘が助長されている可能性がある！

過活動膀胱に対して泌尿器科より処方されていたソリフェナシンは，抗コリン作用による便秘の頻度が14.4％[7]と高く，Case 1の便秘の原因の一つであると考えられます。したがって**選択肢d.** が該当します。また，整形外科より処方されるトラマドール，精神科より処方される抗うつ薬など，さまざまな診療科より便秘を来しやすい薬物が処方される可能性があります。排便状況や他科における処方追加・変更について可能な限り把握し，処方全体を見直したうえで，便秘の原因となっている薬物の必要性を検討し，代替もしくは中止についても考慮していく必要があります。

■ 問2の解答

> b． クエン酸第二鉄錠250mg　　1回1錠　1日3回
> e． ビベグロン錠50mg　　　　　1回1錠　1日1回

解説

 同効薬間の特徴の違いを理解し，患者状態にあわせて使い分けよう！

保存期CKD患者に適応のある4種類のリン吸着薬のうち，沈降炭酸カルシウムや炭酸ランタンは比較的便秘の頻度が低い薬物ですが，補正Ca値が10.0mg/dLと高めであるCase 1に対しては，高カルシウム血症の発現が懸念されるため，沈降炭酸カルシウムの使用を避けるのが望ましいでしょう。クエン酸第二鉄には軟便の副作用があり，Case 1のように便秘を来しているCKD患者には使用しやすいことから，ビキサロマーからの代替薬として，**選択肢a.** は除外，**選**

択肢b.が該当となります。

　また，前述したように，カリウム吸着薬のなかでもポリスチレンスルホン酸カルシウムは便秘を来しやすいため，**選択肢c.**は除外となります。便秘である，または便秘しやすい患者のカリウム管理にはポリスチレンスルホン酸ナトリウムやジルコニウムシクロケイ酸を選択するのがよいでしょう。PPIからヒスタミンH_2受容体拮抗薬への変更は，便秘の改善にはつながらないため，**選択肢d.**は除外となります。抗コリン作用により便秘の原因となるソリフェナシンからの代替薬として，便秘の頻度が比較的低いβ_3受容体刺激薬（ミラベグロン，ビベグロン）への切り替えも選択肢の一つとなります。しかし，ミラベグロンは高度腎障害患者（eGFR 15～29 mL/min/1.73 m^2）では健常人と比較してAUCが2.18倍に上昇することから，1日1回25 mgより開始するよう注意喚起されており[8]，Case 1に対しても減量したうえで開始する必要があります。また，ビベグロンにおいても高度腎障害患者（eGFR 30 mL/min/1.73 m^2未満）では健常人と比較してAUCが1.83倍に上昇しますが，ビベグロン50 mg，100 mgをそれぞれ長期服用した患者において，効果（1日平均排尿回数の変化量）や副作用発現頻度に差がなかったことが臨床試験[9]で示されていることから，腎障害患者における減量を必要とする記載はありません。したがって，**選択肢e.**が該当，**選択肢f.**は除外となります。

TIPS 便秘はCKDの発症や悪化に関与している！

　米国において，便秘であり，その重症度が高いほどCKDの発症率や末期腎不全の発症率が高まることが報告されています（図1）[10]。また，腸内細菌叢が乱れた状態のことをディスバイオーシスとよびますが，CKD患者においてもディスバイオーシスが生じていることが知られています[11]。この変化の原因として，CKDの病態に起因する尿毒素（インドキシル硫酸，p-クレシル硫酸，トリメチルアミン-N-オキシドなど）の体内への蓄積や代謝性アシドーシス，食物繊維の摂取不足，便秘による腸管内容物移動時間の延長などが関与しており，腸内細菌叢の変化とCKDの病態は相互に悪影響を及ぼし合い，腸腎連関を形成しています[12]。以上より，CKDと便秘は密接に関係していることから，便秘対策は非常に重要であるといえます。

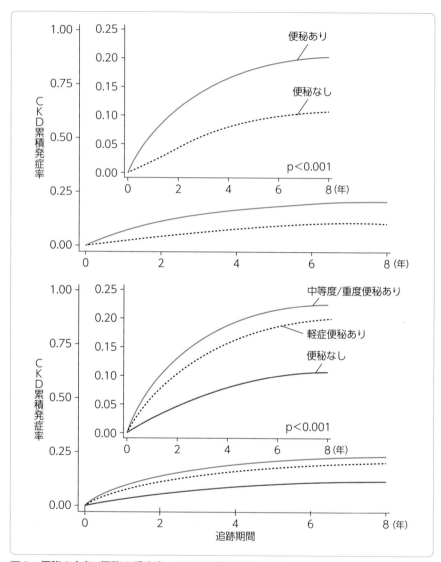

図1　便秘の有無/便秘の重症度とCKD累積発症率の関係

〔Sumida K, et al：J Am Soc Nephrol, 28：1248-1258, 2017より〕

■ 問3の解答

    a. ルビプロストンカプセル24μg　1回1Cap　1日1回　夕食後
    d. リナクロチド錠0.25mg　　　　1回2錠　　1日1回　朝食前

理論の復習

　慢性便秘症診療ガイドラインでは，便秘治療薬のうち，浸透圧性下剤や上皮機能変容薬において高い推奨度とエビデンスレベルが示されています（表2）[1]。また，ガイドラインの推奨度を参考にしつつ，剤形や服用回数，調節のしやすさ，腎排泄性，相互作用，副作用，薬価などについても考慮して個々の患者にあった下剤を選択しましょう。

解 説

刺激性下剤は可能な限り頓用で使用しよう！

　刺激性下剤には，アントラキノン系下剤（センノシドなど）とジフェニール系下剤（ビサコジル，ピコスルファートなど）があります。刺激性下剤は比較的安価であり，一般用医薬品としても容易に入手でき，効果も実感しやすい薬物です

表2　便秘治療薬の分類，推奨度，エビデンスレベル

分類	推奨度	エビデンスレベル
プロバイオティクス	2	B
膨張性下剤	2	C
浸透圧性下剤	1	A
刺激性下剤	2	B
上皮機能変容薬	1	A
消化管運動賦活薬	2	A
漢方薬	2	C

〔日本消化器病学会関連研究会 慢性便秘の診断・治療研究会・編：慢性便秘症診療ガイドライン2017，南江堂，2017より〕

表3 高マグネシウム血症の症状

血清Mg値 (mg/dL)	症状
4.9〜	悪心・嘔吐，起立性低血圧，徐脈，皮膚潮紅，筋力低下，傾眠，全身倦怠感，無気力，腱反射の減弱など
6.1〜12.2	心電図（ECG）異常（PR，QT延長）など
9.7〜	腱反射消失，随意筋麻痺，嚥下障害，房室ブロック，低血圧など
18.2〜	昏睡，呼吸筋麻痺，血圧低下，心停止など

〔医薬品医療機器総合機構：酸化マグネシウム製剤 適正使用に関するお願い
高マグネシウム血症（2020年8月）より〕

が，長期連用に伴い耐性を生じ，難治性の便秘になる可能性があります。また，アントラキノン系下剤の長期連用は大腸メラノーシスの原因となり，大腸メラノーシスは大腸腺腫や大腸がんのリスクも指摘されています[13]。以上より，刺激性下剤の長期連用を避け，頓用での使用もしくは短期間の使用にとどめることが推奨されています[1]。したがって，センノシドを連日内服としている**選択肢b.** は除外となります。

Case 1は高齢CKD患者である！

　酸化マグネシウムは，慢性便秘症診療ガイドラインにおいても高い推奨度を得た浸透圧性下剤です。比較的安価であり，長期連用による耐性も生じにくく，用量調節もしやすいのですが，腎排泄型薬物であり，高マグネシウム血症の発症が懸念されるため，高齢腎機能低下患者には用法・用量を厳守し，かつ低用量から開始することが推奨されています[14]。したがって，**選択肢c.** は除外となります。また，少量から慎重に投与を開始した場合であっても，定期的に血清Mg値を測定し，副作用モニタリングをする必要があるため，高マグネシウム血症の初期症状についても把握しておくとよいでしょう（表3）[15]。

　ルビプロストンは，副作用である悪心の頻度が23％と高く，高度腎障害患者において活性代謝物M3の血中濃度が上昇するおそれがあるため，1回24μgを1日1回より慎重に開始[16]し，症状に応じて用量を調節していく必要があります。したがって，**選択肢a.** は該当します。また，リナクロチドは腎機能低下患者においても減量が不要であることから，**選択肢d.** は該当します。

下剤投与により腎保護作用が得られる可能性がある！

　近年，アデニン誘発性CKDマウスに対する下剤（ルビプロストン，ラクツロース，リナクロチド）投与による腎保護作用について相次いで報告されています[17)-19)]。いずれも下剤投与に伴う腸内環境の改善により尿毒症物質が減少したことが影響していると考えられています。今後，実臨床におけるエビデンスの構築が期待されます。

［文献］
 1) 日本消化器病学会関連研究会 慢性便秘の診断・治療研究会・編：慢性便秘症診療ガイドライン2017，南江堂，2017
 2) 中外製薬株式会社：レナジェル錠，添付文書（2020年1月改訂，第1版）
 3) アステラス製薬株式会社：キックリンカプセル，添付文書（2021年4月改訂，第2版）
 4) 興和株式会社：カリメート経口液，添付文書（2020年4月改訂，第1版）
 5) 鳥居薬品株式会社：ケイキサレートドライシロップ，添付文書（2013年1月改訂，第6版）
 6) 工藤恵子，他：典型的な経過を辿ったcollagenous colitisの1例．Prog Dig Endosc, 82：184-185, 2013
 7) アステラス製薬株式会社：ベシケアOD錠，添付文書（2019年8月改訂，第1版）
 8) アステラス製薬株式会社：ベタニス錠，添付文書（2019年7月改訂，第1版）
 9) 杏林製薬株式会社：ベオーバ錠，添付文書（2021年2月改訂，第2版）
10) Sumida K, et al：Constipation and incident CKD. J Am Soc Nephrol, 28：1248-1258, 2017
11) Ramezani A, et al：Role of the gut microbiome in uremia：a potential therapeutic target. Am J Kidney Dis, 67：483-498, 2016
12) 阿部高明：慢性腎臓病とmicrobiota．腸内細菌学雑誌，32：15-23, 2018
13) van Gorkom BA, et al：Review article：anthranoid laxatives and their potential carcinogenic effects. Aliment Pharmacol Ther, 13：443-452, 1999
14) 日本老年医学会 日本医療研究開発機構研究費・高齢者の薬物治療の安全性に関する研究研究班・編：高齢者の安全な薬物療法ガイドライン2015．日本老年医学会，メジカルビュー社，2015
15) 医薬品医療機器総合機構：酸化マグネシウム製剤 適正使用に関するお願い 高マグネシウム血症（2020年8月）
16) マイランEPD合同会社：アミティーザカプセル．添付文書（2018年11月改訂，第13版）
17) Mishima E, et al：Alteration of the intestinal environment by lubiprostone is associated with amelioration of adenine-induced CKD. J Am Soc Nephrol, 26：1787-1794, 2015

18) Sueyoshi M, et al：Effects of lactulose on renal function and gut microbiota in adenine-induced chronic kidney disease rats. Clin Exp Nephrol, 23：908-919, 2019

19) Nanto-hara F, et al：The guanylate cyclase C agonist linaclotide ameliorates the gut-cardio-renal axis in an adenine-induced mouse model of chronic kidney disease. Nephrol Dial Transplant, 35：250-264, 2020

（岩川真也）

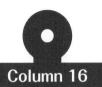

透析患者に酸化マグネシウムは絶対に避けるべきなの？

　酸化マグネシウムは，慢性便秘症診療ガイドライン[1]において推奨度の高い薬物ですが，腎機能低下患者に対しては蓄積による高マグネシウム血症が懸念されることから，透析患者に対しても酸化マグネシウムの使用を避けることが多いと思われます。高マグネシウム血症を回避することは非常に重要ですが，透析患者に酸化マグネシウムは絶対に避けるべきなのでしょうか。

　マグネシウムは，主に使用される透析液中の血清Mg値が1.0mEq/Lと低く設定されているためカリウムやリンとともに透析液中に除去されることから，透析患者では低値になる傾向があります。透析患者では，血清Mgは低値であるほど股関節の骨折リスクが上昇したとの報告[2]や血清Mg値が血管石灰化と負に関連する因子であったとする報告[3]があります。また，2009年末調査においてわが国の血液透析患者142,555例を対象に，透析前血清Mg値と1年後の死亡リスクの関連について検討した報告[4]では，血清Mg値2.7〜3.1mg/dLの群で死亡リスクが有意に低下していました（図1）。血清Mg値の基準値は1.8〜2.6mg/dLであること

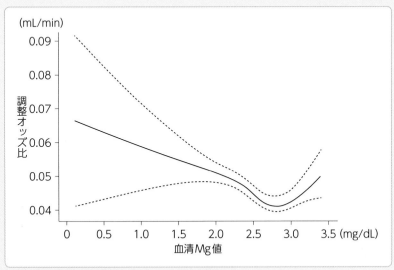

図1　透析前血清Mg値と全死亡リスクの関係
※点線は95%信頼区間を示す。
〔Sakaguchi Y, et al：Kidney Int,85：174-181, 2014より〕

から，透析患者では基準値より高い範囲では生命予後が良好で，基準値を含むそれ以下の範囲では生命予後が悪いことがわかります。したがって，骨折や血管石灰化，死亡のリスクを考慮すると，透析患者の血清Mg値については一考の余地があります。2020年11月にはマグネシウム低下への対策として，血清Mg値を1.2mEq/Lと高めに設定された透析液が発売となりました。

　以上より，酸化マグネシウムを服用している患者においては，盲目的に中止を提案するのではなく，血清Mg値を定期的に測定し，副作用症状や透析液中の血清Mg値を確認したうえで，服用の継続について判断することが適切と考えます。

■文献
1) 日本消化器病学会関連研究会 慢性便秘の診断・治療研究会・編：慢性便秘症診療ガイドライン2017. 南江堂，2017
2) Sakaguchi Y, et al：Magnesium and risk of hip fracture among patients undergoing hemodialysis. J Am Soc Nephrol, 29：991-999, 2018
3) Ishimura E, et al：Significant association between the presence of peripheral vascular calcification and lower serum magnesium in hemodialysis patients. Clin Nephrol, 68：222-227, 2007
4) Sakaguchi Y, et al：Hypomagnesemia is a significant predictor of cardiovascular and non-cardiovascular mortality in patients undergoing hemodialysis. Kidney Int, 85：174-181, 2014

（岩川真也）

Lesson 17 | CKD患者に抗パーキンソン病薬の適切な投与設計を実践しよう

今回の目標

☐ プラミペキソールの腎排泄性とその消失過程について知る。

☐ 腎機能に基づいたプラミペキソールの用量調節とその提案のコツについて知る。

☐ パーキンソン病合併CKD患者における併用薬の注意点について知る。

Case 1　中等度CKD患者にプラミペキソール徐放錠が新規処方

患　者　82歳，女性

主　訴　歩行障害，パーキンソン病進行の疑い

現病歴　もともと長年にわたり農業を営んでいた。10年以上，高血圧および消化性潰瘍にて内科のA診療所に通院している。発症時期は不明だが，お箸が持ちにくい，文字が書きにくいなどの上肢の運動障害を認めたことから，5年前にA診療所より近隣の神経内科Bクリニックへ紹介受診した。精査により，パーキンソン病の初期症状との診断にてレボドパ（L-ドパ）製剤が処方開始されている。半年前より，寝返りが打ちにくい，歩きにくい，しばしばすくみ足などの症状を認め，時折転倒することもあった。そのため，農業を控えて自宅で過ごす時間が増えている。今回，神経内科Bクリニックにてパーキンソン病の進行との診断から，プラミペキソール徐放錠が新規処方された。

既往歴　CKD，高血圧，消化性潰瘍

手術歴　なし

アレルギー・薬物有害反応　なし

薬　歴

[A診療所（内科）]

[1] シメチジン錠200mg	1回1錠	1日2回	朝夕食後
[2] ベニジピン錠4mg	1回1錠	1日1回	朝食後
[3] メトクロプラミド錠5mg	1回1錠	1日3回	毎食後

[Bクリニック（神経内科）]
[4] レボドパ・ベンセラシド配合錠　　1回1錠　1日3回　毎食後
＜新規処方＞
[5] プラミペキソール徐放錠0.375mg　1回1錠　1日1回　夕食後

身体所見 身長152cm，体重58kg，体温36.7℃，血圧138/70mmHg，脈拍数65回/min，呼吸数20回/min，SpO$_2$ 96%（室内気），意識清明

血液検査 WBC 4,600/μL，Hb 10.5g/dL，CRP 0.03mg/dL，Hb 10.9g/dL，TP 6.0g/dL，Alb 3.2g/dL，BUN 24.2mg/dL，Cr 1.30mg/dL，Na 141mEq/L，Cl 109mEq/L，K 4.0mEq/L

問1 プラミペキソールの薬物体内動態について正しい記述を選べ。

a. プラミペキソールの徐放性製剤は，血中濃度が維持しやすいためCKD患者でも適用しやすい。

b. プラミペキソールは，中枢に作用する脂溶性薬物であるため，主に肝代謝により消失する。

c. プラミペキソールは，主に尿細管分泌により尿中排泄される腎排泄型薬物である。

d. シメチジンは，プラミペキソールの消失に影響しない。

解答

問2 Case 1の血清Cr値を腎機能評価に用いる際の注意点として適切なものはどれか？（複数選択可）

a. 農業を営んでおり筋肉量が多く，それにより血清Cr値が高い。

b. シメチジン併用により血清Cr値が少し上昇している。

c. 半年前からのADL低下により，筋肉量が低下している。

解答

問3 A診療所およびBクリニックへの情報提供として**不適切なもの**を選べ。

a. 今後の腎機能障害進行を見据えて，プラミペキソール徐放性製剤の減量を提案する。

b. 薬剤性パーキンソニズムの可能性を見据えて，メトクロプラミドから他の制吐薬への変更を提案する。

c. シメチジンから他のH_2受容体拮抗薬への変更を提案する。

解答

■ 問1の解答

c. プラミペキソールは，主に尿細管分泌により尿中排泄される腎排泄型
薬物である。

解 説

 プラミペキソールは脂溶性だが腎排泄型の薬物である！

　プラミペキソールは，脳のドパミンD_2受容体に作用する薬物であり，血液脳関門を通過する脂溶性の高い薬物です。一般的に，脂溶性薬物が消失する過程としては，肝臓において代謝を受け，水溶性が高まってから尿中排泄もしくは胆汁分泌されることが多いです。しかしながら，プラミペキソールは脂溶性薬物であるにもかかわらず，未変化体の尿中排泄率が高い例外的な薬物です（表1）。実際，腎機能の低下に基づいて腎クリアランスが低下することが添付文書にも明記されています[1]。このため，**選択肢b.** が除外され，**選択肢c.** が該当します。添付文書上では，過量投与による有害事象としては，悪心，嘔吐，過度の鎮静，運動過多，幻覚，激越，低血圧などに注意とされており，4.5mg/日で投与した場合の維持濃度の2〜5倍に匹敵する34.2ng/mLを経験した症例報告では，幻視や不穏，そしてミオクローヌスなどの症状が認められています[2]。

表1　各種ドパミンアゴニストの尿中排泄率

分　類	薬物名	尿中排泄率
非麦角系	プラミペキソール	72.2％以上
	タリペキソール	31.33％
	ロピニロール	3.3〜9.7％
	ロチゴチン	ほぼ0％
麦角アルカロイド	ペルゴリド	不明
	カベルゴリン	1.20％
	ブロモクリプチン	2〜7％

〔日本腎臓病薬物療法学会：腎機能別薬剤投与方法一覧改訂版 ver3.
日本腎臓病薬物療法学会誌，2020より〕

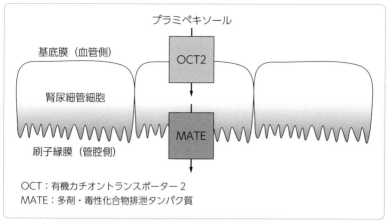

図1 プラミペキソールの尿細管分泌に関与する輸送担体
〔Knop J, et al：Eur J Pharm Sci, 79：73-78, 2015より〕

　分布容積が5.4〜5.5L/kgと大きく，血液浄化療法での血中濃度低下もそれほ
ど見込めない薬物であることから，中毒症状を来さないように適切に投与設計す
る必要があります。

 ## プラミペキソールの主たる腎排泄経路は尿細管分泌である！

　プラミペキソールは，尿細管細胞の基底膜側に発現している有機カチオントラ
ンスポーター2（OCT2）に基質として認識され，尿細管細胞内に取り込まれま
す[3]。さらに，尿細管細胞内から管腔側への排出には，多剤・毒性化合物排泄タ
ンパク質（MATE）が関与することも*in vitro*実験により報告されています[4]。
これらの輸送担体が，脂溶性薬物であるプラミペキソールの尿細管分泌に関与し
ています（図1）。また，カチオン性薬物であるシメチジンは，これらの輸送担
体によるプラミペキソールの尿細管分泌を阻害し，血中濃度を上昇させる相互作
用が懸念されます。添付文書に記載されているシメチジン併用試験では，シメチ
ジン300mg併用下で，プラミペキソールの腎クリアランスが30〜39％有意に
低下したと示されています[1]。このため，**選択肢d.** は除外となります。また添付
文書上では，同じく抗パーキンソン病薬であるアマンタジンとの併用で，排泄機
構の競合による血中濃度上昇も注意喚起されており，これら薬物の併用処方を確
認した際には注意が必要です。

腎機能障害患者に対する徐放性製剤処方に注意する！

　プラミペキソールには，徐放性製剤の選択肢があります。腎機能正常患者において，普通製剤を1日3回服用した際の体内動態と，徐放性製剤を同じ1日量で1日1回服用した際の体内動態がほぼ同一であり[5]，徐放性製剤のほうがコンプライアンスの確保がしやすい点もメリットであると思われます。一方で，腎機能障害患者においては，普通製剤服用時と比較して徐放性製剤服用時により高い血中濃度が持続する可能性があることや，徐放性製剤では細かい用量調節が難しいと考えられることから，CCr 30 mL/min未満の患者ではプラミペキソールの徐放性製剤は禁忌とされています[6]。したがって，**選択肢a.**は除外されます。

■ 問2の解答

　b. シメチジン併用により血清Cr値が少し上昇している。
　c. 半年前からのADL低下により，筋肉量が低下している。

さまざまな角度から腎機能を評価したうえで薬物の最適化を図る！

　Case 1の患者背景から推算される腎機能は，体表面積補正eGFR 30 mL/min/1.73 m^2，体表面積未補正eGFR 27 mL/min，推算CCr 31 mL/minとなります。腎機能に基づいたプラミペキソール投与設計のために，ここで，Case 1において腎機能評価を煩雑にさせる因子について考えてみましょう。

　Case 1が併用しているシメチジンは，Crの尿細管分泌を低下させて血清Cr値を少し上昇させることが知られています[7]。すなわち，シメチジンを服用している患者の血清Cr値から推算した腎機能は，本来の腎機能よりも少し低めに算出されている可能性が考えられます。腎機能正常患者におけるCCrおよびGFRの最大値は，おおよそ120 mL/minおよび100 mL/minであり，Crの尿細管分泌が全CCrに対して占める割合は20％程度です。腎機能障害患者のCr排泄における尿細管分泌の割合が腎機能正常患者とまったく同じかは不明ですが，それほど大きく変わらないと仮定した場合，シメチジン併用下でCrによる尿細管分泌

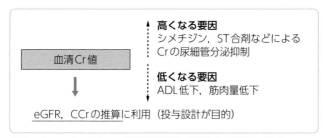

図2 Case 1において腎機能評価に影響する因子の混在

がすべて阻害されると考えても，推算された腎機能よりも20％程度大きくなる算段でよいでしょう。すると，体表面積未補正eGFR 27×1.20＝32mL/min程度となります。ただ，プラミペキソール徐放錠の添付文書上における禁忌ラインに近いことには変わりありません。

　一方で，推算値が実際の腎機能よりも高く算出される可能性も念頭に置きたいところです。Case 1は，BMI 25.1kg/m^{2}と軽度の肥満例であり，実測体重を推算に用いることで腎機能が少し過大評価されている可能性もあります。加えて，転倒を繰り返す原因がパーキンソン病によるすくみ足である可能性が想定されますが，筋肉量が低下したADLの低い患者であれば，筋肉量低下による血清Cr低値が腎機能を過大評価に誘導している可能性もあります。これまで長年農業を営んできたとはいえ，半年ほど農業から離れていれば，筋肉量はむしろ低下している可能性が考えられます。実際の腎機能が安定していれば，過去一年くらいの血清Cr値の推移をさかのぼることで，筋肉量低下による血清Cr値の低下を確認することができるかもしれません。以上のことから，**選択肢a.** は除外され，**選択肢b.** と**c.** が該当となります。

　これらの因子は定量的に評価できる事柄ではありませんが，シメチジンによる偽性Cr上昇だけに目を向けず，さまざまな角度から腎機能を評価したうえで，あくまでも薬剤の剤形や用量を適正化することが最終目的だということを忘れないようにしたいですね（図2）。

■ 問3の解答

a. 今後の腎機能障害進行を見据えて，プラミペキソール徐放性製剤の減量を提案する。

解 説

 維持量の設定について，早めに処方医と情報共有しておく。またパーキンソン症状の推移も，維持量設定の参考にする！

　前述したように，プラミペキソールの徐放性製剤はCCr＜30mL/minの患者には禁忌であるため，徐放性製剤ではなく普通製剤を選択して用量調整することを提案するのがよいでしょう。Case 1の処方せんを今後も継続して応需することを想定した場合，プラミペキソールの用量は，パーキンソン症状のみならず精神症状や消化器症状，血圧の変動などの中毒性副作用に注意しながら処方ごとに増量されていくものと想定されます。ここで注意すべきは，プラミペキソールの維持量の設定です。パーキンソン病に対するプラミペキソールの最大量は，CCr 20～50mL/minで2.25mg/日，CCr＜20mL/minでは1.5mg/日と添付文書上に記載されています。Case 1の場合，現在の腎機能が今後も低下することがなければ，2.25mg/日まで増量することが可能ですが，さらに腎機能が低下すれば1.5mg/日が最大量となります。他方では，腎機能が安定していても，1.5mg/日程度の維持量でパーキンソン症状が抑制される可能性もあるでしょう。

　相互作用へのアプローチも重要です。Case 1におけるシメチジンの使用目的は消化性潰瘍であり，相互作用によるプラミペキソール血中濃度上昇を回避する目的で，シメチジンを他のH_2受容体拮抗薬へ変更することを提案するのも一考です。一方で，この提案がかなわなければ，プラミペキソールの維持用量設定はより慎重にすべきということも念頭に置きたいところです。プラミペキソール増量の推移と，患者の症状の推移，そして腎機能の推移を並行してモニタリングしながら，適正な維持量を設定することが大切であり，用量設定について処方医と情報共有するタイミングも重要と思われます。

　これらの情報から，不適切な情報提供には，**選択肢a.** が該当します。

薬剤性パーキンソニズムの可能性に注意する！

A診療所から処方されている頓用の制吐薬メトクロプラミドは，薬剤性パーキンソニズムを誘発する可能性がある薬物です[8]。加えて，CKD患者において，腎クリアランスの低下に依存しない30％程度のメトクロプラミド総クリアランスの低下が報告されています[9]。また，メトクロプラミドにより誘発された薬剤性パーキンソニズムの6例について報告した研究では，6例のうち5例が腎障害を有していたことが示されています[10]。

Case 1では，すでにパーキンソン病と診断されている以上，メトクロプラミドによる薬剤性パーキンソニズムの可能性が高いか低いかにかかわらず，メトクロプラミドがパーキンソン病の進行や抗パーキンソン病薬の効果に影響する可能性も懸念されるため，BクリニックとA診療所の双方に情報提供しておくのがよいでしょう。制吐薬がどうしても必要なら，5-HT_4受容体作動薬のモサプリドを提案することや，あるいは，P糖タンパク質によって血液脳関門から血中に排出されやすいドンペリドンの頓用に変更することを[11]，プラミペキソールについての情報共有に重ねる形で相談できるとよいのではないでしょうか。このため，**選択肢b.**と**c.**は情報提供しておくことが望ましいと考えられます。

[文献]

1) 日本ベーリンガーインゲルハイム株式会社：ビ・シフロール，添付文書（2019年8月改訂，第15版）
2) Cardon-Dunbar A, et al：Pramipexole overdose associated with visual hallucinations, agitation and myoclonus. J Med Toxicol, 13：343-346, 2017
3) Diao L, et al：Uptake of pramipexole by human organic cation transporters. Mol Pharm, 7：1342-1347, 2010
4) Knop J, et al：Renal tubular secretion of pramipexole. Eur J Pharm Sci, 79：73-78, 2015
5) Lloret SP, et al：Pramipexole extended-release (once-daily formulation) for the treatment of Parkinson's disease. Expert Opin Pharmacother, 11：2221-2230, 2010
6) 日本ベーリンガーインゲルハイム株式会社：ミラペックス，添付文書（2019年8月改訂，第6版）
7) Larsson R, et al：The effects of cimetidine (Tagamet) on renal function in patients with renal failure. Acta Med Scand, 208：27-31, 1980
8) 山本悌司：薬剤性パーキンソニズム．日本内科学会雑誌，92：1467-1471, 2003
9) Bateman DN, et al：The pharmacokinetics of single doses of metoclopramide in renal failure. Eur J Clin Pharmacol, 19：437-441, 1981
10) Sethi KD, et al：Metoclopramide-induced parkinsonism. South Med J, 82：1581-1582, 1989
11) Dan Y, et al：Distribution of domperidone into the rat brain is increased by brain ischaemia or treatment with the P-glycoprotein inhibitor verapamil. J Pharm Pharmacol, 54：729-733, 2002

（吉田拓弥）

CKD 患者だからこそ注意する相互作用ってあるの？

　CKD患者において，腎排泄型薬物の有害事象リスクが高いと判断されるケースでは，肝代謝型薬物の同効薬へ切り替えることもあるでしょう。しかし，CKD患者だからこそ注意しなければならないことがいくつかあります。

　まず，CKD患者，そのなかでも末期腎不全（ESKD）患者では，尿毒症物質の蓄積により薬物代謝酵素（主にCYP2C9，CYP3A4）の活性が低下しています[1]。ワルファリンを例に考えてみましょう。ワルファリンの主活性体であるS体はCYP2C9で，R体はCYP3A4やCYP1A2により不活化されるため，ESKD患者では消失の遅延による作用増強が危惧されます。実際，CYP2C9の活性やビタミンKエポキシド還元酵素の感受性には人種差があり，日本人のワルファリン投与量は欧米人よりも少ないといわれていますが，このような背景を調整しても，PT-INR 1.5〜3の範囲内でコントロールするのに，CKDが進行するにつれワルファリンの投与量は少量になるとされます[2]。また，ESKD患者は易出血傾向であり，ワルファリンの出血リスクは，eGFR＞90mL/min/1.73m²の患者と比較して，eGFR＜30mL/min/1.73m²は3倍，eGFR＜15mL/min/1.73m²では10倍になると報告されています[3]。したがって，ワルファリン服用中のESKD患者へ新規薬剤が開始された際は，相互作用のリスクをしっかり確認しましょう。

　次に，腎クリアランス寄与率の変化について説明します。コルヒチンとクラリスロマイシンの組み合わせが最も有名でしょう。併用時はコルヒチンの腎クリアランスの寄与率が高くなりますが，腎障害時はこの代償機構が十分機能しないため，コルヒチンの血中濃度が上昇します。腎障害の存在は死亡リスクを9倍に上昇させる[4]ので，腎障害時にはこれら2剤の併用を絶対に避けなければなりません。禁忌にはなっていませんが，注意が必要な事例はほかにもあります。リバーロキサバン服用中の軽度腎障害患者（平均CCr 71mL/min）がP-糖タンパク質阻害作用とCYP3A4阻害作用を有するベラパミルを併用すると，ベラパミル非併用腎機能正常患者と比較してリバーロキサバンのAUCが1.6倍に増大した報告[5]があります。中等度腎障害時では，これ以上の影響を受けるでしょう。とはいうものの，DOACは十分量の投与が必要ですから，安易な減量も難しいですよね。したがって，ベラパミル併用患者，特に腎機能が減量基準の下限値付近の場合には，出血リスクが高くなることを想定し，より慎重なモニタリングを行うことが肝要だと考えます。

　さて，CKD患者における相互作用は，薬物間だけではありません。Crなどの物質にも影響を及ぼすものがあります。Crの尿細管分泌には，腎尿細管上皮細胞に

おいて，OCT2やMATE1，MATE2-Kといったトランスポーターが関与しています．ST合剤に含まれるトリメトプリム，シメチジン，コビシスタット，アベマシクリブ，プロベネシドなどはこれらの経路を阻害することで，血清Cr値を上昇させる可能性があります．ST合剤服用による血清Cr値の上昇は腎機能正常者で20％程度とされていますが，CKD進行につれて，この上昇の程度が小さくなる可能性も指摘されています[6]．血清Cr値の上昇が薬物によるCrの分泌阻害によるものであれば，実際に腎機能低下を来したわけではないので，基本的には腎排泄型薬物の用量を調節する必要はありません．ただし，ST合剤は急性腎障害のリスク薬でもあり，注意は必要です．もともと腎機能が低下している症例では血清Cr値に基づく腎障害の判断が特に難しくなるため，尿量の変化や尿細管障害マーカーなどを綿密にモニタリングすることが望ましいでしょう．

　以上，腎障害時では肝代謝型薬物のクリアランスに影響を及ぼす結果，薬物間相互作用がより一層強力となる可能性や，特定の薬物が腎機能評価に影響を与える可能性を紹介しました．このようなケースを決して見逃さず，CKD患者だからこそ起こりうる有害事象を未然に回避できるようにしましょう．

■文献
1) Deri MT, et al : End-stage renal disease reduces the expression of drug-metabolizing cytochrome P450s. Pharmacol Rep, 72 : 1695-1705, 2020
2) Ichihara N, et al : Effect of impaired renal function on the maintenance dose of warfarin in Japanese patients. J Cardiol, 65 : 178-184, 2015
3) Jun M, et al : The association between kidney function and major bleeding in older adults with atrial fibrillation starting warfarin treatment : population based observational study. BMJ, 350 : h246, 2015
4) IFN Hung, et al : Fatal interaction between clarithromycin and colchicine in patients with renal insufficiency : a retrospective study. Clin Infect Dis. 41 : 291-300, 2005
5) Greenblatt DJ, et al : Impaired rivaroxaban clearance in mild renal insufficiency with verapamil coadministration : potential implications for bleeding risk and dose selection. J Clin Pharmacol, 58 : 533-540, 2018
6) 森住　誠，他：ニューモシスチス肺炎予防のST合剤による血清クレアチニン値およびカリウム値の変動に腎機能が及ぼす影響．日本腎臓病薬物療法学会誌，9：363-370，2020

（森住　誠）

Lesson 18 | 薬剤性腎障害の回避を実践しよう

今回の目標

□ 急性腎障害（AKI）の原因となる薬剤の特徴がわかる。
□ 中止薬に対する代替案が提案できる。

Case 1　急性腎障害（AKI）と診断された高齢女性

患　者　87歳，女性

主　訴　下肢浮腫，尿閉，全身倦怠感

現病歴　2カ月前から膝の痛みが強く，歩けなくなり，整形外科より鎮痛薬が処方されていた。1週間前から浮腫があり，近医内科にてヒドロクロロチアジド錠12.5mgで様子をみていたが，食欲不振もあり，救命救急センターを受診した。血液検査，尿検査の結果より，急性腎障害（AKI）と診断された。

既往歴　高血圧，糖尿病，過活動膀胱，腰椎圧迫骨折

手術歴　なし

アレルギー・不耐性・薬物有害反応　特記事項なし

薬　歴

[内科]

[1] ヒドロクロロチアジド錠12.5mg	1回1錠	1日1回	朝食後
[2] シタグリプチン錠25mg	1回1錠	1日1回	朝食後
[3] アムロジピン錠2.5mg	1回1錠	1日1回	朝食後
[4] アジルサルタン錠20mg	1回1錠	1日1回	朝食後

[整形外科]

[5] エルデカルシトールカプセル0.75μg	1回1Cap	1日1回	朝食後
[6] エスフルルビプロフェン・ハッカ油貼付剤	1回1枚	1日1回	

[泌尿器科]

[7] ミラベグロン錠50mg	1回1錠	1日1回	朝食後

身体所見　身長135cm，体重30kg，体表面積1.07m²，体温36.4℃，血圧143/70mmHg，脈拍数81回/min（整），SpO₂ 99%（室内気），両側下肢浮腫（＋＋），意識清明

> **血液検査** Hb 9.7g/dL, K 5.1mEq/L, Na 140mEq/L, BUN 50.9mg/dL,
> Cr 2.69mg/dL, Alb 2.5g/dL, UA 9.3mg/dL, Ca 10.2mg/dL
> 参照：1週間前　Cr 1.76mg/dL, UA 8.2mg/dL, K 4.8mEq/L,
> CysC 2.5mg/L,
> **尿検査** pH 6.5, 潜血（±）, 随時尿中NAG 67.5IU/L
> **臨床経過** 持参薬はいったんすべて中止となった。

問1 Case 1の補正Ca値として正しいものは以下のどれか？

a. 10.2mg/dL

b. 12.7mg/dL

c. 11.7mg/dL

d. 8.6mg/dL

解答

問2 Case 1におけるAKIの原因となった可能性が高い薬剤はどれか？　（複数選択可）

a. ヒドロクロロチアジド錠12.5mg

b. アジルサルタン錠20mg

c. エルデカルシトールカプセル0.75μg

d. エスフルルビプロフェン・ハッカ油貼付剤

解答

MEMO

●Payneの式
補正Ca値＝測定Ca値＋4－実測Alb値

問3 入院後，患者から「膝痛で動けない」と言われた。主治医に提案する鎮痛薬として<u>最も適切でない</u>ものを以下から1つ選べ。

a. トラマドール塩酸塩口腔内崩壊錠
b. フルルビプロフェン貼付剤
c. メロキシカム錠
d. ブプレノルフィン貼付剤

解答_____

■ 問1の解答

c. 11.7 mg/dL

解 説

　血中カルシウムの約4割はアルブミンと結合してイオン化していないことから，低アルブミン血症がある場合には血清Alb値による補正が必要です。

低アルブミン血症時の血清Ca値は補正しなければならない

　Case 1の血清Alb値は2.5g/dLであり，低アルブミン血症が疑われます。低アルブミン血症時のCa値を正しく評価することが求められます。低アルブミン血症時は，以下の式を用いてCa値を評価することができます。

　Payneの式：補正Ca値＝測定Ca値＋4－実測Alb値

　Case 1ではAlb 2.5g/dL，Ca 10.2mg/dLであることから，

　補正Ca値＝10.2＋4－2.5＝11.7mg/dL

　となり，**選択肢c.** が該当します。したがって，**選択肢a. b. d.** は除外となります。

　Case 1はAlb値も低く，栄養状態が悪いことが推察されます。高齢者は血清Alb値が4g/dL以下であることも多いため，測定Ca値は正常値であっても補正Ca値は高カルシウム血症であることもしばしばあります。

■ 問2の解答

a. ヒドロクロロチアジド錠12.5mg

b. アジルサルタン錠20mg

c. エルデカルシトールカプセル0.75μg

d. エスフルルビプロフェン・ハッカ油貼付剤

⚖ 理論の復習

　薬剤性腎障害（drug-induced kidney injury；DKI）は「薬剤の投与により，新たに発症した腎障害，あるいは既存の腎障害のさらなる悪化を認める場合」と定義されています。臨床的には薬剤投与後の急性腎障害（AKI）が多いですが，既存の腎障害に薬剤を投与してさらなる悪化を認めた腎障害も含まれます。DKIの原因は，①利尿薬による脱水，②ビタミンD製剤による高カルシウム血症に伴う浸透圧利尿，③NSAIDsによる腎血流量の減少——など，多種多様です（基礎編Lesson 6参照）。

解説

⚙TIPS Triple Whammyに気をつけよう！

　Case 1は，CKDステージG4の小柄な高齢者です。ARBのアジルサルタン錠を服用しており，NSAIDsのエスフルルビプロフェンテープに加え，浮腫に対し利尿薬であるヒドロクロロチアジド錠が追加されています。NSAIDs，RAS阻害薬，利尿薬の併用は腎障害のリスク因子であり，"Triple Whammy"とよばれています[1]。NSAIDsに利尿薬を併用した場合（リスク比1.02），NSAIDsにRAS阻害薬を併用した場合（リスク比0.89）と比べて，NSAIDsに利尿薬とRAS阻害薬を併用した場合は腎障害のリスクが高いことが報告されています（リスク比1.31）[2]。したがってCase 1は，ARB＋利尿薬＋NSAIDsの服用が腎障害の契機となったと考えられ，**選択肢a., b., d.**は正解となります。

高カルシウム血症による浸透圧利尿に注意しよう

　Case 1のAKIの原因の一つに，エルデカルシトールによる高カルシウム血症が考えられます。問1よりCase 1の補正Ca値は11.7mg/dLであり，高カルシウム血症であることがわかります。わが国における医薬品副作用データベース（Japanese Adverse Drug Event Report database；JADER）を利用した研究では，エルデカルシトールによるAKIのオッズ比は14.23と算出されています[3]。また，単一施設の後方視的観察研究ですが，エルデカルシトールによる高カルシウム血症とAKIの関連を調べた研究では，高齢の腎機能が低下した女性に発症

が多かったと報告されています[4]。Case 1は高齢の腎機能が低下した女性であり、ビタミンD製剤による高カルシウム血症に起因する浸透圧利尿での脱水に注意が必要です。Case 1は、利尿薬の投与、食思不振により脱水がさらに助長し、AKIに至ったと推察されます。よって**選択肢c.**も正解となります。

 ## エスフルルビプロフェンテープは外用剤ではあるが血中に移行する可能性あり

エスフルルビプロフェンテープ2枚（80mg）の反復貼付7日目の全身曝露量（$AUC_{0\sim23h}$：47,000ng・h/mL）は、フルルビプロフェン経口剤1日3回（40mg）の定常状態の全身曝露量（$AUC_{0\sim23h}$：48,000ng・h/mL）と同程度であったという報告があります[5]。エスフルルビプロフェンの貼付剤は、吸収率が高く、全身曝露量が内服とほぼ同等であることから、経口NSAIDsと同様にAKIのリスク因子となる可能性が十分にあると考えます。エスフルルビプロフェンテープの添付文書には重篤な腎障害のある患者に禁忌と記載されています。NSAIDsは、最もよく知られているAKIの原因薬剤です。Case 1は、1週間前のシスタチンC（CysC）の値などから、腎機能低下が推察されます。そのような状況下でNSAIDsを投与すると、プロスタグランジン（PG）の代償機構が失われます（図1）（基礎編Lesson 6参照）。また、Case 1のようにNSAIDs使用中に脱水が起これば腎虚血を助長し、腎血流が低下した結果、AKIのリスクが増大します[6]。

 ## リスクとベネフィットを考えよう

高カルシウム血症によりエルデカルシトールは入院後中止されています。ただし、エルデカルシトールのベネフィットも見落としてはいけません。わが国での大規模住民コホート研究では、女性の大腿骨近位部の骨粗鬆症発生率が高いことが報告されています[7]。また近年では、大腿骨近位部骨折発生率も80歳代以上の男女で発生率が高まっているとの報告もあります[8]。Case 1の女性は、圧迫骨折歴があり、骨粗鬆症リスクが高い女性であることが伺えます。骨粗鬆症の予防と治療ガイドラインでは、エルデカルシトールは骨密度と椎体骨折に関して有効性は「A」ですが、80歳代以上に多い大腿骨近位部での骨折リスクに関しては「C」です[7]（表1）。椎体骨折リスクが高い場合はエルデカルシトールの減量を考慮し、補正Ca値を確認しながらの再開を考慮する必要があると思われます。一

（4）

（4）

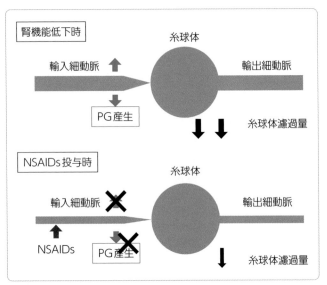

図1　NSAIDs投与によるPG代償機構の低下

表1　骨粗鬆症治療薬の有効性の評価一覧

分類	薬物名	骨密度	椎体骨折	非椎体骨折	大腿骨近位部骨折
活性型ビタミンD₃製剤	アルファカルシドール	B	B	B	C
	カルシトリオール	B	B	B	C
	エルデカルシトール	A	A	B	C
副甲状腺ホルモン製剤	テリパラチド（遺伝子組換え）	A	A	A	C
	テリパラチド酢酸塩	A	A	C	C
抗RANKL*抗体製剤	デノスマブ	A	A	A	A
ビスホスホネート製剤	エチドロン酸	A	B	C	C
	アレンドロン酸	A	A	A	A
	リセドロン酸	A	A	A	A
	ミノドロン酸	A	A	C	C
	イバンドロン酸	A	A	B	C

＊：receptor activator of NF-κB ligand
〔骨粗鬆症の予防と治療ガイドライン作成委員会・編：骨粗鬆症の予防と治療ガイドライン2015年版.
ライフサイエンス出版，2015〕

248　腎薬ドリル

方で，ビスホスホネート製剤の一部や抗RANKL抗体製剤は大腿骨近位部骨折に関しても有効性は「A」ですが，リセドロン酸は添付文書でCCr<30 mL/minの腎機能低下患者に禁忌と記載されています。またデノスマブに関しては腎機能低下患者への投与では低カルシウム血症に注意が必要です。Case 1の1週間前の検査値を参考にクレアチニンによる腎機能評価を行うと，体表面積未補正GFRは18 mL/min，CysCを利用すると体表面積未補正eGFR 13 mL/minとなり高度腎機能低下患者であることがわかりますので，骨粗鬆症治療薬の再開が望ましい症例ではあるものの，いずれの薬物を再開しても補正Ca値の定期的な観察を行う必要があります。

■ 問3の解答

c．メロキシカム錠

理論の復習

NSAIDsによる鎮痛効果は，アラキドン酸経路におけるCOX阻害によるものです。COXはCOX-1，COX-2のアイソザイムが存在します。COX-1は全身臓器に発現し，COX-2は炎症時に主に炎症組織で誘導されます。COX非選択的阻害薬は，胃粘膜のPGの産生を阻害し，消化性潰瘍のリスクを高めます。COX-2選択的阻害薬は，消化管障害などの副作用が既存のNSAIDsよりも少ないことで繁用されています。ただし，変形性膝関節症の管理に関するOsteo Arthritis Research Society International（OARSI）勧告では，心血管リスクのある患者はCOX-2の選択的か非選択的かを問わず，NSAIDsは注意して使用するよう記載があります[9]。

解 説

 COX-2は腎臓に恒常的に発現している

問1の解説のPitfallでも記載していますが，NSAIDsによる腎障害は，COX阻害により血管拡張作用のあるプロスタグランジンの産生が抑制され発症する虚血性腎障害です（図1）。COXを阻害することは，GFRの低下につながります。

COX-2は腎臓に恒常的に発現しているため，COX-2選択阻害薬はCOX-2非選択的阻害薬と同様に虚血性腎障害を発症します。メロキシカムはCOX-2選択性が高く，半減期も長いためAKIのリスクが高い薬物です[10]。セレコキシブとナプロキセンで比較した試験では腎機能低下の発症頻度に明らかな差はありませんが，COX-2選択的阻害薬を含むNSAIDsの投与は腎機能の低下した高齢者では避けたほうがよいと思われます[11]。薬剤性腎障害診療ガイドライン2016では，疼痛患者へのCOX-2選択的阻害薬の投与はCOX-2非選択的阻害薬と同等に長期的に腎機能を低下させると記載されており，最も適切でないものは**選択肢c.**のメロキシカムとなります[12]。

TIPS リスクバランスを考えて鎮痛薬を選択しよう！

腎機能低下患者や高齢者に対するNSAIDsは推奨されませんが，NSAIDsを中止したことに起因する痛みの訴えは，実臨床でよく経験する事象です。運動器疼痛に対して，アセトアミノフェンは慢性疼痛治療ガイドラインでも推奨度が「1A」（使用することを強く推奨する）との記載はありますが，非特異的慢性腰痛のランダム化比較試験ではセレコキシブは有意に鎮痛効果が高いとの結果があり，アセトアミノフェン単独投与では鎮痛効果が期待できない可能性もあります[13], [14]。慢性疼痛治療ガイドラインでは，慢性疼痛に対するトラマドールの使用は運動器疼痛と神経障害性疼痛の両者で推奨度が「1B」（使用することを強く推奨する）とされています。このような点から，Case 1には，トラマドール（**選択肢a.**）は適切な薬物となります。しかしながら，トラマドールは海外の薬物動態試験において，腎機能低下患者では血中濃度-AUCが高くなる傾向を示したことにより，Case 1のようにGFR＜30mL/minの患者には減量して投与することが望ましいです。腎臓病薬物療法学会作成の腎機能別投与方法一覧では，GFR＜30mL/minでのトラマドールに関し，「低用量から開始し漸増．最大1日200mgを1日2回」と記載されています[15]。フルルビプロフェン貼付剤（**選択肢b.**）はエスフルルビプロフェン貼付剤と異なり局所作用のみであるため，腎機能低下時も使用可能です。さらに，変形性膝関節症診療ガイドライン2016では，外用NSAIDsは経口NSAIDsの追加または代替薬として推奨されており，適切な薬剤となります[9]。ブプレノルフィン貼付剤（**選択肢d.**）は運動器疾患での鎮痛効果が高く，QOLの改善が期待されます。運動器疼痛への推奨度は「1B」となっており，Case 1のような，腎機能低下患者や高齢者などNSAIDsが使用し

にくい患者に適切な薬剤となります[13]。Case 1はAKIであり、AKIが解消していない時点でのNSAIDsの選択はリスクが高いと思われます。患者のADLの維持、QOLの観点からも鎮痛薬の使用は避けられない場面が多いなかで、NSAIDsの代替薬を考え、患者さんの痛みや状況に応じた鎮痛薬を提案していくことが必要です。

[文献]

1) Loboz KK, et al：Drug combinations and impaired renal function-the 'triple whammy'. Br J Clin Pharmacol, 59：239-243, 2005

2) Lapi F, et al：Concurrent use of diuretics, angiotensin converting enzyme inhibitors, and angiotensin receptor blockers with non-steroidal anti-inflammatory drugs and risk of acute kidney injury：nested case-control study. BMJ, 346：e8525, 2013

3) Hosohata K, et al：Surveillance of drugs that most frequently induce acute kidney injury：A pharmacovigilance approach. J Clin Pharm Ther, 44：49-53, 2019

4) Aihara S, et al：Hypercalcemia and acute kidney injury induced by eldecalcitol in patients with osteoporosis：a case series of 32 patients at a single facility. Renal fail, 41：88-97, 2019

5) 大正製薬株式会社：ロコアテープ，インタビューフォーム（2021年2月改訂，第8版）

6) Ungprasert P, et al：Individual non-steroidal anti-inflammatory drugs and risk of acute kidney injury：A systematic review and meta-analysis of observational studies. Eur J Intern Med, 26：285-291, 2015

7) 骨粗鬆症の予防と治療ガイドライン作成委員会・編：骨粗鬆症の予防と治療ガイドライン2015年版. ライフサイエンス出版, 2015

8) Orimo H, et al：Hip fracture incidence in Japan：Estimates of new patients in 2012 and 25-year trends. Osteopolos Int, 27：1777-1784, 2016

9) 日本整形外科学会変形性膝関節症診療ガイドライン策定委員会：変形性膝関節症の管理に関するOARSI勧告OARSIによるエビデンスに基づくエキスパートコンセンサスガイドライン. 日本内科学会雑誌, 106：75-83, 2017

10) Huerta C, et al：Nonsteroidal anti-inflammatory drugs and risk of ARF in the general population. Am J Kidney Dis, 45：531-539, 2005

11) Ta LE, et al：Treatment of painful temporomandibular joints with a cyclooxygenase-2 inhibitor：a randomized placebo-controlled comparison of celecoxib to naproxen. Pain, 111：13-21, 2004

12) 薬剤性腎障害の診療ガイドライン作成委員会・編：薬剤性腎障害ガイドライン2016. 日本腎臓学会誌, 58：477-555, 2016

13) 慢性疼痛治療ガイドライン作成ワーキンググループ・編：慢性疼痛治療ガイドライン. 真興交易株式会社 医書出版部, 2018

14) Bedaiwi MK, et al：Clinical efficacy of celecoxib compared to acetaminophen in chronic nonspecific low back pain：results of a randomized controlled trial. Arthritis Care Res (Hoboken), 68：845-852, 2016

15) 日本腎臓病薬物療法学会：腎機能別薬剤投与方法一覧

（林 八恵子）

Column 18

急性腎障害の診断の参考となる検査値にはどのようなものがあるの？

　急性腎障害（AKI）は，「腎前性」，「腎性」，「腎後性」に分けられます。腎前性のAKIは，腎組織障害を伴わない腎機能低下であり，腎血流量の減少などに起因すると考えられています。腎性と腎後性のAKIは，それぞれ腎実質障害と尿路閉塞に起因するとされています。CrだけではAKIを鋭敏にとらえることが困難であるため，AKIの診断や腎前性と腎性の鑑別を行う際に各種検査値やバイオマーカーが使用されます（表1）[1, 2]。

　腎前性のAKIでは尿細管が正常に反応し，尿素は再吸収されるためBUNが上昇しますが，Crは再吸収されないためBUN/Cr比は大きくなります。したがって，BUN/Cr>10の場合は，腎血流量の減少による腎前性AKIが推察されます。ただし，BUNは消化管出血やタンパク質の摂取増加でも上昇するため注意が必要です。同様に，腎前性では減少した腎血流量を保持するため，水やナトリウム（Na）の再吸収が増加します。尿中Na値も指標になりますが，再吸収される水の影響で濃度が変化するため，Naの排泄率を示すNa排泄分画（FE_{Na}）が指標となります。FE_{Na}は尿細管でのNaの再吸収状態を反映します。Naは通常99%が再吸収されるため，FE_{Na}は1%を基準に低下していれば腎前性のAKIを疑います。一方で，腎性のAKIでは尿細管の再吸収が阻害されるため，FE_{Na}は増加します。ただし，フロセミドなど利尿薬投与時は尿中のNa排泄が適切に評価できないため，FE_{Na}を指標に用いることができません。その場合には，代替として尿素排泄分画などが用いられます。

表1　急性腎障害の診断に参考になる検査値とバイオマーカー

指標	目安	解釈
BUN/Cr	>10	腎前性
FE_{Na}	<1%	腎前性
	>1%	腎性
尿中NAG	基準値以上	腎性
尿中BMG	基準値以上	腎性
尿中L-FABP	>8.4μg/gCr	腎性
尿中NGAL	>30.5ng/mL	腎性

なお，FENaは，以下の式で示されます。

$$FE_{Na} = （尿中Na値／血清Na値）×（血清Cr値／尿中Cr値）×100$$

　腎性のAKIの早期診断には，尿中のN-アセチル-β-D-グルコサミニダーゼ（NAG），β₂-ミクログロブリン（BMG），肝臓型脂肪酸結合タンパク質（L-FABP），好中球ゼラチナーゼ関連リポカイン（NGAL）などのバイオマーカーが用いられます。NAG，L-FABP，NGALは尿細管に存在するため，尿細管障害により尿中への排泄が増加します。BMGは，尿細管で再吸収されるため，尿細管障害により同様に尿中への排泄が増加します。なお，NAG，L-FABPなどを1日の蓄尿ではなく，随時尿で測定する場合は，Crを同時測定し，補正を行います。理由としては，Crは尿細管における再吸収がほとんどなく，1日の排泄量は尿量に関係なくほぼ一定と考えられているためです。本来は蓄尿で排泄量を測定するのが望ましいですが，蓄尿は煩雑さもあり，尿量誤差を起こす可能性もあります。Cr補正は尿量誤差の補正を目的として広く使用されています[3]。

　これらの検査値やバイオマーカーは，AKIの早期診断，腎前性と腎性の鑑別，重症度の予測に期待はされていますが，現在は参考値として利用されており，今後の見地が待たれます。

■文献
1) 安田日出夫：AKI次世代バイオマーカーの可能性. 日本透析学会雑誌, 51：129-133, 2018
2) Koyner JL, et al：Clinical Utility of Biomarkers of AKI in Cardiac Surgery and Critical Illness. Clin J Am Soc Nephrol, 8：1034-1042, 2013
3) 戸塚　実：クレアチニン補正. Medical technology, 36：865-868, 2008

（林　八恵子）

Lesson 19 | CKD患者に利尿薬の 適切な使用を実践しよう

□ 患者状態に応じた適切な利尿薬の提案ができる。
□ 体液貯留時の腎機能評価の注意点を知る。

Case 1 高齢CKD患者が1カ月で著明な体重増加

患　者　85歳，女性

主　訴　歩行困難，下肢浮腫

現病歴　もともとCKDの定期フォローを目的に，2カ月ごとに外来通院している。アルツハイマー型認知症を合併しており，服薬管理はヘルパーが行っていた。直近の受診から1カ月後に，2日前からの歩行困難，明らかな下肢浮腫を認め，家人の付き添いのもと，車椅子にて外来受診した。これまでの外来通院時と比較して5kg程度の体重増加を認めたため，腎機能障害に伴う体液貯留が疑われ，精査加療目的で入院となった。

既往歴　高血圧，慢性心不全，CKD，アルツハイマー型認知症，神経因性膀胱

手術歴　なし

アレルギー・不耐性・薬物有害反応　特記事項なし

薬　歴

[1] フロセミド錠40mg　　　　　　　　　　1回1錠　　朝食後
[2] スピロノラクトン錠25mg　　　　　　　1回1錠　　朝食後
[3] カンデサルタン シレキセチル錠8mg　　1回1錠　　朝食後
[4] ビソプロロールフマル酸塩錠0.625mg　 1回2錠　　朝食後
[5] メマンチン塩酸塩OD錠20mg　　　　　　1回1錠　　朝食後
[6] 抑肝散エキス（顆粒）　　　　　　　　　1回2.5g　 毎食前

身体所見　身長155cm，体重58kg（1カ月前受診時53kg），体温36.7℃，血圧142/80mmHg，脈拍数70回/min，呼吸数20回/min，SpO$_2$ 96%（室内気），下肢浮腫著明，意識清明

血液検査　入院時　WBC 5,200/μL，CRP 0.02mg/dL，Hb 10.0g/dL，TP 5.5g/dL，Alb 2.9g/dL，BUN 22.3mg/dL，Cr 1.20mg/dL，Na 146mEq/L，Cl 111mEq/L，K 3.5mEq/L

参照：1カ月前　WBC 6,000/μL，CRP 0.04mg/dL，Hb 11.0g/dL，TP 6.0g/dL，Alb 3.2g/dL，BUN 25.3mg/dL，Cr 1.30mg/dL，Na 141mEq/L，Cl 110mEq/L，K 3.7mEq/L

問1 この患者の状態を適切に表現しているものはどれか？

a. 体液貯留により，利尿薬を含む経口剤の効果が一部減弱している可能性がある。
b. 入院前に明らかな服薬コンプライアンス不良がある。
c. 適切な塩分・水分制限が行われている。

解答

問2 入院時より，体液貯留を改善させる目的で利尿薬の強化を行うこととなり，主治医より処方変更について薬剤師へ相談があった。患者状態に適した投薬変更としてどのような提案をするか？

a. 現状の利尿薬を中止することなく，フロセミド錠を増量する。
b. 現状の利尿薬を中止することなく，トルバプタン錠を開始する。
c. 現状の利尿薬をすべて中止し，フロセミド注射剤を追加する。
d. 現状の利尿薬のうち，フロセミド錠のみを中止し，フロセミド注射剤を追加する。

解答

問3 Case 1における，腎機能に基づいたメマンチンの薬物投与設計に必要な腎機能評価法として適しているのはどれか？

a. 入院時の身長，体重，血清Cr値を用いる。
b. 入院翌日まで24時間蓄尿したCCrの実測データを用いる。
c. 体液貯留が改善したあとの身長，体重，血清Cr値を用いる。

解答

■ 問1の解答

> a. 体液貯留により，利尿薬を含む経口剤の効果が一部減弱している可能性がある。

解 説

塩分・水分管理の不良による体液貯留への対応

1カ月で5kgの体重増加，血清Na値146mEq/Lへの上昇により，塩分・水分制限が正しくなされていなかった可能性が疑われます。このため，**選択肢c.**は除外します。また，認知症の影響もあり，患者自身での塩分・水分管理が難しい状況と想定されます。ヘルパーの服薬介助により正しい内服管理は行えていたものと思われますが，一方で，CKD患者の塩分・水分管理の不良は，体液貯留の主たる要因となりえます。**選択肢b.**は除外，**選択肢a.**が該当となります。

また，Case 1は，ネフローゼ症候群ほどではないものの，やや低アルブミン血症であり，それによる腸管浮腫の影響で内服薬の吸収不良が起こっている可能性も考えられ，利尿薬を中心に，入院前後の経口剤の薬効変動には注意が必要です。

■ 問2の解答

> d. 現状の利尿薬のうち，フロセミド錠だけを中止し，フロセミド注射剤を追加する。

解 説

トルバプタンによる高ナトリウム血症に注意

体液貯留による体重増加，下肢浮腫の増悪に対して，利尿薬の強化が検討されています。水利尿薬であるトルバプタンの使用も検討の余地はありますが，前述した腸管浮腫の影響により内服薬の効果不良も懸念され，さらに血清Na値146mEq/Lと正常範囲ですが高めであることを考慮すると，トルバプタン開始後の高ナトリウム血症も懸念されます。認知症を合併していることもあり，患者

自身で指示された飲水量の確保ができなければ高ナトリウム血症のリスクは高いと想定されます。したがって，まずは入院後にフロセミドの注射剤を使用することを提案してみましょう。

フロセミドの経口剤から注射剤への切り替え

フロセミド注射剤の添付文書には，「1日1回20mgを注射」とされていますが，Case 1のように，もともとCKDを有する場合，すでに利尿薬の処方を受けている場合，そして低アルブミン血症がある場合などは，より高用量が必要となる可能性がありますので，1日40〜60mgくらいの用量設定も検討してよいと思われます。また，フロセミド錠を中止せず注射剤を併用することも選択できますが，同一成分を2つの経路から投与することの管理の煩雑さや，体液貯留改善後の経口剤への切り替えのしやすさなどから，筆者の場合は，医師から相談された際には切り替えを提案するようにしています。以上から，**選択肢a.** は除外，**選択肢d.** を選択します。

では，Case 1の患者背景のなかでも血液検査に目を向けて，フロセミド注射剤を開始するうえで念頭に置くべきポイントをピットフォールとしてあげてみます。

血清K値を上昇させる薬剤を併用している割には値が低い

Case 1における併用薬のなかで，ARBであるカンデサルタン，カリウム保持性利尿薬であるスピロノラクトンは，血清K値を上昇させる作用を有しています。その一方で，入院時の血清K値は3.5mEq/Lと正常範囲下限レベルです。フロセミドの注射剤を開始するからといって，スピロノラクトン錠を中止してしまうと，フロセミド注射剤による血清K値低下とスピロノラクトン錠の中止によるカリウム保持解除があわさることで，なんとか維持していた血清K値がさらに低下する可能性が懸念されます。また，フロセミド注射剤使用後に，体液貯留の改善に伴い腸管浮腫の解除が期待でき，内服薬の効果不良が改善する可能性もあります。Case 1では，スピロノラクトンによるカリウム保持作用により，正常域下限付近だった血清K値の上昇作用も一部見込めるため，内服が可能な状態であればスピロノラクトン錠は中止しないほうがよいと思われます。加えて，トルバプタンを除くほとんどの利尿薬は血清Na値を低下させる作用があるため，血清K値だけでなく，血清中の電解質データを全体的に細かくモニターしたほうがよい

でしょう。入院食で塩分摂取量が是正されることも念頭に置いたほうがよく，また低カリウム血症の予防のためにカリウムを多く含む食事の指示が出る可能性もあるので，食事の指示についても把握しながら薬物療法の経過を観察したいところです。以上から，**選択肢c.** は除外となります。

フロセミド注射剤の長期間継続が腎機能悪化につながる可能性がある

　フロセミド注射剤は，腸管浮腫の影響を回避して利尿効果を得られますが，漫然と投与することにより，腎機能を悪化させるリスクがあります。利尿薬による腎機能悪化については，腎血流量低下，脱水による腎前性腎障害とそれに併発する尿細管障害が起こるとされています[1]。Case 1では，同じく腎血流量を低下させるカンデサルタンも併用しているため，特に薬剤性腎障害には注意が必要です。浮腫増悪前の体重を把握したうえで，目標体重が達成できる予測が立てば，ある程度早期にフロセミドの注射剤を中止し，経口剤への切り替えと減量を検討したほうがよいでしょう。なお，注射剤から経口剤への切り替えの際には，フロセミド錠のバイオアベイラビリティが約50％であることを考慮して投与量の提案をするとよいでしょう。

　また近年では，トルバプタンを他の利尿薬と併用することで，未併用時と比べて腎機能を保持できる可能性を示した報告も国内で複数なされており[2, 3]，飲水量の確保や血清Na値の管理などの安全性が確保できることを前提として，トルバプタンを選択することも一考でしょう。しかしながら，Case 1のように認知症を合併しているCKD患者では，自身で必要な飲水量を確保できず，高ナトリウム血症となる症例を筆者も数例経験しているため，患者背景を考慮しつつ，トルバプタンの選択には慎重になったほうがよいと考えます。以上のことから**選択肢b.** は除外となります。

　急激かつ著明な体液貯留時は，短期的なフロセミド注射剤の使用を念頭に置き，浮腫改善後の内服薬の効果増強も視野に入れよう。また，各種利尿薬による電解質変動を把握し，患者の病態変動を予測しながら観察しよう！

■ 問3の解答

c. 体液貯留が改善したあとの身長，体重，血清Cr値を用いる。

解説

　患者状態が安定しているとしても，あるいは特に過量投与による有害事象が起こっていないとしても，患者の腎機能と薬剤の腎排泄性は継続的に評価する必要があります。Case 1において，腎排泄型薬剤としてはメマンチンとビソプロロールがあげられますが，ビソプロロールに関しては慢性心不全に適用される低用量であり，また血圧もそれほど低くなく明らかな徐脈でもないことから，急な投与設計を必要とする状況ではないでしょう。ただし，うっ血性心不全でのβ受容体遮断薬の必要性については別議論なので，ここでは割愛させていただきます。一方でメマンチンは，腎機能障害に伴い血中濃度が上昇することが添付文書にも記されている腎排泄型薬剤であり，「CCr 30 mL/min未満では維持量を10 mg/日とする」とされています[4]。Case 1の20 mg/日が添付文書における過量投与となる可能性がありますが，ここで，メマンチンの投与設計という観点からCase 1の腎機能を評価してみたいと思います。

 ### 体液貯留による体重増加と希釈による血清Cr低値が，腎機能の過大評価につながる可能性がある

　Case 1における入院時の患者背景を，今回は例としてCockcroft-Gault（CG）式[5]にあてはめて推算クレアチニンクリアランス（eCCr）を算出すると，31 mL/minと算出されます。このeCCrを投与設計に用いる場合，添付文書上のメマンチンの減量基準にはかかりません。ただし，体液貯留時の腎機能評価には注意すべき点がいくつかあります。著明な体液貯留の際には，血液データが少し希釈の影響を受けている可能性があるため，入院時の血清Cr値は実際の腎機能よりも少し低くなっていることも想定されます。また，体液貯留により体重も一時的に増加しています。これらの因子は，推算式による腎機能評価の際に腎機能を少し高く見積もってしまう要因であると考えられます（図1）。したがって，過量投与による有害事象が明らかに認められる状況でなければ，投与設計を目的とした腎機能評価は，体液貯留が改善したあとの患者データを用いて再度行うことが望ま

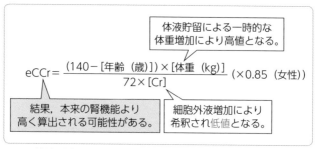

$$eCCr = \frac{(140-[年齢（歳）])\times[体重（kg）]}{72\times[Cr]} \quad (\times 0.85（女性）)$$

体液貯留による一時的な体重増加により高値となる。

結果，本来の腎機能より高く算出される可能性がある。

細胞外液増加により希釈され低値となる。

図1　体液貯留による体重増加，血清Cr値の低下と腎機能評価の関係

しいといえます。**選択肢a.**は除外となり，**選択肢c.**が該当となります。ちなみに，入院1カ月前のデータで腎機能を評価した場合でも，CG式に基づくeCCrは27mL/minと算出されます。過去の腎機能データを参照することも，腎機能評価のうえで重要なアプローチです。

利尿期は実測CCrも過大になる可能性がある

　実測CCrでの評価についても考えなければいけないところがあります。フロセミド注射剤により利尿を強化する場合，尿量が一時的かつ著明に増加することが想定されるため，その時点で24時間蓄尿することでCCrを実測しても，それは本来の患者の腎機能を評価することにはなりません。実臨床では，入院直後の病態を鑑別する目的で入院時に実測CCrの測定オーダーが出されることもあります。しかしながら，血清Cr値から腎機能を推算することと同様に，たとえ正しく測定された実測CCrであっても，利尿期においては，薬物投与設計に活用するための安定した腎機能の評価には適さない場合があるため，**選択肢b.**も除外します。「実測CCrのデータがあるならそれを投与設計に使おう」と安易に考えてしまうのではなく，どういった状況で測定された検査なのかを考えることが大切です。

　体液貯留時は，体重増加と血清Cr低値により，腎機能を過大評価する可能性があるため，腎排泄型薬剤の特性に注意しながら，体液貯留改善後にも腎機能を評価しよう！

　腎排泄型薬剤の維持用量を決定するという側面においては，著明な体液貯留や利尿薬による治療介入が腎機能評価のピットフォールになる可能性があります。Case 1では，メマンチンの減量基準がCCr 30mL/minであることを把握したうえで，メマンチンの過量投与が疑われる傾眠，けいれん，不穏など[4]の症状をモニターしながら，体液貯留が改善し利尿薬の用量が安定したタイミングで腎機能を評価してみましょう。そうすることで，体重減少と少しの血清Cr値上昇（入院時よりも本来の腎機能を反映する）によって，後日推算した腎機能はメマンチン10mg/日への減量を提案する値で算出されるのではないでしょうか。

［文献］

1) 薬剤性腎障害の診療ガイドライン作成委員会・編：薬剤性腎障害診療ガイドライン2016. 日本腎臓学会誌，58：477-555, 2016
2) Yamamoto T, et al：Renoprotective benefit of tolvaptan in acute decompensated heart failure patients with loop diuretic-resistant status. J Clin Med Res, 11：49-55, 2019
3) Tanaka A, et al：Efficacy of long-term treatment with tolvaptan to prolong the time until dialysis initiation in patients with chronic kidney disease and heart failure. Ther Apher Dial, 23：319-327, 2019
4) 第一三共株式会社：メマリーOD錠20mg，添付文書（2020年6月改訂，第2版）
5) Cockcroft DW, et al：Prediction of creatinine clearance from serum creatinine. Nephron, 16：31-41, 1976

（吉田拓弥）

CKD患者のシックデイ対策はどうしたらいいの？

　シックデイは，もともと糖尿病患者が体調不良により水分や食事の摂取ができない状態になることを指します。実は最近，CKD患者についてもシックデイ対策の必要性が指摘されています。まだきちんと提唱されてはいませんが，今回は，CKD患者のシックデイ対策についてお話しします。

　CKD患者が体調不良により水分や食事の摂取ができなくなると，腎血流量が低下して一時的に腎機能が悪化することがあり，これを腎前性腎障害とよびます。また，一部の薬物がそれを惹起する危険性が知られており，NSAIDs，RAS阻害薬，利尿薬の三剤併用は腎障害に注意が必要で[1]，"Triple Whammy（トリプルワーミー）"とよばれます。RAS阻害薬や利尿薬は，CKD患者に処方される頻度が非常に高い薬剤であり，また高齢者の疼痛に対してNSAIDsも頻用されます。よって，特にこれら3種の薬剤を使用しているCKD患者は，夏季の脱水などで腎機能の急激な悪化が起こらないように，適度な飲水指導をすることやNSAIDsを頓服で服用してもらうなどの注意が必要です。

　外来診療では，他にもシックデイ対策を求められる薬物があります。例えば血糖降下薬では，メトホルミンやSGLT2阻害薬が該当します。メトホルミンは，脱水により乳酸アシドーシスの危険性が高まるため，腎機能に基づいた投与設計がなされていたとしても注意が必要です。特にSGLT2阻害薬は，開始初期に尿量増加，体重減少を来す可能性が高く，日常生活のなかでその変化に気づけるよう患者指導することが大切です。他にも，整形外科処方の活性型ビタミンD_3製剤は，高カルシウム血症を介して腎障害をさらに重篤化させる可能性があります。下痢を起こした患者が下剤を律儀に服用していないか確認することも大切です。そして大前提として，これらの薬物がCKD患者に処方されやすいことを念頭に置いて処方と患者状態をチェックしていただきたいです。

　一時的な腎機能悪化を起こすと，その後腎機能障害が進行しやすくなる可能性があります[2]。患者の服用薬の腎障害リスクに目を向けて，腎機能のさらなる悪化を防ぐために，シックデイ時の対応について普段から患者に情報提供しておくことが大切です。シックデイ対策について処方医とどのような約束ごとをしているか，服薬指導で患者に確認することも有用でしょう。

■文献
 1) Dreischulte T et al : Combined use of nonsteroidal anti-inflammatory drugs with diuretics and/or renin-angiotensin system inhibitors in the community

increases the risk of acute kidney injury. Kidney Int, 88 : 396-403, 2015

2) Coca SG, et al : Chronic kidney disease after acute kidney injury : a systematic review and meta-analysis. Kidney Int, 81 : 442-448, 2012

（吉田拓弥）

Lesson 20 | ネフローゼ症候群・腎炎（免疫抑制薬）の薬物療法を実践しよう

今回の目標

- □ 身体所見や検査値から患者の状態を適切に推察する。
- □ 免疫抑制薬開始時に，相互作用を考慮した服用薬の見直しや変更を提案する。
- □ 免疫抑制薬開始後も，継続服用薬の評価を引き続き行う。
- □ 免疫抑制薬の安定した血中濃度維持につながる患者指導を行う。

Case 1 ステロイド服用中の若年女性に頻回再発するネフローゼ症候群

患　者　24歳，女性

主　訴　体重増加，下肢浮腫，尿の濁り，食欲不振

現病歴　2年前に原因不明の微小変化型ネフローゼ症候群（MCNS）を発症し，副腎皮質ホルモン剤（ステロイド）治療で寛解。その後再発，寛解を繰り返し，3カ月前に寛解退院した後，ステロイド漸減中であった。外来定期受診の際，数日前から体重が3kg増加，足がむくみ，尿が濁るとの訴えがあった。血液検査，ならびに尿検査より，MCNSの再発と診断された。

既往歴　MCNS

手術歴　なし

アレルギー・不耐性・薬物有害反応　特記事項なし

薬　歴
[1] プレドニゾロン錠5mg　　　1回2錠　　1日1回　朝食後
[2] フロセミド錠20mg　　　　 1回1錠　　1日1回　朝食後
[3] アトルバスタチン錠10mg1回1錠　　1日1回　夕食後
[4] アレンドロン酸錠35mg　　 1回1錠　　週1回　　起床時

身体所見　身長155cm，体重62kg，体表面積1.61m^2，体温36.7℃，血圧131/78mmHg，脈拍数81回/min（整），SpO$_2$ 99%（室内気），両側下肢浮腫（＋＋＋），意識清明

血液検査 BUN 10.1 mg/dL，Cr 0.43 mg/dL，CysC 1.4 mg/L，TC 268 mg/dL，LDL-C 145 mg/dL，TP 5.2 g/dL，Alb 2.2 g/dL，Na 136 mEq/L，K 3.6 mEq/L，Cl 103 mEq/L

尿検査 pH6.5，潜血（±），蛋白定量3.5 g/日，硝子円柱（＋），塩類（3＋）
参照：1カ月前　Cr 0.47 mg/dL，TC 185 mg/dL，TP 6.1 g/dL，Alb 3.5 g/dL，尿蛋白（－）

臨床経過 ステロイド服用中のMCNS頻回再発に対して，シクロスポリンが投与されることとなった。

問1 Case 1の患者の状態を適切に表現しているものはどれか？（複数選択可）

a. 微小変化型ネフローゼ症候群（MCNS）の再発は自然寛解する可能性が高い。

b. 尿蛋白量が3カ月前の寛解時から現在まで同程度の値で推移していた可能性は低い。

c. 数日前からの体重増加は浮腫と関連があり，浮腫は下腿のみで起きている可能性が高い。

d. 1カ月前の所見ではなかった脂質代謝異常は低アルブミン血症と関連する可能性が高い。

解答

問2 シクロスポリンとの相互作用を考慮し，見直しが必要な服用中の薬剤はあるか？

a. プレドニゾロン錠

b. フロセミド錠

c. アトルバスタチン錠

d. アレンドロン酸錠

解答

[臨床経過]

　シクロスポリン1日1回120mg（2mg/kg）朝食前服用で半年が経過し，月1回の外来通院時のTDMにおいて服用後2時間値600〜1,200ng/mLと血中濃度も安定していた。最近職場が変わり，食事の時間など生活リズムが乱れていた。シクロスポリンだけは忘れず服用しているが，食前に飲み忘れることがあり食後に服用することもあった。また，ストレスによいとされるサプリメント（セント・ジョーンズ・ワート）があると噂で聞き，飲み始めたばかりであった。

問3 Case 1において，直近の外来診察時にシクロスポリンの血中濃度が服用後2時間値308ng/mLと低値となった。血中濃度低下の原因となる可能性として考えられるものはどれか？（複数選択可）

a．シクロスポリンを食後に服用した。

b．サプリメントのセント・ジョーンズ・ワートを服用した。

c．服用後2時間以上経過していた。

d．血中濃度の測定に血清分離剤入りの真空採血管を用いた。

解答

■ 問1の解答

　b. 尿蛋白量が3カ月前の寛解時から現在まで同程度の値で推移していた可能性は低い。

　d. 1カ月前の所見ではなかった脂質代謝異常は低アルブミン血症と関連する可能性が高い。

理論の復習

　ネフローゼ症候群は，種々の腎糸球体係蹄障害によるタンパク透過性の亢進に基づく大量の蛋白尿と，これに伴う低アルブミン血症の結果，浮腫が出現する腎疾患群の総称です。尿蛋白量の変動は，生体にさまざまな影響を与えるため，個々の症例において現状を把握し，変化を推察することが求められます。また，微小変化型ネフローゼ症候群（minimal change nephrotic syndrome；MCNS）には治療アルゴリズムがあり，症例の経過から想定される投与開始や服薬終了に備えた確認や評価を実践します（図1）。

解説

MCNSの再発例では，ステロイドに加え免疫抑制薬による治療開始が予測される

　MCNSは初回の経口副腎皮質ホルモン剤（ステロイド）療法により高い寛解率が得られる一方で，ステロイドの減量による再発も高頻度であり[1), 2)]，頻回再発例，ステロイド依存例，ステロイド抵抗例ではステロイドに加えて免疫抑制薬の追加投与が検討されます。自然寛解が特徴の一つとしてあげられるのは膜性腎症です。したがって，**選択肢a.** は除外となります。

尿蛋白量は同一症例であっても状態により変化する

　ネフローゼ症候群の治療効果判定は，治療開始後一定期間における尿蛋白定量で行われます[3)]。すなわち，同一症例であっても寛解再発など状態変化により尿蛋白量は変動し一定ではありません。Case 1では3カ月前に寛解し，1カ月前の

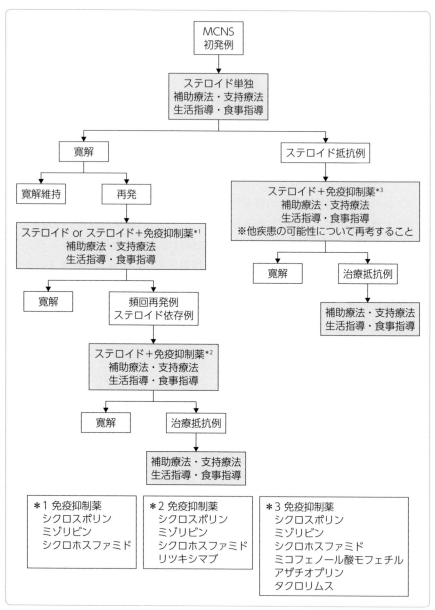

図1 MCNSの治療アルゴリズム
〔厚生労働科学研究費補助金難治性疾患等政策研究事業（難治性疾患政策研究事業）難治性腎障害に関する
調査研究班・編：エビデンスに基づくネフローゼ症候群診療ガイドライン2020．東京医学社，2020より〕

状態は尿蛋白（−）でした。尿蛋白量は今回の再発により変動したと推測され，**選択肢b.**は妥当な考え方となります。

急激な体重増加と突然の浮腫が引き起こす生体への影響を推測する

MCNSは急激な発症が特徴であり，突然の浮腫を来すことが多い疾患です。ネフローゼ症候群の主要所見は圧痕性浮腫ですが，浮腫は両側下肢だけでなく全身で起きている可能性があり，**選択肢c.**は除外となります。また，腹痛，食欲不振，下痢などの消化器症状は，腸管浮腫による可能性があります。

ネフローゼ症候群に伴う合併症や病態を推察する

本症候群では，大量の尿蛋白，低アルブミン血症・低タンパク血症に起因する浮腫，腎機能低下，脂質異常症，凝固線溶系異常，免疫異常症など，さまざまな病態を伴います。脂質異常症は，本症候群において高頻度かつ高度に認められる合併症です。よって，**選択肢d.**は正解となります。

■ 問2の解答

c. アトルバスタチン錠

理論の復習

免疫抑制薬の薬学的管理には，免疫抑制下での感染症のリスク，生ワクチンの接種や肝炎ウイルス感染の合併への留意，併用薬との相互作用，リスク・ベネフィットを考慮したTDMによる用量調整があげられます。シクロスポリンはCYP3A4で代謝され，またCYP3A4およびP-糖タンパク質の阻害作用を有するため，これらの酵素，トランスポーターに影響する医薬品・食品と併用する場合にはより慎重に投与管理を行います。

解 説

併用禁忌だけが避けるべき薬剤とは限らない。多角的視野をもった提案を行う！

　シクロスポリンの添付文書[4)]には，併用禁忌，併用注意それぞれにスタチンの記載があります。有機アニオントランスポーター（OATP1B1）を介する肝細胞取り込み阻害によるスタチンの血中濃度上昇により横紋筋融解症など副作用発現のおそれがあります。シクロスポリンによるスタチンの血中濃度上昇の報告を表1に示します。併用注意であっても併用禁忌と同程度の血中濃度上昇が認められる薬物があるため，併用禁忌薬については他剤変更や併用注意薬の服用継続の提案は慎重に行うほうがよさそうです。したがって，**選択肢 c.** は妥当な判断でしょう。他剤変更を考える場合，フルバスタチンはCYP3A4で一部代謝される

表1　シクロスポリンとスタチンの相互作用

一般名	添付文書の記載	血中濃度 (AUC)[*1]	OATP1B1の基質[*2]	代謝酵素 (CYP)[*3]
プラバスタチン	併用注意	5〜10倍 23倍 10〜12倍	○	―
シンバスタチン	併用注意	6〜8倍 2.6〜8倍 3〜8倍	○ or ×	3A4
フルバスタチン	併用注意	2〜4倍 ― 3倍	×	2C9, 3A4
アトルバスタチン	併用注意	6〜15倍 7.5倍 6〜9倍	○	3A4
ピタバスタチン	併用禁忌	5倍 4.5倍 5倍	○	2C8, 2C9
ロスバスタチン	併用禁忌	5〜10倍 3.8倍 7倍	○	―

〔*1：Neuvonen PJ, et al：Clin Pharmacol Ther, 80：565-581, 2006／
*2：杉山雄一，他：日薬理誌，125：178-184, 2005／
*3：平田睦子，他：国立衛研報，123：37-40, 2005より〕

ため血中濃度が上昇するものの，減量することで使用可能かもしれません。また，スタチンが使用困難な場合には，エゼチミブの使用も考慮されます。ただし，機序不明ながらエゼチミブがシクロスポリンの血中濃度を上昇させる報告[5), 6)]もあり，TDMによるシクロスポリンの管理が必要です。もしくは，シクロスポリンによるネフローゼ症候群治療により低アルブミン血症が改善し，脂質異常症の改善も見込まれるため，状況によってはスタチンの服薬終了が提案可能かもしれません。

TIPS ネフローゼ症候群の患者におけるフロセミドの体内動態の変化を知ろう！

フロセミドは，消化管の浮腫などにより吸収率が約1/2に低下するとの報告[7)]があり，浮腫の著しい患者では静脈内投与が検討されます。また，フロセミドはタンパク結合率が高く，血中で主にアルブミンと結合しています[8)]。ネフローゼ症候群では，尿細管腔内においてもフロセミドが漏出したアルブミンと結合するため，効果が現れにくいと考えられます。そのため，本症候群の改善が認められず，浮腫が継続するのであれば利尿薬の見直しも必要です。また，フロセミドとシクロスポリンの併用については，副作用の高尿酸血症を相互に増強することが考えられるため，併用には注意が必要です。したがって，リスク・ベネフィットを考慮した評価を継続して行うことが必要としたうえで，**選択肢b.**を除外とする，が筆者の考えです。

TIPS ステロイドの投与量や有害事象予防薬に対する評価も行う！

骨粗鬆症は，ステロイド治療における最も重要な副作用の一つであり，長期ステロイド治療を受けている患者の30〜50%に骨折が起こるとの報告があります[9), 10)]。「ステロイド性骨粗鬆症の管理と治療ガイドライン2014年改訂版」では，骨折予測因子をスコア化した薬物療法開始基準（GIOスコア）が設けられ（図2），第一選択薬はアレンドロン酸，リセドロン酸，代替治療薬はテリパラチド（遺伝子組換え），イバンドロン酸，アルファカルシドール，カルシトリオールとされています。Case 1は，GIOスコア4点にて一次予防継続が望ましく，また，設問に対して**選択肢a.**と**d.**は除外となります。しかしながら，シクロスポリン併用開始にて今後ステロイドが漸減されスコア変動となれば，アレンドロン酸継続の必要性を評価し，服薬終了時期の検討を行います。

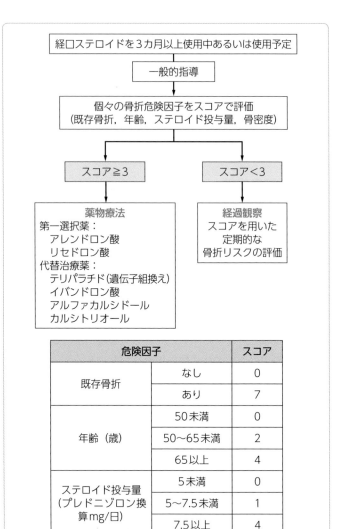

図2　**ステロイド性骨粗鬆症の管理**
〔Suzuki Y, et al：J Bone Miner Metab, 32：337-350, 2014より〕

■ 問3の解答

a. シクロスポリンを食後に服用した。
b. サプリメントのセント・ジョーンズ・ワートを服用した。
c. 服用後2時間以上経過していた。
d. 血中濃度の測定に血清分離剤入りの真空採血管を用いた。

解 説

　シクロスポリンの吸収部位は，上部消化管で腸肝循環の影響をほとんど受けず，代謝部位は主に肝臓で，小腸でも行われます。したがって，シクロスポリンの代謝酵素であるCYP3A4の阻害薬や誘導薬との併用により血中濃度の変動が考えられます（表2）。また，シクロスポリンの有効治療域は狭く，バイオアベイラビリティは，薬物や食事などによる影響を受けやすいことから，TDMによる用量調整が行われます。血漿分画中でシクロスポリンは赤血球への薬物分布が多いため，TDMの測定試料には全血を使用し，EDTA・2K入り採血管を用います。一般的に薬物の測定に用いられる血清分離剤入りの真空採血管を用いて血中濃度を測定すると低値となります。したがって，**選択肢a～d.**すべてが該当します。

😎 免疫抑制薬の安定した血中濃度維持につながる患者指導を
TIPS 行う！

　シクロスポリンは，脂溶性であり，開発当初の製剤には経口投与時の吸収に消化管内の胆汁酸分泌量や食事の影響を受けやすい問題がありました。これらの問題を改善するため改良されたマイクロエマルジョン型シクロスポリン製剤ではありますが，食事の影響は少なからず存在します。一方で，食前投与では吸収が安定し，ほぼ均一な血中濃度が得られるようになり1日1回食前投与を推奨する報告[11]があります。さりとて，Case 1のように服薬忘れはないものの用法が守られなければ，安定した血中濃度は保てません。また，新たに開始したサプリメントがシクロスポリンの血中濃度変動につながるケースもあります。食品やサプリメントもシクロスポリンの血中濃度に影響する可能性があることを説明して摂取状況を確認する，用法どおり服用することの重要性を患者に根気強く説明して飲み忘れない工夫や支援を行うなど，安定した血中濃度維持につながる指導を継続して行う

表2　シクロスポリンの血中濃度に影響を与える薬剤の一例

シクロスポリン血中濃度上昇に影響する薬剤・食品	
タクロリムス（外用剤を除く）	ダナゾール
アミオダロン	ブロモクリプチン
カルシウム拮抗薬	アロプリノール
ジルチアゼム	フルボキサミン
ニカルジピン	イマチニブ
ベラパミル	ダサチニブ
マクロライド系抗菌薬	スチリペントール
エリスロマイシンなど	メトクロプラミド
クロラムフェニコール	アセタゾラミド
アゾール系抗真菌薬	カルベジロール
フルコナゾール	ヒドロキシクロロキン
イトラコナゾールなど	メトロニダゾール
ノルフロキサシン	高用量メチルプレドニゾロン
HIV プロテアーゼ阻害薬	ドセタキセル
リトナビル	パクリタキセル
サキナビルなど	エゼチミブ
コビシスタットを含有する製剤	コルヒチン
卵胞・黄体ホルモン剤	グレープフルーツジュース
シクロスポリン血中濃度低下に影響する薬剤・食品	
ボセンタン	デフェラシロクス
リファンピシン	オクトレオチド
チクロピジン	ランレオチド
抗てんかん薬	パシレオチド
フェノバルビタール	プロブコール
フェニトイン	テルビナフィン
カルバマゼピン	セイヨウオトギリソウ
モダフィニル	（セント・ジョーンズ・ワート）含有食品

〔ノバルティスファーマ株式会社：ネオーラルカプセル，
添付文書（2020年2月改訂，第1版）より〕

ことが大切です。

[文献]

1) Fujinaga S, et al：Single daily high-dose mizoribine therapy for children with steroid-dependent nephrotic syndrome prior to cyclosporine administration. Pediatr Nephrol, 26：479-483, 2011
2) Yokohama H, et al：the Committee for the Standardization of Renal Pathological Diagnosis and for Renal Biopsy and Disease Registry of the Japanese Society of Nephrology, and the Progressive Renal Disease Research of the Ministry of Health, Labour and Welfare of Japan. Clin Exp Nephrol, 16：903-920, 2012

3) 厚生労働科学研究費補助金難治性疾患等政策研究事業（難治性疾患政策研究事業）難治性腎障害に関する調査研究班・編：エビデンスに基づくネフローゼ症候群診療ガイドライン2020. 東京医学社, 2020

4) ノバルティスファーマ株式会社：ネオーラルカプセル, 添付文書（2020年2月改訂, 第1版）

5) Bergman AJ, et al：Effects of ezetimibe on cyclosporine pharmacokinetics in healthy subjects. J Clin Pharmacol, 46：321-327, 2006

6) Bergman AJ, et al：Interaction of single-dose ezetimibe and steady-state cyclosporine in renal transplant patients. J Clin Pharmacol, 46：328-336, 2006

7) Talbert RL：Drug dosing in renal insufficiency. J Clin Pharmacol, 34：99-110, 1994

8) サノフィ株式会社：ラシックス錠, インタビューフォーム（2019年12月改訂, 第11版）

9) Weinstein RS：Clinical practice. Glucocorticoid-induced bone disease. N Engl J Med, 365：62-70, 2011

10) Angeli A, et al：High prevalence of asymptomatic vertebral fractures in post-menopausal women receiving chronic glucocorticoid therapy. a cross-sectional outpatient study. Bone, 39：253-259, 2006

11) 斉藤喬雄, 他：難治性ネフローゼ症候群の治療に関する研究. 進行性腎障害に関する調査研究, 平成21年度総括・分担研究報告書（主任研究者：松尾清一）. pp99-109, 2010

（高岸ひろみ）

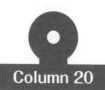

シクロスポリン長期服用中に起きた腎障害

シクロスポリン長期服用中の腎移植患者が急な腎機能低下を起こしたことがありました。患者は30代の男性。原疾患の多発血管炎から腎不全を来し5年前の生体腎移植に伴いシクロスポリン開始，血中トラフ値安定，アドヒアランス良好な外来通院患者です。ある日の外来定期受診にて，シクロスポリンが減量されました。最近，ウイルス性胃腸炎を起こしたそうです。シクロスポリンは移植腎を拒絶反応から守る一方，副作用に腎障害があり，定期的なTDMによる用量調整が行われます。

シクロスポリンの腎障害には，減量あるいは中止で改善しうる急性毒性と，基本的に不可逆的で細胞変性/消失や線維化を主体とする慢性毒性があります。本患者の腎機能低下は，ウイルス性胃腸炎に伴う嘔吐，下痢，脱水症による循環血流量低下に加え，シクロスポリンの用量依存的な腎血管収縮作用による急性毒性と判断されました。また，本患者は下痢にて低カリウム血症でしたが，シクロスポリンは尿細管機能への影響としてカリウム排泄減少による高カリウム血症も起こします。このようにシクロスポリンはTDMや相互作用の確認に加え，腎障害や高カリウム血症を回避するためにモニタリングを行うことが必要です。

なお，薬剤性腎障害診療ガイドライン[1]では，シクロスポリン投与中のネフローゼ症候群患者に対するTDMに基づく用量調整と腎毒性予防の関係について，CQが設定されています。急性毒性では，TDMに基づく投与量の調整が推奨される一方，慢性毒性は必要に応じて腎生検により評価することがすすめられています（表1）。

表1　ネフローゼ症候群患者に対してシクロスポリン使用時に考慮すること

①	可能な限り24カ月以内，特に大量尿タンパク例への長期使用の回避
②	TDMにより，小児では初期トラフ低値（60～80 ng/mL）および　服用後2時間値有効濃度（600～700 ng/mL）に設定 TDMにより，成人では　服用後2時間値有効濃度（600～900 ng/mL）に設定
③	腎生検による慢性腎毒性の評価

■文献
1）日本腎臓学会/薬剤性腎障害の診療ガイドライン作成委員会：薬剤性腎障害 診療ガイドライン2016．日腎会誌，58：477-555, 2016

（高岸ひろみ）

Lesson 21 糖尿病性腎症の薬物療法を実践しよう

□ 糖尿病治療では，その患者の背景や病態を確認する。

□ 治療薬の選択は，薬物の特性および禁忌や慎重投与となる
病態，臨床検査値などを考慮し総合的に判断する。

□ 糖尿病患者は生活習慣病の合併が多く，薬物療法だけでな
く食事・運動などの生活習慣の改善が必要である。

Case 1　さまざまな併存疾患を有する2型糖尿病患者

患　者　63歳，女性

主　訴　蛋白尿の精査

現病歴　5年前に2型糖尿病と診断され治療中である。会社の健康診断で新たに
蛋白尿が認められ，かかりつけ医からCKD治療のため腎臓専門医に紹
介された。1日食塩摂取量は10.3gであった。

既往歴　2型糖尿病，慢性心不全，陳旧性心筋梗塞，高血圧，脂質異常症，癒着
性腸閉塞

手術歴　58歳で虫垂切除

アレルギー・不耐性・薬物有害反応　特記事項なし

薬　歴

[1] テルミサルタン80mg・アムロジピン5mg配合錠　1回1錠　1日1回　朝食後
[2] アトルバスタチン錠10mg　　　　　　　　　　　1回1錠　1日1回　朝食後
[3] アスピリン腸溶錠100mg　　　　　　　　　　　1回1錠　1日1回　朝食後
[4] オメプラゾール錠10mg　　　　　　　　　　　　1回1錠　1日1回　朝食後
[5] ビソプロロール錠2.5mg　　　　　　　　　　　　1回1錠　1日1回　朝食後
[6] メトホルミン錠500mg　　　　　　　　　　　　　1回1錠　1日2回　朝夕食後
[7] シタグリプチン錠100mg　　　　　　　　　　　　1回1錠　1日1回　朝食後

身体所見　身長150cm，体重61.2kg，腹囲93cm，BMI 27.2，体温36.2℃，
血圧140/70mmHg，脈拍数76回/min（整），呼吸数15回/min，
SpO₂ 99%（室内気），意識清明

> **血液検査** WBC 7,330/μL, RBC 449万/μL, Hb 13.1g/dL, Plt 23.1万/μL, CRP 0.2mg/dL, TP 7.3g/dL, Alb 3.9g/dL, T-Bil 0.3mg/dL, AST 15U/L, ALT 14U/L, LDL-C 166mg/dL, HDL-C 45mg/dL, TG 136mg/dL, BUN 18.9mg/dL, Cr 0.92mg/dL, UA 5.3mg/dL, Na 135.3mEq/L, K 4.6mEq/L, Cl 101mEq/L, CBG 183mg/dL, HbA1c 7.5%, FBG 128mg/dL, FIRI 12.5μU/mL, CPR 1.16ng/mL
>
> **腎機能推算値** 日本人のGFR推算式によるeGFR 50mL/min/1.73m^2
>
> **尿検査** pH 5.0, 潜血（−）, ブドウ糖（4+）, 蛋白尿（+）, U-ALB 407.4mg/gCr

問1 Case 1の病態や重症度を表しているものはどれか？ （複数選択可）

a. 肥満, メタボリックシンドロームである。
b. インスリン抵抗性がある。
c. CKD重症度分類　CKDステージG3aA3
d. 糖尿病性腎症病期分類　第3期 顕性腎症期

解答

問2 問1を踏まえ, CKDの進展を防止するために, 血糖管理が強化されることになった。追加する経口血糖降下薬として最も適切な薬物はどれか？

a. グリメピリド
b. ピオグリタゾン
c. カナグリフロジン
d. ボグリボース

解答

問3 さらに，CKDの進展を防止するために，高血圧や脂質異常症の管理が強化されることになった。腎保護を目的に追加する最も適切な薬物はどれか？

a. フロセミド
b. エナラプリル
c. エゼチミブ
d. ベザフィブラート

解答

■ 問1の解答

- a. 肥満・メタボリックシンドロームである。
- b. インスリン抵抗性がある。
- c. CKD重症度分類　CKDステージG3aA3
- d. 糖尿病性腎症病期分類　第3期 顕性腎症期

理論の復習

　糖尿病治療薬の選択は，患者個人の病態を正確に把握し，それに応じた治療薬を選択する必要があります。痩せ型では，インスリン分泌促進系薬を，肥満型では，インスリン抵抗性改善薬が中心となります。肥満患者では，生活習慣改善に向けての患者教育が基本となります。重症度，病期に応じた治療を行います。

解説

血糖調節は，インスリン抵抗性とインスリン分泌低下のどちらが強い要因になっているかを見極める

　肥満症は，肥満（BMI≧25）を基盤とした健康障害の合併であるのに対し，メタボリックシンドローム（内臓脂肪症候群）は，肥満症の一つで内臓脂肪蓄積を基盤とした動脈硬化の危険因子であり，その基礎にはインスリン抵抗性があります。

　メタボリックシンドロームの診断基準[1]では，内臓脂肪蓄積をウエスト周囲径で代替させ，男性85cm・女性90cm以上を必須項目とし，血圧・血糖・脂質の3つのうち2つ以上が基準値から外れるとメタボリックシンドロームと診断されます。

　①脂質異常：中性脂肪150mg/dL以上かつ（または）HDLコレステロール値
　　40mg/dL未満
　②高血圧：収縮期血圧130mmHg以上かつ（または）拡張期血圧85mmHg
　　以上
　③高血糖：空腹時血糖値110mg/dL以上

　したがって，**選択肢a.**が該当します。肥満・メタボリックシンドロームを合併する場合は，インスリン抵抗性を有することが多いといわれています。

インスリン抵抗性の確認

　インスリン抵抗性は，インスリンに対する感受性が低下し，インスリンの作用が十分に発揮できない状態のことをいいます。簡便な指標の一つとしてインスリン抵抗指数（HOMA-IR）があります。空腹時血糖値が140mg/dL以下の場合，空腹時血糖値と空腹時血中インスリン濃度によって計算することができます。

　インスリン抵抗指数（HOMA-IR）＝空腹時インスリン値（μU/mL）×空腹時血糖値（mg/dL）/405

　正常値は1.6以下で，2.5以上の場合はインスリン抵抗性があると考えられます。ただしインスリン治療中の患者では用いることができません。

　Case 1では空腹時インスリン値（12.5μU/mL）×空腹時血糖値（128mg/dL）/405＝3.95であり**選択肢b.**が該当します。

 ## 重症度・病期を把握する

　CKDの重症度は原因（Caus：C）・腎機能（GFR：G）・蛋白尿（アルブミン尿：A）によるCGA分類で評価され，原因（C）とその腎機能障害の区分・蛋白尿区分（ACR）を組み合わせたステージで分類されます。糖尿病性腎症病期分類は，主要な臨床徴候の有無により第1期～第5期に分類されています。Case 1では，**選択肢c.**と**d.**ともに該当します（図1）[2]。

　糖尿病性腎症は必ずしも第1期から第5期まで順次進行するものではありません。以前は，微量アルブミン尿から顕性アルブミン尿を経て，腎機能が悪くなると考えられていましたが，微量アルブミン尿や顕性アルブミン尿を伴うことなく腎機能が低下していく症例が少なくないことがわかってきています。そのため，新しい糖尿病腎症病期分類が作られました。糖尿病患者ではアルブミン尿を伴わないまま腎機能が低下していく症例があるため，定期的に腎機能を確認し，薬物の種類や用量を確認していく必要があります。

アルブミン尿区分		A1	A2	A3
尿アルブミン定量 尿アルブミン/Cr比 (mg/gCr) (尿蛋白定量) (尿蛋白/Cr比) (g/gCr)		正常アルブミン尿 30未満	微量アルブミン尿 30〜299	顕性アルブミン尿 300以上 (もしくは 高度蛋白尿) (0.50以上)
GFR区分 (mL/min/ 1.73m²)	G1　　≧90	第1期 (腎症前期)	第2期 (早期腎症期)	第3期 (顕性腎症期)
	G2　　60〜89			
	G3a　 45〜59			
	G3b　 30〜44			
	G4　　15〜29	第4期 (腎不全期)		
	G5　　＜15			
	G5D　(透析療法期)	第5期 (透析療法中)		

図1　糖尿病性腎症病期分類（改訂）とCKD重症度分類との関係

〔糖尿病性腎症合同委員会；羽田勝計，他：糖尿病，57：529-534, 2014より〕

■ 問2の解答

c. カナグリフロジン

理論の復習

　糖尿病は，細胞内の代謝異常による線維化や細胞死，血行動態異常による高血圧や糸球体高血圧など，さまざまな因子が複合的に関与し，糸球体および尿細管やその間質に障害が生じ，アルブミン尿の出現や腎機能の低下を来します。アルブミン尿は，全死亡・心血管疾患（CVD）発症・腎機能低下の高リスク群であることが示されており[3]，GFRの低下および尿アルブミン排泄量の増加は腎イベント発症の予測因子となります[4]。糖尿病性腎症の初期においては，微量のアルブミン尿が腎障害を早期に診断するマーカーになることが知られているため，糖尿病患者において尿アルブミン測定を実施することは，糖尿病性腎症の早期診断に有用となります[3]。また，尿蛋白1+以上であっても腎疾患や生活習慣病，CVDへの早期介入などが行われれば，発症予防や長期予後の改善につながる可能性があります。そのため，尿蛋白1+以上の健診受診者は専門の医療機関への受診を

強く推奨されています[3]。また，血糖コントロールの指標では，HbA1cを重視しており，合併症予防の観点からHbA1cの目標値は7％未満とされています[5]。

解 説

Case 1は薬剤選択に注意すべき既往症・合併症を有している

　糖尿病治療薬の選択は，患者個人の糖尿病の病態（インスリン抵抗性，インスリン分泌不全，食後高血糖などが複雑に絡みあっている）を考えて薬物を選択します。一般的にインスリン抵抗性が強いと判断されるのは，Case 1のように肥満や脂質異常症を合併する場合となります。その場合は，インスリン抵抗性改善薬であるビグアナイド薬やチアゾリジン薬がよい適応となります。ビグアナイド薬は，肝臓での糖新生抑制効果だけでなく，食欲抑制，腸管からの糖吸収抑制，インクレチンの分泌促進作用も有するとされており第一選択となります。ただし，高齢者や腎障害，肝障害など臓器障害を有する患者では乳酸アシドーシスのリスクが高まりますので注意が必要です。チアゾリジン薬は主に脂肪細胞に作用してインスリン抵抗性を改善します。BMIにかかわらず高血糖を改善します[6]が，Case 1のような心不全の患者には禁忌であるため，**選択肢b.**は除外となります。

　また，女性では，骨折の頻度が高くなることが報告されており，特に高齢者や骨折の既往のある患者，閉経後の女性に注意が必要です。SU薬はインスリン分泌を促進し血糖値の是正に有効な薬物ですが，体重増加を来しやすいので**選択肢a.**は除外となります。α-グルコシダーゼ阻害薬は腸閉塞の既往があるため，**選択肢d.**も除外となります。一方で，SGLT2阻害薬は，尿糖が増加することで血糖を下げます。また，1日の尿糖を熱量に換算すると200～300kcal[7]とされていることから体重減少効果が期待でき，Case 1のような肥満患者には有用となります。さらに，Na排泄増加，尿糖排泄増加による浸透圧利尿からの血圧低下作用，さらにGLUT9 isoform2を介した尿酸低下作用[8]や，肝臓における脂肪分解が亢進することによる脂質代謝の改善など多面的な作用が示されていますので，**選択肢c.**が該当します。

Case 1は中等度腎機能障害患者である

　Case 1のeGFRは50mL/min/1.73m^{2}で，CKDステージG3aの中等度腎障害患者となります。経口血糖降下薬は，腎障害の程度に応じて使い分けが求められます。α-グルコシダーゼ阻害薬は，用量調節が不要であり，**選択肢d.** は保留となります。

　SU薬は活性代謝物の蓄積による遷延性の低血糖，チアゾリジン薬は体液貯留作用や浮腫，そしてそれに伴う心不全の危険性があり，Case 1のように今後の腎機能低下を見据えた場合には使用しづらい薬物となるため，**選択肢a.** と**b.** は除外となります。

　SGLT2阻害薬は，添付文書では「中等度腎機能障害患者では慎重投与である」と記載されています。一方，GFR＞30mL/min/1.73m^{2}の患者を対象に行われた大規模臨床試験では心血管イベントに対する有用性が示されています[9)-11)]。さらに，腎アウトカムを主要評価項目としたCREDENCE試験では，糖尿病患者における最大用量のRAS阻害薬との併用下での腎保護の上乗せ効果が報告されています（図2）[11)]。心腎保護効果も示されており，血糖や脂質改善効果，体重減少，血圧や尿酸低下などの多面的な作用はSGLT2阻害薬の優れた特徴といえます。この多面的な作用が，心臓や腎臓に良い影響を与えていると考えられており，一部のSGLT2阻害薬で心不全の適応が認められました[12)]。中等度腎機能障害患者では，血糖降下作用が減弱する可能性がありますが，良い適応になると考えられます。**選択肢d.** は保留としていましたが，最も適切な薬物は，**選択肢c.** が該当します。

SGLT2阻害薬の効果を最大限に発揮させるうえで，適切な患者選択と指導が重要なポイントとなる！

　SGLT2阻害薬の注意すべき副作用として，重症低血糖，ケトアシドーシス，脱水・皮膚症状，尿路・性器感染症などが報告されています[13)]。SGLT2阻害薬は浸透圧利尿作用によって脱水が懸念されます。特に，投与初期には体液量減少に対する十分な観察と適切な水分補給を必ず行い，投与中はその注意を継続する必要があります。また，高齢者，腎機能障害患者，利尿薬併用患者では脱水症状が生じやすく注意が必要です。さらに，脱水がビグアナイド薬による乳酸アシドーシスの重大な危険因子であることから，ビグアナイド薬使用患者にSGLT2

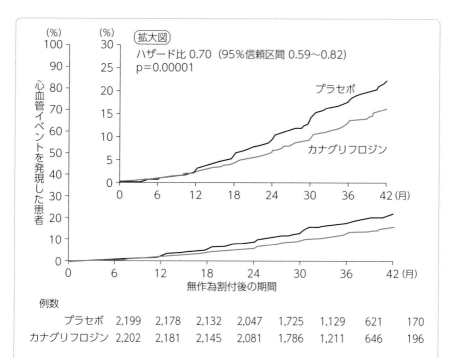

例数								
プラセボ	2,199	2,178	2,132	2,047	1,725	1,129	621	170
カナグリフロジン	2,202	2,181	2,145	2,081	1,786	1,211	646	196

対 象
- 日本を含む34カ国における腎臓病を伴う2型糖尿病患者4,401例

主な選択基準
- 年齢30歳以上
- 6.5≦HbA1c≦12.0（%）
- 30≦eGFR<90（mL/min/1.73m²）
- 無作為化前に4週間以上，ACE阻害薬/ARBの最大耐用量を服用。
- 300<尿中アルブミン/クレアチニン比≦5,000（mg/gCr）

方 法
- 二重盲検法により，プラセボまたはカナグリフロジン100mgを投与

主要評価項目
- 末期腎不全への進行，血清Crの2倍化，腎疾患による死または心血管死との複合

図2 CREDENCE試験 主要複合アウトカム（主要評価項目）
〔Perkovic V, et al：N Engl J Med, 380：2295-2306, 2019より〕

阻害薬を併用する場合には，脱水と乳酸アシドーシスに十分な注意を払う必要があります。SGLT2阻害薬使用により，血糖値が低下することに伴い，インスリンの分泌が低下し，グルカゴンが上昇すると脂肪分解が促進され，肝臓でのケトン体産生が増大するために，血中ケトン体が上昇します。

　特にSGLT2阻害薬を使用している患者には正常血糖糖尿病性ケトアシドーシス（eDKA）が起こる可能性が指摘されています[14), 15)]。SGLT2阻害薬は，インスリン非依存性の血糖低下作用を有しており，インスリン作用不全の病態においても血糖が低下する可能性があります。eDKAを予防するために，SGLT2阻害薬服用者は極端な炭水化物制限食を回避すべきとされています[15)]。このeDKAが疑われるときは血糖値のみを指標とせず，ケトン体を測定することが重要となります。悪心・嘔吐などの症状が出現した際には服用を中止したうえで速やかに医療機関を受診するよう指導します。また，シックデイに陥った場合は，脱水の助長やケトアシドーシスを起こす危険性があり，それを回避するために服用を中止します。服薬指導を遵守し，シックデイ時に休薬が自己判断できる必要もあります。

　これらを勘案すると，「SGLT2阻害薬の適正使用に関するRecommendation」を遵守する必要があり，適切な患者選択と指導で有害事象の回避が可能となります[13)]。

■ 問3の解答

c. エゼチミブ

理論の復習

　日本腎臓学会のエビデンスに基づくCKD診療ガイドライン2018では，旧版までの「糖尿病性腎症」が「糖尿病性腎臓病（DKD）」に変更されました。第16章 糖尿病性腎臓病（DKD）では，糖尿病性腎症との違いを明記し，DKDの概念がまだ明確でないため，学会独自にDKDの概念図を記載しています（図3）[3)]。血糖・血圧・脂質の治療管理目標の達成因子数の増加に伴い，微量アルブミン尿の寛解率が向上すること，糖尿病性腎症の発症リスクが有意に抑制されることが報告されており，糖尿病性腎症を含めた血管合併症の発症・進行抑制ならびに生命予後改善のために，複数の危険因子の集約的治療（適切な体重管理を含む生活習慣の修正ならびに血糖・血圧・脂質の適切な管理）が推奨されています。

　具体的には，次の多因子介入による集約的治療を推奨しています。
①BMI 22〔生活習慣の修正（適切な体重管理，運動，禁煙，塩分制限食など）〕
②HbA1c 7.0％未満（糖尿病治療ガイドで推奨されている血糖）[5)]
③収縮期血圧130mmHg未満かつ拡張期血圧80mmHg未満
④LDLコレステロール120mg/dL，HDLコレステロール40mg/dL，中性脂肪

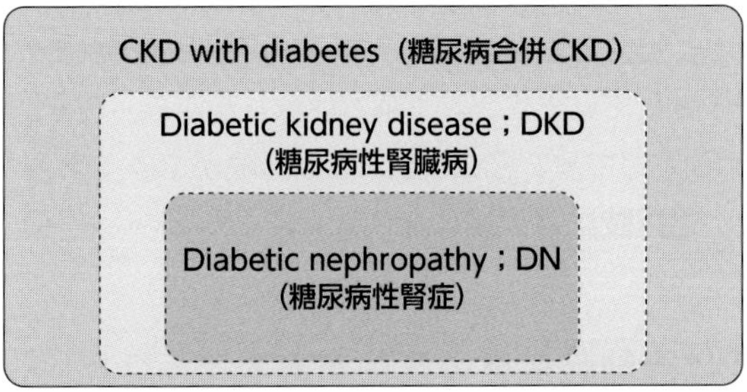

CKD with diabetes（糖尿病合併CKD）

Diabetic kidney disease；DKD
（糖尿病性腎臓病）

Diabetic nephropathy；DN
（糖尿病性腎症）

DKDは典型的な糖尿病性腎症に加え，顕性アルブミン尿を伴わないままGFRが低下する非典型的な糖尿病関連腎疾患を含む概念である。さらに糖尿病合併CKDは，糖尿病と直接関連しない腎疾患（IgA腎症，多発性嚢胞腎など）患者が糖尿病を合併した場合を含む，より広い概念である（糖尿病性腎症，DKD，糖尿病合併CKDは現時点で厳密に鑑別することは必ずしも容易ではなく，境界は破線で示した）。

図3　DKDの概念図
〔日本腎臓学会・編：エビデンスに基づくCKD診療ガイドライン2018. 東京医学社，2018より〕

150mg/dL未満（早朝空腹時）

　ただし，「DKDに含まれる顕性アルブミン尿を伴わないGFR低下例の発症・進行抑制における集約的治療の有効性は，今後の検討課題である」として，DKDの治療・管理はまだ確立されていないことを示しています[3]。

解 説

⚠WARNING
PITFALL
食事，運動，喫煙などの生活習慣の改善が重要

　生活習慣病の概念は，病気の発症に遺伝的要因のほかに，患者個人の生活習慣が大きく関与する疾患であり，CKDの発症・進展抑制には生活習慣の改善が重要となります。降圧療法では，食生活の改善，特に適塩（3g以上，6g未満）が提唱されています。CKD患者では，食塩摂取制限による蛋白尿の減少[16]・腎機能低下と末期腎不全に対する抑制効果[17]・心血管疾患発症抑制と死亡リスクの抑制[18]が認められており6g/日未満の塩分制限が推奨されています。また，CKD患者では，腎のナトリウム保持能力が低下しているため容易に低ナトリウム血症を起こしやすいことから下限を3g/日としています。3g/日未満では，死亡率が有意に上昇する[19]という報告や，食塩摂取量とCVD死亡率との間にJカーブ現

象がみられること[20] が報告されています。ACE阻害薬の服用患者において，ARB を追加するよりも，塩分制限を強化するほうが，蛋白尿や血圧の低下により有効であることが報告されています[21]。下限も注意しながら，塩分制限を遵守するよう指導することも大切です。Case 1は塩分制限ができておらず，血圧コントロールのために，**選択肢b.** は候補になります。

 ## Case 1は冠動脈疾患の既往がある

　CKD患者は，CVDの高リスク集団であり，「動脈硬化性疾患予防ガイドライン」においてもCKDをCVD発症の高リスク群に分類されています[22]。生活習慣の改善は必須であり，スタチン，およびスタチンとエゼチミブ併用による脂質低下療法は，CVDイベント発症ならびに再発，尿蛋白増加および腎機能悪化を抑制する可能性があり，実施するよう提案する[3] とされています。Case 1は冠動脈疾患の既往があるため，さらに低い目標値となっています。脂質異常症の管理を強化するため追加する薬物としては，**選択肢c.** も候補になります。

 ## 腎機能障害の危険性などを総合的に判断して薬物の選択を行う！

　SGLT2阻害薬の投与初期は尿糖排泄による浸透圧利尿のため，利尿作用が強く出ることがあるといわれています。脱水による一過性の腎機能障害に注意が必要な時期であり，特に利尿薬，ACE阻害薬，ARB，NSAIDsを併用する場合には注意が必要となりますので，**選択肢a.** と**b.** は該当しません。GFRの推移に関しては，SGLT2阻害薬の投与初期には投与量にかかわらず，一過性のGFRの低下が認められます。その後回復し，回復後のGFR低下速度はプラセボに対し有意に緩徐であったことが示されています[23]。投与初期時のGFRの一過性の低下はinitial dipあるいはinitial dropとよばれています（図4）。一方，フィブラート系薬はTGが高く，HDLコレステロールが低いようなCKD患者の脂質値を改善し，アルブミン尿の減少，心血管イベントの予防効果も示されています[24]。しかし，スタチンとの併用は慎重投与であり，腎機能障害のある患者への投与中には，急激な腎機能悪化を伴う横紋筋融解症が現れやすく，その症状としては，ミオパチー症状，ひいてはミオグロビン尿から急性腎障害に至るものまでさまざまであり，**選択肢d.** も該当しません。よって，スタチンとの併用によりLDLコレス

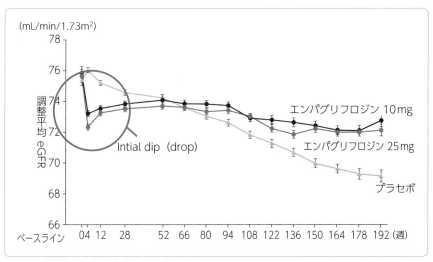

図4　腎機能の経時的変化（192週）

〔Wanner C, et al：N Engl J Med, 375：323-334, 2016より〕

テロール低下と心血管イベント抑制の効果が認められている[25]，**選択肢c.** が該当

します。

［文献］

1）メタボリックシンドローム診断基準検討委員会・編：メタボリックシンドロームの定義と
　診断基準．日本内科学会雑誌，94：794-809, 2005

2）糖尿病性腎症合同委員会；羽田勝計，他：糖尿病性腎症病期分類2014の策定（糖尿病性
　腎症病期分類改訂）について．糖尿病，57：529-534, 2014

3）日本腎臓学会・編：エビデンスに基づくCKD診療ガイドライン2018．東京医学社，2018

4）Wada T, et al：Clinical impact of albuminuria and glomerular filtration rate on
　renal and cardiovascular events, and all-cause mortality in Japanese patients with
　type 2 diabetes. Clin Exp Nephrol, 18：613-620, 2014

5）日本糖尿病学会・編：糖尿病治療ガイド2020-2021．文光堂，2020

6）Kawamori R, et al：Hepatic safety profile and glycemic control of pioglitazone in
　more than 20,000 patients with type 2 diabetes mellitus：postmarketing surveil-
　lance study in Japan. Diabetes Res Clin Pract, 76：229-235, 2007

7）杉本俊郎，他：糖尿病における新規治療薬SGLT阻害薬．日本内科学会雑誌，102：1474-
　1483, 2013

8）Novikov A, et al：SGLT2 inhibition and renal urate excretion：role of luminal glu-
　cose, GLUT9, and URAT1. Am J Physiol Renal Physiol, 316：F173-F185, 2019

9）Zinman, B, et al：Empagliflozin, Cardiovascular Outcomes, and Mortality in Type

2 Diabetes. N Engl J Med, 373：2117-2128, 2015

10) Neal B, et al：Canagliflozin and cardiovascular and renal events in type 2 diabetes. N Engl J Med, 377：644-657, 2017

11) Perkovic V, et al：Canagliflozin and renal outcomes in Type 2 diabetes and nephropathy. N Engl J Med, 380：2295-2306, 2019

12) アストラゼネカ株式会社：ダパグリフロジン，添付文書（2020年11月改訂，第2版，効能変更）

13) SGLT2阻害薬の適正使用に関する委員会・編：SGLT2阻害薬の適正使用に関するRecommendation（2020年12月25日改訂）．（http://www.fa.kyorin.co.jp/jds/uploads/recommendation_SGLT2.pdf）（2021年3月閲覧）

14) Ogawa W, et al：Euglycemic diabetic ketoacidosis induced by SGLT2 inhibitors：possible mechanism and contributing factors. J Diabetes investing, 7：135-138, 2016

15) Handelsman Y, et al：American association of Clinical Endocrinologists and American College of Endocrinology position statement on the association of sgit-2 inhibitors and diabetic ketoacidosis. Endocr Pract, 22：753-762, 2016

16) Slagman MCJ, et al：Moderate dietary sodium restriction added to angiotensin converting enzyme inhibition compared with dual blockade in lowering proteinuria and blood pressure：randomised controlled trial. BMJ, 343：d4366, 2011

17) Vegter S, et al：Sodium intake, ACE inhibition, and progression to ESRD. J Am Soc Nephrol, 23：165-173, 2012

18) Strazzullo P, et al：Salt intake, stroke, and cardiovascular disease：meta-analysis of prospective studies. BMJ, 339：b4567, 2009

19) Thomas MC, et al：The association between dietary sodium intake, ESRD, and all-cause mortality in patients with type 1 diabetes. Diabetes Care, 34：861-866, 2011

20) Stolarz-Skrzypek K, et al：Fatal and nonfatal outcomes, incidence of hypertension, and blood pressure changes in relation to urinary sodium excretion. JAMA, 305：1777-1785, 2011

21) Slagman MC, et al：Moderate dietary sodium restriction added to angiotensin converting enzyme inhibition compared with dual blockade in lowering proteinuria and blood pressure：randomised controlled trial. BMJ, 343：d4366, 2011

22) 山下静也：動脈硬化性疾患予防ガイドライン2017年版．日内会誌, 107：73-80, 2018（https://www.jstage.jst.go.jp/article/naika/107/1/107_73/_pdf/-char/ja）（2021年3月閲覧）

23) Wanner C, et al：Empagliflozin and Progression of Kidney Disease in Type 2 Diabetes. N Engl J Med, 375：323-334, 2016

24) Jun M, et al：Effects of fibrates in kidney disease：a systematic review and meta-analysis. J Am Coll Cardiol, 60：2061-2071, 2012

25) Baigent C, et al：The effects of lowering LDL cholesterol with simvastatin plus ezetimibe in patients with chronic kidney disease（Study of Heart and Renal Protection）：a randomised placebo-controlled trial. Lancet, 377：2181-2192, 2011

（中島博美）

CKD患者の生活習慣を見直そう！

　CKDの発症・進行を抑えるには，生活習慣の改善が欠かせません（図1）[1), 2)]。メタボリックシンドロームは，CKDの危険因子です。メタボリックシンドロームは，過食と運動不足によって内臓脂肪が蓄積した内臓脂肪型肥満に，脂質代謝異常，耐糖能障害，高血圧といった心血管疾患（CVD）の危険因子が重積した病態です。肥満の是正は，BMI 25以下に減量することではなく，減量して合併する疾患を改善・解消することにあります。肥満症診療ガイドライン2016では，1〜3％の減量でLDL-C，HDL-C，TG，HbA1c，肝機能が改善し，3〜5％の減量で血圧，尿酸，空腹時血糖が改善したことから，現体重の3％減量が目標とされています[3)]。

　喫煙もCKDの独立した危険因子です。CKD患者の喫煙は，死亡率やCVD発症率を増加させ，さらにタンパク尿を増加させ，CKDの進展に影響を与えます。過去の喫煙は現在の喫煙と比較してCKD進展のリスクが低く，また，喫煙本数とCKD進展のリスクには量反応関係が存在する可能性があり，CKD患者には禁煙を勧めましょう。

　食事療法も大切です。食塩摂取量の基本は1日3g以上，6g未満です。高齢者では減塩によって摂食量全体が低下し，低栄養を招くおそれもあるため，過度な食塩摂取量を適正化する「適塩」を心がけます。また，1日のエネルギー必要量の

	ステージG1	ステージG2	ステージG3a	ステージG3b	ステージG4	ステージG5
生活習慣改善	← 喫煙・肥満の是正・適度な運動 →					
食事管理	← 食塩3g以上，6g未満/日 →					
			タンパク質制限0.8〜1.0kg/日	← タンパク質制限0.6〜0.8kg/日 →		
				カリウム制限2,000mg/日以下	← カリウム制限1,500mg/日以下 →	

図1　CKD患者における生活習慣の管理の目安

〔日本腎臓学会・編：エビデンスに基づくCKD診療ガイドライン2018．東京医学社，2018/日本腎臓学会・編：慢性腎臓病に対する食事療法基準2014年版．東京医学社，2014より〕

目安は，25〜35kcal×標準体重（kg）で十分なエネルギーを確保したうえで，CKDステージに応じたタンパク質，カリウム，リンなどの具体的な摂取量が決められます。

　運動療法は適度な有酸素運動と筋力トレーニングの継続が大切だとされています。CKD患者では，運動習慣がない群に比べて運動習慣がある群の全死亡率が有意に低く，かつ血液透析への移行が有意に遅くなるという報告[4]もあります。主治医と相談し，自分にあった運動プログラムをたてるように指導しましょう。

　肥満の是正・禁煙を基盤とし，食事療法や運動療法などによってCKD患者の予後が改善することが期待されます。CKDの重症化予防のために，生活習慣の見直しにも目を向けさせましょう。

■文献

1）日本腎臓学会・編：エビデンスに基づくCKD診察ガイドライン2018．東京医学社，2018
2）日本腎臓学会・編：慢性腎臓病に対する食事療法基準2014年版，東京医学社，2014
3）日本肥満学会・編：肥満症診療ガイドライン2016，ライフサイエンス出版，2016
4）Chen IR, et al：Association of walking with survival and RRT among patients with CKD stages 3-5. Clin J Am Soc Nephrol, 9：1183-1189, 2014

（中島博美）

Index

腎臓病薬物療法の知識・理論を臨床に結びつけるトレーニング

腎薬ドリル

定価　本体3,300円（税別）

2021年10月26日　発　行
2022年 5 月30日　第 2 刷発行

編　集　　浦田 元樹

企画協力　関西腎と薬剤研究会

発行人　　武田 信

発行所　　株式会社 じ ほ う

　　　　　101-8421　東京都千代田区神田猿楽町1-5-15（猿楽町SSビル）
　　　　　振替　00190-0-900481
　　　　　＜大阪支局＞
　　　　　541-0044　大阪市中央区伏見町2-1-1（三井住友銀行高麗橋ビル）
　　　　　お問い合わせ　https://www.jiho.co.jp/contact/

©2021　　　　　　　　　　　　　　　　　　組版・印刷　永和印刷（株）
Printed in Japan

ISBN 978-4-8407-5380-7